Stella Arndt | Dr. med. Sabine Bleuel

GRUSS VOM FUSS

Bibliografische Information der Deutschen Nationalbibliothek
Die Deutsche Nationalbibliothek verzeichnet diese Publikation in der Deutschen Nationalbibliografie. Detaillierte bibliografische Daten sind im Internet über http://d-nb.de abrufbar.

Für Fragen und Anregungen
info@rivaverlag.de

Wichtiger Hinweis
Dieses Buch ist für Lernzwecke gedacht. Es stellt keinen Ersatz für eine individuelle medizinische Beratung dar und sollte auch nicht als solcher benutzt werden. Wenn Sie medizinischen Rat einholen wollen, konsultieren Sie bitte einen qualifizierten Arzt. Der Verlag und die Autorinnen haften für keine nachteiligen Auswirkungen, die in einem direkten oder indirekten Zusammenhang mit den Informationen stehen, die in diesem Buch enthalten sind.

Ausschließlich zum Zweck der besseren Lesbarkeit wurde auf eine genderspezifische Schreibweise sowie eine Mehrfachbezeichnung verzichtet. Alle personenbezogenen Bezeichnungen sind somit geschlechtsneutral zu verstehen.

Originalausgabe
2. Auflage 2022

Türkenstraße 89
80799 München
Tel.: 089 651285-0
Fax: 089 652096

Redaktion: Stefanie Heim
Umschlaggestaltung: Karina Braun
Umschlagabbildung: Shutterstock/Liron Peer
Layout: Katja Muggli, www.katjamuggli.de
Satz: Satzwerk Huber, Germering

Druck: Firmengruppe APPL, aprinta Druck, Wemding
Printed in Germany

ISBN Print 978-3-7423-2065-0
ISBN E-Book (PDF) 978-3-7453-1831-9
ISBN E-Book (EPUB, Mobi) 978-3-7453-1830-2

Stella Arndt | Dr. med. Sabine Bleuel

GRUSS VOM FUSS

Das große Buch zur Fußgesundheit

Vorbeugen, behandeln, heilen und pflegen

Mit Übungen, neuen Therapien und Hilfestellungen vor und nach Operationen

riva

Inhalt

3 AKTIVIERUNG DER SELBSTHEILUNGSKRÄFTE UND UNGEWÖHNLICHE BEHANDLUNGSANSÄTZE 157

ANHANG

Universum Fuß

Unser Körper ist ein Wunder. Das gilt sowohl für den Körper in seiner Gesamtheit als auch für jedes einzelne Organ und jeden Körperteil bis hinein in die einzelne Zelle. Ist es nicht erstaunlich, dass unsere Fingerkuppen Höhenunterschiede von einem Hundertstel Millimeter wahrnehmen können? Oder dass unser Körper jeden Tag über 200 Milliarden rote Blutkörperchen verliert und wieder ersetzt? Das sind circa zwei Millionen pro Sekunde! Es gibt unendlich viele dieser sagenhaften Tatsachen rund um den menschlichen Körper und unsere Füße sind davon nicht ausgenommen.

Füße sind Hochleistungskörperteile, die im wahrsten Sinne des Wortes einen Knochenjob ausüben müssen. Nur wenn sie gesund sind, können wir mit Leichtigkeit gehen und stehen. Wir nehmen es als selbstverständlich hin, dass unsere Füße immer gut funktionieren, doch genau das erweist sich für viele Menschen als Trugschluss. Weit entfernt vom Kopf und fast immer außerhalb unserer Sicht fristen die Füße ein Schattendasein. Eingepackt in Schuhe und Strümpfe, nachts unter der Bettdecke bekommen wir sie relativ selten zu Gesicht. Wir bemerken unsere Füße nicht wirklich oft. Sie sind einfach da, laufen so mit. Dass sie uns durchs Leben tragen und somit einen großen Anteil an unserer Lebensqualität haben, ist den meisten Menschen nicht bewusst. Doch spätestens, wenn die Füße anfangen wehzutun, rücken sie endlich ins Bewusstsein. Wenn die Beschwerden nicht von selbst nachlassen, gehen viele Betroffene zu ihrer Ärztin oder zu ihrem Arzt. Dieser Gang beschert den meisten Fußpatienten in der Regel ein Paar Einlagen, und die sollen dann genau das richten, was in fast allen Fällen schon jahre- oder jahrzehntelang schiefgelaufen ist. Für manche sind Einlagen hilfreich. Die Schmerzen werden weniger oder verschwinden vollständig. Doch häufig ändert sich durch das Tragen der Einlagen nicht viel. Mit Menschen, die genau diese Erfahrung machen mussten, haben wir seit vielen Jahren beruflich zu tun.

Bedingt durch unsere beruflichen Werdegänge – Orthopädin und Fußchirurgin sowie Physiotherapeutin mit Schwerpunkt Fußgesundheit – sind Füße unser Steckenpferd. Fakt ist: Jeder dritte oder vierte Deutsche leidet unter Fußbeschwerden. Die Betroffenen fühlen sich häufig mit ihren Schmerzen alleingelassen und nicht selten führen Fußschmerzen zu einer deutlichen Einschränkung der Lebensqualität. Wir arbeiten mit viel Engagement und Herzblut daran, unseren Patienten Hilfe zur Selbsthilfe zu geben und ihnen wieder auf die Sprünge zu helfen.

Was Sie in diesem Buch erwartet

Wenn Sie dieses Buch in den Händen halten, haben Sie vielleicht aktuell ein Problem mit Ihren Füßen, Sie hatten schon mal Beschwerden oder Sie sind ganz einfach an diesem spannenden Körperteil interessiert. Wir haben für Sie reichlich Themen rund um den Fuß zusammengestellt. Geschrieben haben wir dieses Buch aus unterschiedlichen Beweggründen:

- Wir möchten Sie mitnehmen auf eine Reise durch das Universum der Füße. Denn diese sind nicht nur ein komplexer, sondern auch ein überaus spannender Körperteil. Kaum jemand weiß, was alles in unseren Füßen steckt oder welche Voraussetzungen erfüllt sein müssen, damit die Füße das tun, wofür sie geschaffen worden sind: uns ein Leben lang schmerzfrei durchs Leben zu tragen.
- »Gruß vom Fuß« versteht sich nicht als Trainingsbuch, sondern als Ratgeber, der Sie über die unterschiedlichsten Therapien informiert. Wir haben einige Übungen integriert, damit Sie Lust bekommen, sich mit Ihren Füßen zu beschäftigen. Unser Wunsch ist, dass Sie mehr Sicherheit im Umgang mit diesem wunderbaren Körperteil gewinnen und dass Sie ein Gespür dafür entwickeln, wie Sie mehr Fußgesundheit erlangen können.
- Wir hoffen, dass das Buch einen Beitrag dazu leisten wird, das Thema Füße aus der Versenkung, in das es in den letzten Jahrzehnten verschwunden ist, herauszuholen. Füße sind unser Fundament. Unser Alltag und unser Funktionieren sind maßgeblich von ihrer Gesundheit abhängig. Den Füßen gebührt ein höherer Stellenwert – auch innerhalb der Medizin.
- Unsere Füße sind das Kontaktorgan zur Erde. Nicht nur wie wir mit der Erde umgehen, sondern auch, wie wir auf der Erde gehen, ist von entscheidender Bedeutung. Ob wir weich, beschwingt oder hart gehen, hat Konsequenzen. Diese eher philosophische Betrachtung können wir auf dem Weg zu mehr Achtsamkeit nutzen, für die wir Sie ebenfalls begeistern möchten.

Um aktuelles Zahlenmaterial in diesem Buch präsentieren zu können, haben wir viele Stunden in Datenbanken und anderen Quellen recherchiert. Unsere Erkenntnis aus den Ergebnissen: Über Füße, Fußprobleme und die Versorgung von Füßen gibt es nur wenige aktuelle aussagekräftige Studien, die nicht älter als zehn Jahre sind. Im Vergleich zu anderen körperlichen Beschwerden, wie zum Beispiel Rückenschmerzen, werden Fußprobleme scheinbar häufig nicht ernst genug genommen. Vielleicht ist das ein Grund, weshalb es wenig aktuelle Studien gibt. Wir möchten den Fuß daher mit diesem Buch ins Scheinwerferlicht stellen und ihn aus verschiedensten Blickwinkeln genauer untersuchen.

Gruß vom Fuß gliedert sich in drei große Kapitel. Im ersten Kapitel erfahren Sie alles über den gesunden Fuß, über seine Anatomie, seine Funktion und seine evolutionäre Entwicklung. Auch das Gehen ist ein Aspekt sowie alles, was damit zusammenhängt, zum Beispiel das Thema Schuhe. Das zweite Kapitel beschäftigt sich mit dem kranken Fuß: Was macht Füße krank und welche Möglichkeiten der Behandlung gibt es? Dabei geht es vor allem um die Therapien, die relativ bekannt sind und zum großen Teil auch von den Krankenkassen übernommen werden, von Einlagen bis zur Operation. Wo es passt, erwähnen wir auch naturheilkundliche Vorgehensweisen. Doch wir würden dem Fuß nicht gerecht werden, wenn wir nicht auch das erwähnen würden, was ihn darüber hinaus ausmacht: sein Platz im Gesamtsystem des Körpers und seine Rolle als Kontaktorgan zur Erde, um nur zwei Stichpunkte zu nennen. Im letzten Kapitel geht es neben den Faszien ebenfalls um Therapiefor-

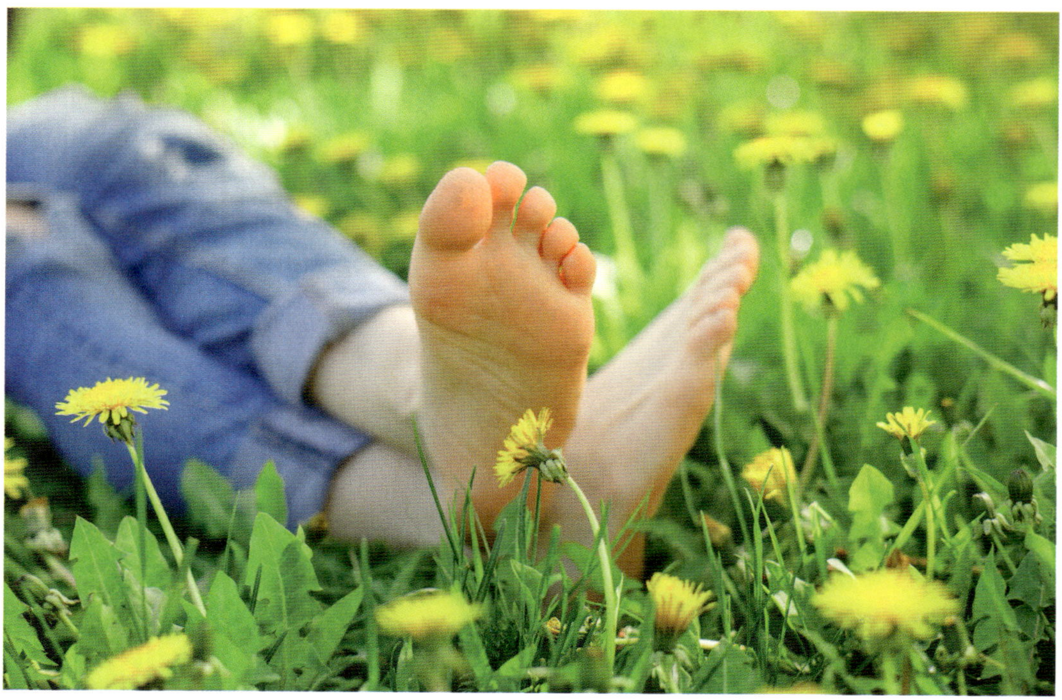

men, allerdings eher um solche, die zwar (noch) unbekannt sind, aber hervorragende Alternativen oder Ergänzungen zu den konventionellen Therapien darstellen. Wir möchten Ihnen möglichst viele unterschiedliche Möglichkeiten aufzeigen, mit deren Hilfe Ihre Fußbeschwerden erfolgreich behandelt werden können.

Immer wieder machen wir in diesem Buch Exkurse zu Themen, die auf den ersten Blick scheinbar nichts mit den Füßen zu tun haben. Zum Beispiel werden wir Ihnen etwas über die Erdentstehung erzählen. Denn eines der essenziellsten Dinge, die unser Leben und das Gehen erst möglich machen, ist unsere Erde, die sich direkt unter unseren Füßen befindet. Ein anderer Ausflug führt in die Welt der Mikroben, denn auch sie sind für unsere Füße wichtig. Unsere Füße stehen nicht für sich allein, das werden wir Ihnen immer wieder vermitteln. Doch bevor es losgeht, möchten wir noch die Frage der richtigen Anrede klären.

Liebe Leserinnen und liebe Leser, von Anfang an war uns klar, dass wir nicht durchgängig diese doppelte Anrede benutzen möchten. Doch was ist einfacher und gleichzeitig korrekt? Wir haben uns aus Gründen der besseren Lesbarkeit und um den Fokus auf das Thema nicht zu verlieren, für das sachliche Neutrum der Anrede entschieden. Wenn Sie also nur eine Anrede vorfinden, dann ist ohne Ausnahme jeder jeden Geschlechts gemeint. Es sollen sich alle angesprochen fühlen!

Nun wünschen wir Ihnen eine kurzweilige und interessante Lektüre. Wir hoffen, dass *Gruß vom Fuß* Sie inspiriert und Ihnen neue, heilsame Wege zu mehr Fußgesundheit eröffnet.

Stella Arndt und Dr. med. Sabine Bleuel

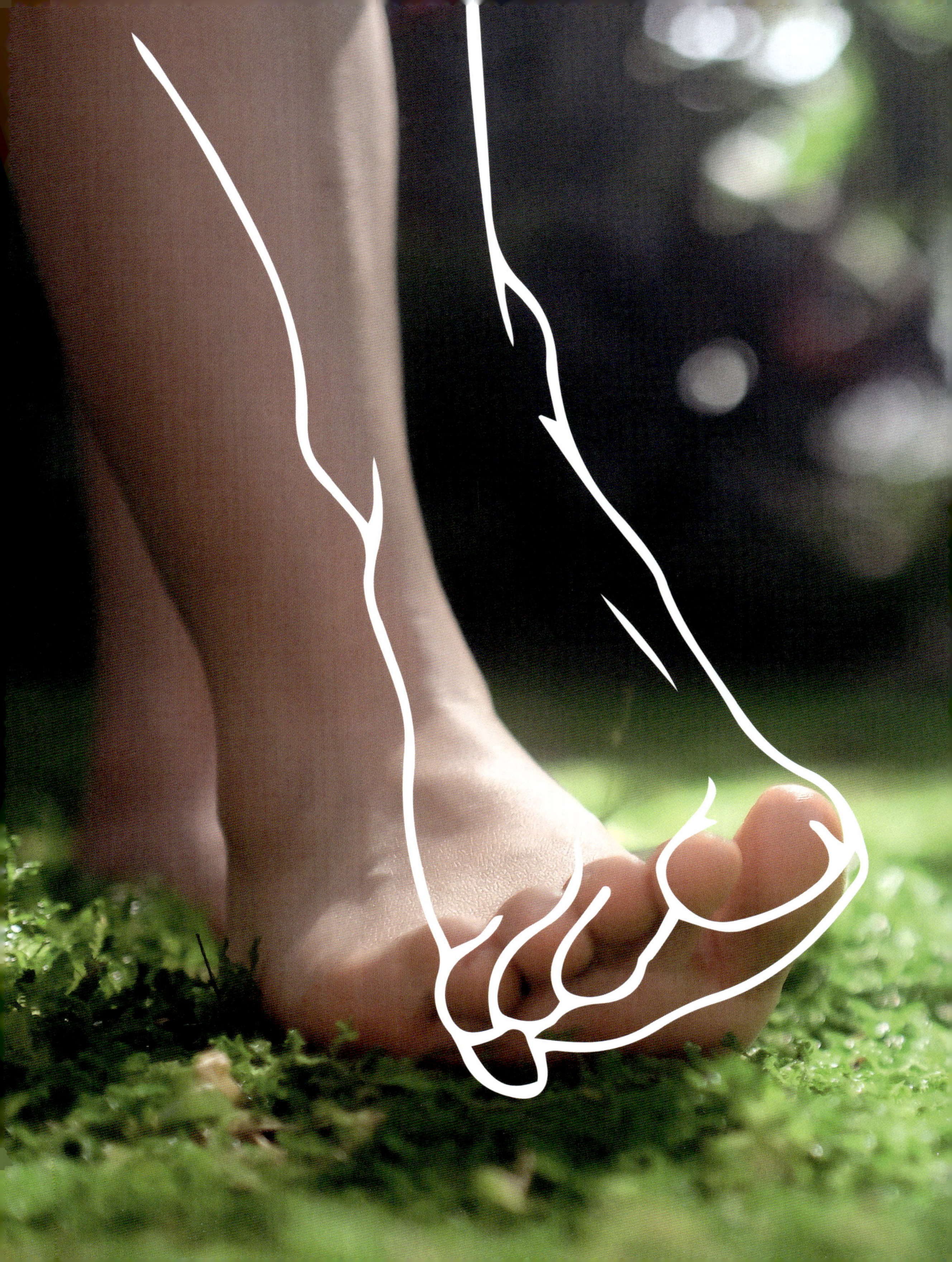

Kapitel 1

GESUNDE FÜSSE ALS BASIS DES LEBENS

»Gesundheit schätzt man erst, wenn man sie verloren hat«, besagt ein deutsches Sprichwort. Und weil da tatsächlich viel dran ist, möchten wir Sie im ersten Kapitel für Ihre Füße und deren Gesundheit sensibilisieren. *Gruß vom Fuß* handelt nicht nur von der Anatomie, sondern auch von den vielfältigen Funktionen der Füße und ihrer besonderen Position am Körper, nämlich an seinem untersten Ende. Sie werden die ersten Fußübungen kennenlernen und erfahren, auf welch vielfältige Art und Weise die Füße mit dem restlichen Körper verbunden sind. Gesunde Füße tragen ganz wesentlich zur Lebensqualität bei und wir hoffen, dass Ihnen der ein oder andere Tipp helfen wird, auch in Zukunft leicht und schwungvoll durchs Leben gehen zu können.

Schönheit und Stellenwert unserer Füße

Es heißt, Schönheit liege im Auge des Betrachters. Das stimmt, denn jeder Mensch schaut durch seine eigene Brille. Etwas, das jemand wunderschön findet, kann eine andere Person vielleicht gar nicht leiden. Viele Menschen sind Meilen davon entfernt, ihre Füße schön zu finden. Es geht sogar so weit, dass sie sich ihrer Füße schämen, immer die Socken anbehalten und am Strand die Füße im Sand vergraben. Und in der Tat: Viele Füße sind verformt oder verkrüppelt, haben Schwielen, Hühneraugen oder Warzen. Wie ist es eigentlich um Ihre Füße bestellt? Wie sehen sie aus und welche Beziehung pflegen Sie zu ihnen? Gehören Sie auch zu der Kategorie von Menschen, die ihre Füße nicht gern zeigen?

Wir möchten Ihnen die Augen für die Schönheit und das Potenzial Ihrer Füße öffnen. Viele Menschen neigen schnell dazu, Dinge schlechtzureden, wenn sie nicht (mehr) den eigenen Vorstellungen entsprechen. Das mag menschlich sein, aber auf keinen Fall ist es hilfreich. Wenn wir uns erinnern, dass unser Körper – und somit auch unsere Füße – in den allermeisten Fällen in voller Gesundheit zur Welt gekommen ist, dann liegt die Frage nahe, wie es mit unseren Füßen so weit kommen konnte, dass wir uns ihrer schämen. Ist da nicht etwas Grundlegendes schiefgelaufen?

Betrachten Sie doch im Sommer einmal nackte Kinderfüße, wie sie springen, rennen, trippeln. Die ganze Last des Körpers liegt auf diesen kleinen Füßchen und dennoch sehen sie noch gut aus. Die meisten von uns hatten als Kind solche Füße. Betrachtet man ein Fußskelett genauer, dann erkennt man, dass die teilweise sehr schmalen, filigranen Knochen so genial zusammengesetzt sind, dass sie ein Leben lang höchste Belastung aushalten können. Dazu kommen die vielen Muskeln, ganz kurze und längere, die so perfekt angebracht sind, dass Sie Ihre Füße und Zehen auf vielfältigste Art und Weise bewegen können. Außerdem befindet sich auch jede Menge Bindegewebe an den Füßen, welches Knochen und Muskeln einbettet und somit die Funktion des Fußes erst möglich macht. All das wird von einer äußerst sensiblen Haut umhüllt. Im Vergleich zu unserer Körpergröße sind die Füße grazil. Sie sind von Geburt an schön, oder zumindest niedlich. Wenn die Füße in späteren Jahren nicht mehr so ansprechend aussehen, dann ist das häufig – aber nicht immer – die Folge von mangelndem Verständnis und von Missachtung.

Wenn wir unsere Füße jahre- oder jahrzehntelang nicht gut behandeln und sie auch noch bei jedem Schritt ungünstig belasten, dann haben die Füße keine andere Wahl, als sich zu verformen.

Zum Vergleich: Wie gut geht es Ihnen persönlich, wenn Sie nicht mit Wohlwollen behandelt werden? Blühen Sie auf, wenn man Ihnen wertschätzend begegnet? Wir alle wissen, dass Liebe eines der grundlegendsten Bedürfnisse ist, nicht nur für den Menschen, sondern auch für die einzelnen Körperteile. Wir hoffen, dass Sie nach der Lektüre dieses Buchs Ihre Füße in einem positiven Licht sehen und erkennen, wie überaus leistungsfähig, hilfsbereit und wunderbar sie sind. Wenn Sie Ihren Füßen gegenüber eine freundliche Haltung einnehmen, stehen die Chancen auf eine Verbesserung deren Gesundheitszustands einfach günstiger.

Tipp: Wie wäre es mit einer freundlichen Kontaktaufnahme zu Ihren Füßen? Bedanken Sie sich bei ihnen dafür, dass sie Sie gut durch den vergangenen Tag getragen haben. Stellen Sie gleich morgens die Füße auf den Boden, nehmen Sie Kontakt mit dem Untergrund auf und nehmen Sie nacheinander die unterschiedlichen Belastungszonen an den Fußsohlen wahr. Starten Sie erst danach mit den ersten Schritten in den neuen Tag.

Vom Schönheits- und Gesundheitsideal

Gesund soll er sein, unser Körper. Schlank, kraftvoll und schön. Unser Körper ist uns viel wert; die Deutschen geben für ihn jedes Jahr zig Millionen von Euro aus. Im Vergleich zu 2018 hat sich laut einer Mitgliederbefragung der Vereinigung der Deutschen Ästhetisch-Plastischen Chirurgen die Zahl der Eingriffe im Jahr 2019 bei Frauen und Männern insgesamt um 7,5 Prozent von 77 485 auf 83 338 erhöht. Gut auszusehen und sich in seiner Haut wohlzufühlen, ist wichtig, doch häufig ist der Preis dafür sehr hoch. Viele Menschen unternehmen sehr viel dafür, dass ihr Körper fit und gesund bleibt. Neben dem Geld, das jährlich für Schönheitsoperationen ausgegeben wird, fließen Millionen Euro an Fitnessstudios oder andere Sportinstitutionen. Gesundheit ist ein hohes Gut. Das weiß fast jeder. So kümmern sich die meisten von uns auch regelmäßig um die Gesundheit ihrer Zähne. Viele führen Darm- und Leberreinigungen durch. Es wird gefastet: im Intervall, mit Saft oder einer anderen der vielfältigen Möglichkeiten. Gesundheitschecks liegen stark im Trend und werden zum Teil für horrendes Geld angeboten. Bloß nicht krank werden, vorbeugen heißt die Devise.

Doch ungeachtet dieses immensen Interesses für die Schönheit und die Gesundheit des eigenen Körpers kommen die Füße meist zu kurz. Wieso eigentlich? Die Gründe sind vielfältig. Viele Menschen wissen einfach nicht, dass die Füße regelmäßig Pflege und Training brauchen. Ständig wird suggeriert, dass gute Schuhe und Einlagen wichtig für unsere Füße sind. Doch genau das ist längst nicht in allen Fällen richtig. Füße haben häufig einen langen Leidensweg hinter sich, bevor sie anfangen wehzutun. Und solange sie nicht schmerzen, kümmern sich die meisten Menschen nicht um sie. Tritt ein Problem auf, ist es oft schon fast zu spät für eine erfolgreiche Behandlung.

Die ohnehin schwierige Situation der Füße wird noch kritischer, wenn sie anfangen zu müffeln oder wenn wir einen Fußpilz entdecken. Dann verstecken wir sie erst recht, statt sie mehr zu beachten. Und wenn sich dann noch deutliche Verformungen wie ein *Hallux valgus* (*Hallux* ist die Großzehe und *valgus* bedeutet »nach außen gedreht« oder »x-förmig«) oder Krallenzehen zeigen, dann ist die Scham bei einigen Menschen so groß, dass sie niemals freiwillig ihre Füße zur Schau stellen würden.

Während es der Darm von einem vernachlässigten Körperteil zu einem Superorgan geschafft hat und wir andere Körperteile wie zum Beispiel die Augen, die Zähne und das Herz im Fokus haben, sind unsere Füße fast immer vergessen. Genauso wenig, wie man als Teenager glaubt, dass man selbst auch mal 80 Jahre alt werden würde, denken wir daran, dass unsere Füße eines Tages ihren Dienst versagen könnten.

Die Rolle der Prävention in der orthopädischen Ausbildung

Wenn die Füße wehtun, sollen es oft die Ärzte wieder richten. Gerade bei akuten Fußbeschwerden kann der Gang zum Hausarzt oder Orthopäden sinnvoll sein. Doch unsere Erfahrung ist, dass Füße innerhalb der Medizin leider keine große Rolle spielen. Menschen mit Fußfehlstellungen oder Fußschmerzen sind oft enttäuscht, dass sie nur Einlagen verschrieben bekommen. Vielleicht liegt das Dilemma in der Ausbildung der Fachleute. In seinem Buch »Leichtfüßig« schreibt der Orthopäde Dr. Matthias Manke, dass im Rahmen seines Medizinstudiums die Grundkenntnisse der Orthopädie vier Monate lang einmal in der Woche gelehrt wurden. Für das Thema Füße standen gerade mal 90 Minuten Zeit zur Verfügung.[1] Das ist nicht viel. Die Ausbildung zum Facharzt für Orthopädie dauert dann weitere sechs Jahre und ist sehr breit gefächert. Die meiste Ausbildungszeit verbringen die angehenden Orthopäden im Krankenhaus, wo sie meistens auf Patienten treffen, deren

Fußprobleme schon sehr weit fortgeschritten sind. Infolgedessen lernen zukünftige Fachärzte dort vor allem, wie Operationen durchzuführen sind. Das ist wichtig, schließlich sind bei den oft sehr schweren Krankheitsbildern in den Krankenhäusern eher Operationen angebracht als vorbeugende Maßnahmen. Zwar ist auch Prävention Teil der Ausbildung, doch in der Praxis dürfte sie eher im Hintergrund stehen.

Welch niedrigen Stellenwert die Füße haben, wird noch durch einen weiteren Umstand deutlich: Wenn Sie einen zertifizierten Fußtherapeuten suchen, werden Sie kaum fündig werden. Es ist interessant: In Deutschland können sich Ergo- und Physiotherapeuten umfassend zum zertifizierten Handtherapeuten weiterbilden, zum Beispiel bei der Akademie für Handrehabilitation. Diese Akademie bietet sogar zusätzlich noch einen Bachelor- und Masterstudiengang für Medizinalfachberufe mit dem Schwerpunkt Handrehabilitation an. Die einzige Fortbildung zum Fußtherapeuten, die es in Deutschland gibt, wird derzeit von Ralf Woll, Ergotherapeut und Fußspezialist, angeboten. Für ein Land mit über 80 Millionen Einwohnern ist das zu wenig und belegt einmal mehr, wie gering die Bedeutung der Füße in unserem medizinischen System ist.

Immerhin: Bereits Anfang 2000 wurde von Dr. Christian Larsen die Neue Fußschule ins Leben gerufen. Sie beruht auf den Prinzipien der Spiraldynamik (Seiten 120/121) und vermittelt den Patienten »konkrete Anleitungen zur Prävention und nichtoperativen Behandlung chronischer Fußleiden«.[2] Wie Füße funktionieren, lernen Physiotherapeuten nicht in der Grundausbildung, sondern erst durch Zusatzausbildungen, wie etwa durch Spiraldynamik, die Franklin-Methode oder die Feldenkrais-Methode. Es ist zutiefst bedauernswert, dass nicht mehr Fachleute von der Fußschule Kenntnis nehmen und ihre Patienten darauf hinweisen. Immerhin ist die Neue Fußschule bereits über 20 Jahre alt und hat zahlreiche dokumentierte Erfolge vorzuweisen. Was muss passieren, damit diese sinnvolle Möglichkeit der Behandlung und Therapie genauso selbstverständlich wird wie zum Beispiel die Rückenschule?

Freiheit – vom Glück, barfuß unterwegs zu sein

Freiheit ist ein Grundrecht. Gleichzeitig ist Freiheit ein Luxus, den auch unsere Füße sehr gern genießen würden. Wer genießt es schon, 16 Stunden am Tag in zu viel und zu enge Kleidung eingezwängt zu sein? Ohne Frischluft und Tageslicht, häufig schwitzend und in stets demselben Trott? Das mag niemand und schon gar nicht ein Fuß. Nur Füße, die täglich ihre vielen Muskeln auch tatsächlich nutzen, können gesund bleiben. Fußpflege und Fußmassage sind wohltuend und wichtig, doch erst das optimale Training bringt die Füße so richtig auf Trab. Dazu gehört, dass die Füße zuerst von Schuhen und Strümpfen befreit werden. Fangen Sie an, einige ganz einfache Bewegungen auszuführen: Die Füße dehnen und strecken sowie barfuß gehen. Wenn Sie die Füße ganz genüsslich und langsam kreisen, spüren Sie vielleicht nach langer Zeit mal wieder Ihre Sprunggelenke und deren Bewegungsradius. Kreisen Sie erst in die eine und dann in die andere Richtung.

Oder gehen Sie nach langer Zeit mal wieder barfuß im Wald oder übers Feld spazieren. Das tut ganz schön weh! Denn das Gehen über Stock und Stein ist für die meisten Fußsohlen ungewohnt und kann daher ziemlich schmerzhaft sein. Kleine Kinder können in der Regel ohne Schmerzen barfuß draußen herumlaufen, egal, ob sie mal auf einen Stein oder etwas anderes treten. Das werden Sie hoffentlich auch wieder können, wenn Sie möchten! Seien Sie freundlich zu sich selbst und zu Ihren Füßen. Und hören Sie nicht bei den ersten Schmerzen auf, barfuß durch die Welt zu gehen. Das ist nämlich in den meisten Fällen reine Übungssa-

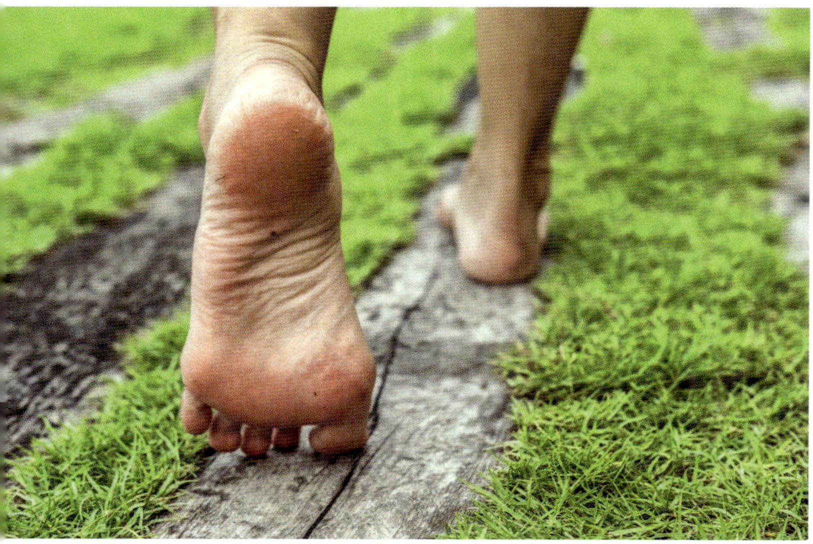

Natürlicher Untergrund – das ist es, was unsere Füße brauchen, um vital zu bleiben. »Raus aus den Schuhen« ist oft die beste Medizin für den Fuß.

che. Gehen Sie noch zehn Minuten weiter, treten Sie vorsichtig auf und wiederholen Sie es morgen. Unsere Füße verfügen über enorme Regenerationskräfte. Nach zwei bis drei Wochen werden Sie hoffentlich positive Veränderungen bemerken und leichter durch die Gegend laufen können.

Vom Glück, barfuß zu gehen – und zwar über Naturböden –, können die meisten von uns nur träumen. »Ich gehe zu Hause immer barfuß«, werden viele von Ihnen möglicherweise einwenden. Prima! Nur gehen Sie zu Hause leider auf einem ebenen Boden barfuß und das ist kein natürlicher Untergrund mit Unebenheiten, Steinen und Ähnlichem. Dennoch ist das besser als nichts. »In der Stadt gehe ich nicht barfuß, ich möchte doch nicht in Glasscherben treten«, wenden andere ein. Wer will das schon? Zum Glück können Sie und ich sehen, wohin wir treten. Und selbst wenn wir nicht alles vorhersehen können: Unsere Füße sind hochsensible Organe. Dank der Informationen, die sie ans Gehirn senden, können wir blitzschnell reagieren. Auf diese Weise konnten unsere Vorfahren oder können Naturvölker, die heute noch barfuß laufen, weit kommen: Ihre Füße haben die Schritte mitgelenkt. Und die Jagd auf das Wild konnte in einem schnellen Tempo erfolgen, ohne dass die Menschen ständig auf den Boden schauen mussten. Natürlich jagen wir in unserer westlichen Gesellschaft heute unserem Essen nicht mehr barfuß im Wald hinterher. Das Laufen auf Naturboden hätten wir uns jedoch im Sinne unserer Fußgesundheit bewahren sollen. Deswegen: Führen Sie die Akupressur mit Steinen durch (Seite 17), um Ihre Füße wieder an diese Herausforderungen zu gewöhnen.

Unserer Erfahrung nach gibt es nur drei Situationen, in denen Sie nicht barfuß gehen sollten oder zumindest nur mit Vorsicht: weil Sie entweder beim Barfußgehen starke Schmerzen haben (zum Beispiel aufgrund einer Fersenproblematik) oder weil Sie unter Ihren Fußsohlen nichts mehr

Natürliche Akupressur mit Steinen

Kaufen Sie sich eine Wanne, in der beide Füße gut Platz finden, und füllen Sie diese mit ausreichend Steinen, bis der Boden bedeckt ist. Am besten nehmen Sie Trommelsteine mit einem Durchmesser von 3 bis 4 Zentimetern. Dann stellen Sie sich auf die Steine und gehen einige Minuten auf der Stelle. Diese Akupressur der Fußsohle belebt den ganzen Körper und aktiviert seine Selbstheilungskräfte.

spüren. Letzteres tritt häufig als Folge einer Polyneuropathie oder Diabetes auf. Bei diesen beiden Krankheitsbildern ist die Wahrnehmungsfähigkeit der Fußsohlen eingeschränkt oder gar nicht mehr vorhanden. Spitze oder andere gefährliche Gegenstände werden nicht wahrgenommen und können die Fußsohlen verletzen. Betroffene sollten extrem sorgsam und vorsichtig mit ihren Füßen umgehen. Auch wenn Sie offene Wunden an Ihren Füßen haben, sollten Sie warten, bis die Wunden verheilt sind, bevor Sie wieder barfuß laufen. Doch all dies sind Ausnahmen und nicht die Regel.

Seit einigen Jahren werden übrigens spezielle Barfußschuhe angeboten. Das ist ein wahrer Segen, denn die Sohlen sind sehr dünn und so entwickelt, dass Sie den Boden unter den Füßen spüren, als würden Sie barfuß gehen. Mehr Informationen zu diesem Thema können Sie ab Seite 69 im Abschnitt »Von High Heels bis zu Barfußschuhen« lesen.

Die ersten Einzeller und unsere Erde

Was haben Einzeller, die Erde und unsere Füße miteinander zu tun? Ganz einfach: Sie bedingen sich gegenseitig. Der Fisch schwimmt, der Vogel fliegt, der Mensch läuft. Nicht nur die menschliche Existenz ist an die Erde gebunden, auch unsere Füße brauchen den festen Boden, um im wahrsten Sinne des Wortes Fuß fassen zu können. Da unsere Füße mit der Erde eine symbiotische Beziehung eingehen, möchten wir Sie gern auf einen kurzen Exkurs über die Entstehung unserer Erde mitnehmen. Zunächst einige Fakten:

- Die Anfänge unseres Planeten reichen etwa viereinhalb Milliarden Jahre zurück, eine unvorstellbare Zeitspanne.
- Die Erde hat eine einmalige Lage: nicht zu nahe am Zentrum der Milchstraße, da dort die Bedingungen aufgrund heißer Staub- und Gaswolken lebensfeindlich sind, aber auch nicht zu weit draußen, wo nicht ausreichend schwere, lebensnotwendige Elemente vorkommen.
- Die Entfernung der Erde zur Sonne ist ideal: Wäre sie nur um 15 Prozent größer, wäre die Erde für uns unbewohnbar. Das Gleiche gilt für den Fall, dass die Entfernung um 5 Prozent geringer wäre.[3]

- Auch die Größe unseres Heimatplaneten ist perfekt: Eine Erde in der Größe des Mars wäre inzwischen völlig erkaltet und würde ebenfalls kein Leben mehr spenden.

Wo und wie genau das erste Leben entstand, ist nicht abschließend geklärt. Ungefähr vor 2,5 Milliarden Jahren hat auf der Erde erstmalig Photosynthese stattgefunden und erst durch diesen chemischen Prozess entsteht der Sauerstoff in unserer Atmosphäre, ohne den wir nicht lebensfähig sind. 100 Prozent des Sauerstoffs, den Menschen und Tiere einatmen, stammen aus der Photosynthese von Algen, Bakterien und Pflanzen. Sie sind wahre Lebensspender. Vor rund 1,2 Milliarden Jahren entwickelten sich mehrzellige Lebensformen, die Urahnen aller Pflanzen und Tiere. Das war der Startschuss für die Entwicklung von komplexem und hoch entwickeltem Leben. Erst seit circa 460 Millionen Jahren gelingt es Tieren und Pflanzen, auch im Trockenen zu überleben. Bisher ist Mutter Erde der einzige uns bekannte Planet in unserem Sonnensystem, auf dem höheres Leben existiert. Die Suche nach außerirdischem Leben hat längst begonnen. Es ist schon interessant, dass wir das Leben auf der Erde durch die immense Rodung von Regenwald oder die großen Mengen an Plastik, die in den Weltmeeren landen, zerstören, aber andernorts nach Leben suchen.

In Bezug auf das Leben gibt es zwei grundsätzlich unterschiedliche Haltungen: Leben ist ein Wunder, sagen die einen. Leben beruht auf der Aneinanderreihung von vielen Zufällen, sagen die anderen. Egal, ob Leben nun ein Wunder oder ein Zufall ist: Wenn wir alle der Erde und dem Leben unsere volle Wertschätzung entgegenbringen, ist das ein Schritt in die richtige Richtung.

Fuß sei Dank – der Zusammenhang zwischen der Entwicklung des Fußes und unserem modernen Leben

Es ist unseren Füßen zu verdanken, dass wir die Hände frei haben zum Handeln. Die Hände sind DAS ultimative Werkzeug für unser Leben. Mit ihnen begreifen wir im wahrsten Sinne des Wortes die Welt und bringen damit den Verstand in Gang. Aber nicht nur mit den Händen lässt sich virtuos ein Instrument spielen oder ein wunderschönes Bild malen. Das Gleiche klappt auch mit den Füßen gut. Sofern wir sie von den ersten Lebensjahren an als Handersatz nutzen, kompensieren sie fast im vollen Umfang unsere Hände. So gibt es zum Beispiel Künstler, die mit den Füßen wunderbare Bilder

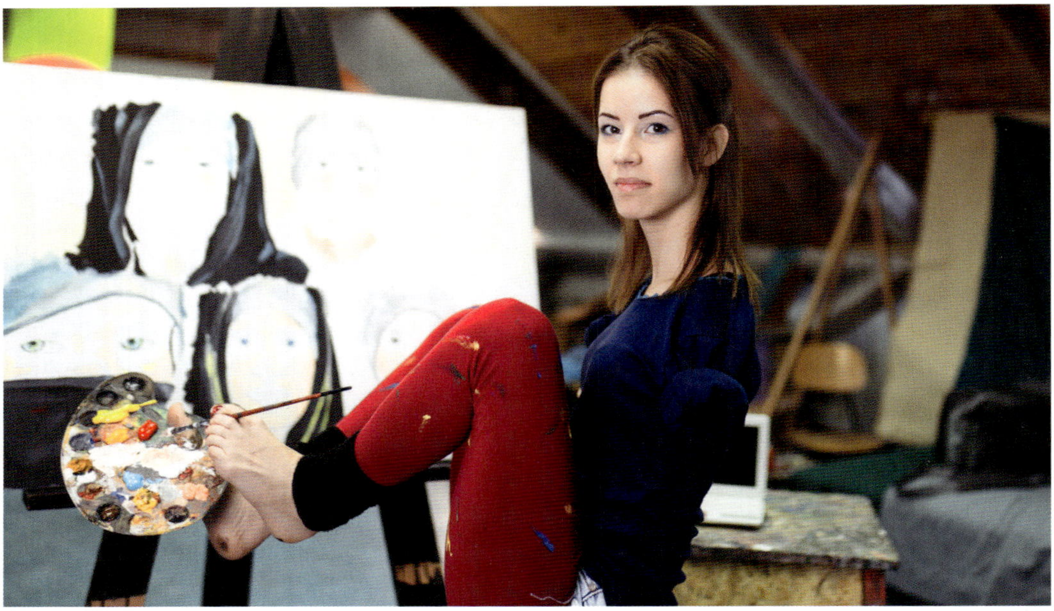

Viele Tätigkeiten und Handgriffe, die wir mit den Händen ausüben, können wir auch mit den Füßen durchführen – vorausgesetzt, wir fangen früh im Leben an, dies zu üben.

malen oder ihr Musikinstrument auf Weltklasseniveau spielen und dabei jeden Zeh einzeln ansteuern können. Unsere Füße sind – wie unser ganzer Körper – ein Wunderwerk der Evolution und auf ihnen fußt die menschliche Entwicklung.

Die Anfänge des aufrechten Gangs

Wir Menschen sind nicht immer auf zwei Füßen gegangen, sondern wie viele Tiere waren wir echte Vierbeiner. Vor etwa zwei bis drei Millionen Jahren erschienen die ersten aufrecht gehenden Menschen der Gattung *Homo* auf der Bildfläche. Und mit dem aufrechten Gang änderten sich einige ganz entscheidende Dinge ebenfalls: Unter anderem wurde unser Körper größer, wir hörten auf zu klettern und gingen fortan nur noch auf unseren zwei Beinen.

Mit der Aufrichtung, die wir Menschen im Laufe unserer Evolution vollzogen, entwickelte sich zudem das menschliche Gehirn, es wuchs und wurde komplexer. Erst damit waren die Voraussetzungen geschaffen für das Vermögen, sich seiner selbst bewusst zu sein, und für die Fähigkeit zum selbstbezogenen, planerischen Handeln. Somit ist die geistig-seelische Ebene untrennbar mit der physischen Ebene verbunden.

Aber zurück zur Fortbewegung: Sicherlich ist Ihnen schon einmal die Ähnlichkeit von Händen und Füßen aufgefallen. Das ist kein Zufall, sondern ein Produkt der menschlichen Evolution. Als unsere Vorfahren sich noch von Baum zu Baum schwangen, hatten sie vier gleich gebaute Greiffüße. Greiffüße sind zum Greifen und weniger fürs Gehen konstruiert. So ein Greiffuß eignet sich daher hervorragend zum Festhalten, doch beim Gehen bietet er wenig Stabilität. Schimpansen – unsere nächsten Verwandten – watscheln eher, als dass sie auf zwei Beinen stabil über den Boden gehen. Doch wie kam es dazu, dass sich überhaupt Füße entwickelten?

Damit wir aufrecht und sicher auf zwei Beinen durchs Leben gehen können, hat sich die Natur einiges einfallen lassen. Der Greiffuß musste sich zum Lauffuß weiterentwickeln. Damit dieser Fuß den hohen Anforderungen standhalten kann, hat die Natur zum Trick mit der Spirale gegriffen: Legen Sie mal Ihre Hand auf den Tisch. Alle Knochen der Hand kommen dabei satt mit der Tischfläche in Kontakt. Wenn Sie Ihren Fuß auf den Boden stellen, ist das nicht der Fall, zumindest sollte es nicht so sein. Zum einen hat der Fuß ein Längsgewölbe (und dieses hat in der Regel keinen Kontakt zum Boden), zum anderen hat das Sprungbein, also der Knochen zwischen dem Schienbein und der Ferse, gar keinen Bodenkontakt. Es ist nämlich im Laufe der Evolution zu einer Verdrehung des Greiffußes gekommen: Der Knochen, der heute unsere Ferse ist, hat sich aufgerichtet, also aus der Horizontalen in die Vertikale hochgedreht und dabei das Sprungbein mit nach oben genommen. Die Ferse hat sich außerdem im Laufe der Zeit deutlich vergrößert. Das ist von Vorteil, denn sie trägt viel Gewicht und gibt Stabilität. Die Ferse ist beim Gehen der Teil des Fußes, der als Erstes den Boden berührt. Aufgrund der Drehung der Ferse gegen den Vorfuß liegen bei unseren Füßen also nicht mehr alle Knochen flach auf dem Boden. Der Rückfuß befindet sich in der Vertikalen, der Vorfuß hingegen in der Horizontalen. Erst durch diesen Dreh konnten sich die Gewölbe herausbilden und unsere Füße bekamen die Fähigkeiten, die sie benötigen, um uns zu tragen.

Aufrecht zu gehen bietet einige entscheidende Vorteile: Es ist energiesparender als der Vierfüßlergang, Räuber und Beutetiere können besser gesichtet, Kinder und Nahrung leichter transportiert werden. Außerdem ist die Körperoberfläche, die von der Sonne bestrahlt wird, geringer, sodass die Körpertemperatur leichter reguliert werden kann. Für den aufrechten Gang und somit für die menschliche Entwicklung ist der Fuß ein ganz entscheidender Meilenstein.

Vom Jäger und Sammler zum sesshaften Menschen

Würden wir die lange Geschichte der Erde auf ein einziges Kalenderjahr reduzieren, dann hätte der Mensch erst am 31. Dezember um 23 Uhr nachts die Bühne betreten. Von dieser Stunde an war er die meiste Zeit als Jäger und Sammler unterwegs. Er zog in kleinen Gruppen umher und hatte keinen festen Wohnsitz. Ständig war er auf der Suche nach Nahrung, Wasser, Vorräten und Brennmaterial und immerzu mussten ihn die Füße von einem Ort zum anderen tragen. Was sich vielleicht nach Mühsal und Anstrengung anhört, muss nicht komplett schlecht sein: Der menschliche Körper ist für Bewegung gemacht, und wenn sie fehlt, führt das nicht selten zu Krankheit. Außerdem, und das ist für viele Leser vielleicht noch ganz unbekannt: Es gibt Indizien dafür, dass die großen Probleme wie Krieg oder ähnliche Machtkämpfe erst begannen, nachdem sich die Menschen vor circa 10 000 Jahren an einem Ort niedergelassen hatten. In seinem Buch »Im Grunde gut« beschreibt der Historiker Rutger Bregman, dass erst mit dem Sesshaftwerden Hierarchien entstanden sind, die es in dem Maße vorher nicht gegeben hat.[4] Die Menschen begannen, sich immer stärker voneinander abzugrenzen und um Macht und Vorherrschaft zu kämpfen.

Wir können das Rad der Zeit nicht zurückdrehen, doch klar ist: Auf unseren Füßen unterwegs zu sein, tut uns gut. Es ist nicht nur für unsere körperliche Gesundheit, sondern offensichtlich auch für unser emotionales und soziales Gleichgewicht hilfreich. Wenn wir zu Fuß unterwegs sind und uns nicht gerade mitten in einer Großstadt befinden, trägt erwiesenermaßen auch das Naturerlebnis dazu bei, dass wir entspannen und wieder in unsere Mitte kommen.

Der Werdegang des Fußes

Vom Zeitpunkt unserer Zeugung bis zu unserem Tod macht unser Körper eine unglaubliche Metamorphose durch. Wir verwandeln und verändern uns ständig. Das gilt sowohl für jede einzelne Zelle und ganze Körperteile als auch für unseren Körper insgesamt. Sie haben bestimmt schon einmal einen Babyfuß betrachtet, so einen kleinen, knuffigen, speckigen Fuß. Wir sind fast alle mit solch niedlichen Füßen zur Welt gekommen. Was ist aus den Babyfüßen von damals geworden? Die Füße sind größer geworden und haben sich auch sonst deutlich verändert. Oft weisen sie eine Fehlstellung auf, das eine oder andere Hühnerauge, eventuell noch andere Veränderungen. Auch gerötete Stellen, Schwielen und Warzen sind häufig sichtbar. Kein Wunder, denn unsere Füße leisten jeden Tag Schwerstarbeit und das bleibt natürlich nicht ohne Folgen. Doch schauen wir uns genauer an, was unsere Füße am Beginn des Lebens ausmacht und wie sie sich entwickeln.

Von Baby- und Kinderfüßen

Ans Gehen ist zu Beginn unseres Lebens nicht im Traum zu denken. Säuglinge schlafen viel und liegen in ihren Bettchen oder auf einer Decke am Boden. Doch schon bald fangen sie an, sich zu bewegen und ihren Körper zu erkunden. Sie wollen sich selbst erspüren, greifen an die Füße und möchten möglichst viel wahrnehmen. Wer von uns kann noch an seinen Zehen lutschen? Als Baby konnten wir das

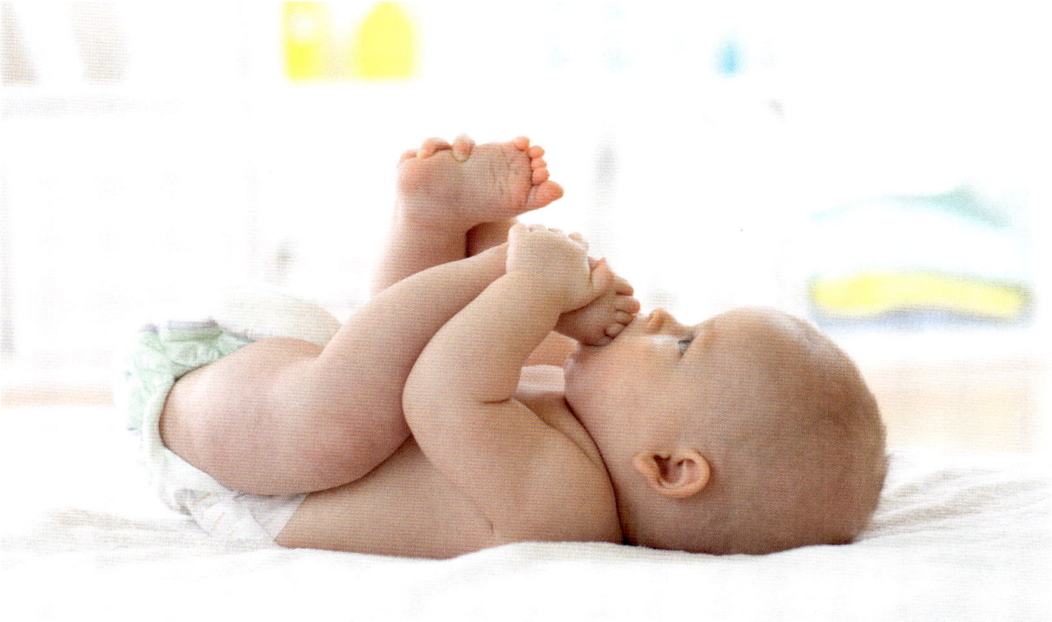

Das Baby »begreift« seine Umwelt und sich selbst. Das Anfassen der eigenen Füße ist für kleine Kinder noch spielend möglich.

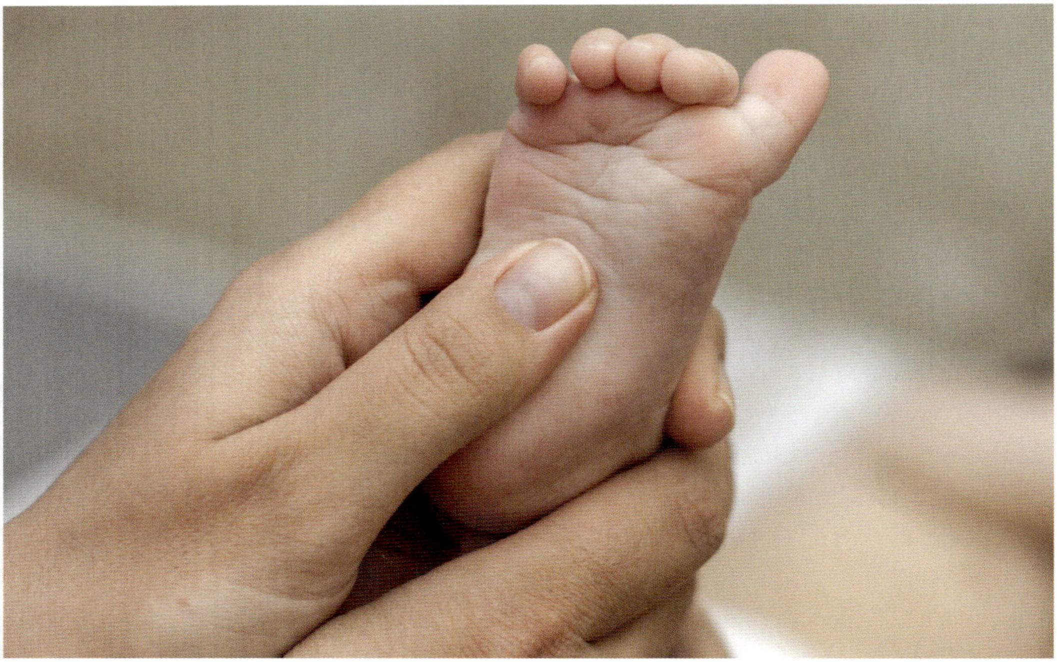

Durch Druck auf die Fußsohle wird bei Babys der Greifreflex ausgelöst. Der Fußgreifreflex bildet sich ungefähr nach dem ersten Lebensjahr zurück.

und haben es ausgekostet. Das, was vielleicht wie ein Zeitvertreib aussieht, ist gleichzeitig ein wichtiger Bestandteil der motorischen und geistigen Entwicklung. Das Bewegen, Erforschen und Stimulieren des eigenen Körpers sind enorm wichtig und gerade Füße benötigen viele Impulse. Der erste Sinn, der sich beim Embryo entwickelt, ist das Fühlen. Die Haut, unser größtes Sinnesorgan, steht uns von Anfang an zur Verfügung. Andere Sinnesorgane entwickeln sich erst nach und nach zur vollen Reife.

Lange bevor es mit dem Gehen losgeht, verfügen Babys über zwei Reflexe, die in Verbindung zu den Füßen stehen. Der eine Reflex nennt sich Schreitreflex: Hält man den Säugling unter den Schultern fest und haben die Füße Kontakt zum Boden, fängt er an zu schreiten. Der Schreitreflex wird durch Druck gegen die Fußsohlen ausgelöst. Er wurde sogar schon bei Frühchen, die in der 19. Schwangerschaftswoche zur Welt kamen, beobachtet und ist ein deutlicher Beweis für unsere Natur als Läufer.[5] Meistens ist er nach dem dritten Lebensmonat nicht mehr auszulösen. Der zweite Reflex ist der Fußgreifreflex oder plantare Greifreflex. Bei Berührung oder Druck auf die Fußsohle krümmen sich die Zehen und mit dem Fuß wird eine Art Greifbewegung ausgeführt. Ein Hinweis auf die Greiffüße, über die unsere Urahnen verfügten, und ein Hinweis auf die Funktion des Vorfußes, der immer noch eine Art Greiffunktion hat oder haben sollte. Der plantare Greifreflex verschwindet nach den ersten neun bis zehn Lebensmonaten.

Krabbeln ist die Vorstufe des Laufens und die Weiterentwicklung des Kriechens. Nicht nur kleine Kinder krabbeln, sondern auch Insekten und Spinnen. Es ist eine in der Tierwelt weit verbreitete Fortbewegungsart. Babys beginnen aus eigenem Antrieb damit. Doch auch das Krabbeln will gelernt sein, denn es klappt nur dann reibungslos, wenn die Koordination stimmt. Beim Krabbeln werden wie auch beim Gehen Kreuzbewegungen ausgeführt. Dabei bewegen sich zur selben Zeit der linke Arm und das rechte Bein, dann folgt die Bewegung von rechtem Arm und linkem Bein. Dieses Einüben der Koordination beider Körperhälften wird als bilaterale Integration bezeichnet. Arbeiten die beiden Körperhälften gut zusammen, können auch die beiden Gehirnhälften balanciert arbeiten. Generell werden beim Menschen Bewegungen der rechten Körperseite zum größten Teil durch Nervenzellen der linken Großhirnrinde gesteuert; umgekehrt steuert die rechte Großhirnrinde überwiegend Bewegungen der linken Körperhälfte. Alle Überkreuzbewegungen, also auch Krabbeln und Gehen, stimulieren beide Gehirnhälften gleichzeitig.

Mit dem Ende des ersten Lebensjahrs, manchmal aber auch deutlich später, will das Kleinkind das tun, was alle Menschen um es herum machen: laufen. Wann ein Kind seine ersten Schritte wagt, unterliegt dem inneren Zeitplan. Alles im Alter zwischen 12 und 18 Monaten halten Experten für normal. Der Anfang ist mühsam: Das Kind richtet sich auf, fällt hin und steht dann wieder auf. Nach unzähligen Malen des Hinfallens, Sich-Hochziehens, Wiederaufstehens und vor allem des Sich-nicht-entmutigen-Lassens ist es

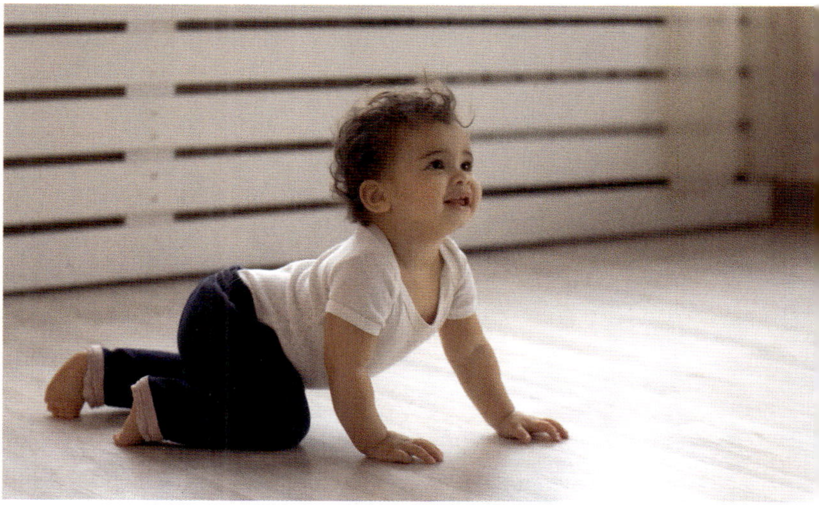

Krabbeln ist eine wichtige Vorstufe des Gehens. Die Überkreuzbewegung ist bei diesem Kleinkind deutlich zu erkennen.

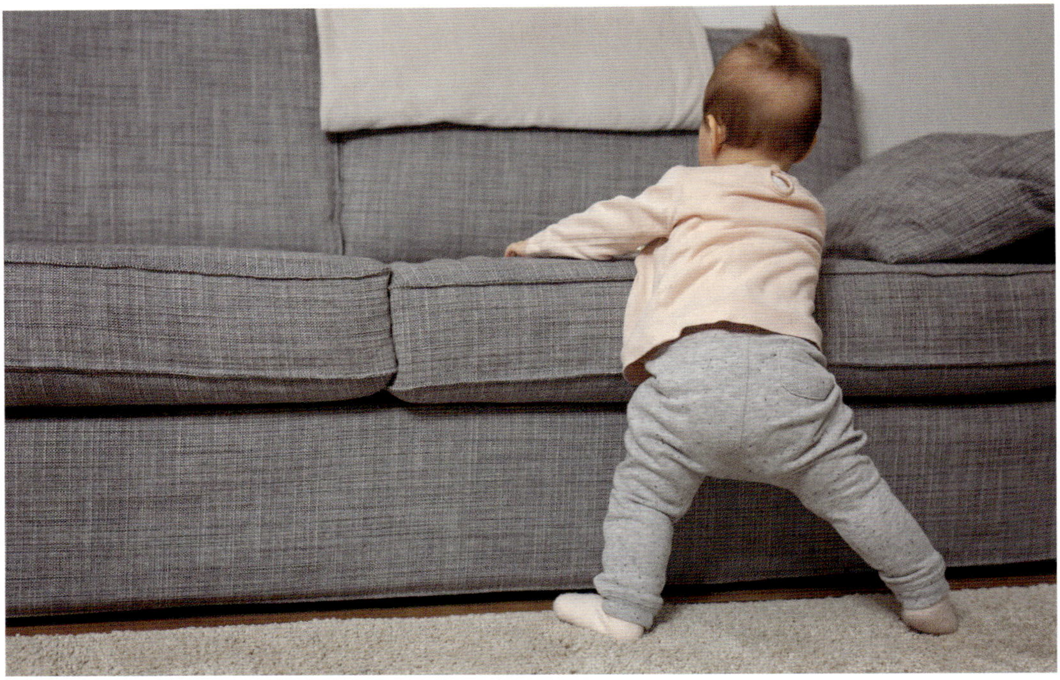

Aller Anfang ist schwer. Bei den ersten Gehversuchen freuen sich die kleinen Menschen über jede Möglichkeit zum Abstützen.

so weit: Das Kind fängt an, auf eigenen Füßen zu stehen und zu gehen – mehr oder weniger sicher. Die renommierte US-amerikanische Entwicklungspsychologin Karen Adolph zeigte mit einer Studie, dass es für die Kleinen viel Arbeit ist, bis sie sicher gehen können. Sie überprüfte das Gangverhalten von 151 Kindern im Alter von knapp 12 bis 19 Monaten. Die Kinder wurden zwischen 15 und 60 Minuten beobachtet. Im Endergebnis liefen diese Kinder im Durchschnitt 2367 Schritte pro Stunde, legten eine Strecke von über 700 Metern zurück und fielen dabei 17,4-mal hin.[6] Eine stolze Leistung für so einen kleinen Menschen. Nach den ersten unsicheren Schritten dauert es in der Regel nur einige Wochen, dann kann das Kind relativ sicher gehen und wenig später auch laufen und rennen. Die Welt auf eigenen Füßen zu erobern, eröffnet den kleinen Menschen völlig neue Horizonte.

Wichtig ist, dass die Eltern nicht eingreifen und den Kindern permanent helfen. Kinder sollten nicht ständig an die Hand genommen werden. Denn damit wird die eigenständige Entwicklung des

Gehens beeinflusst und dem Kind wird die Chance genommen, seine Kraft und Bewegung selbstständig zu trainieren. Viele hilfreiche Tipps und nützliches Wissen rund um Kinderfüße finden Sie auf dem Blog *Kidfoot* der Diplomsportlehrerin Kerstin Bosch-Strootke.[7] Sie beschäftigt sich seit vielen Jahren beruflich mit Kinderfüßen und verfügt über ein enormes Fachwissen.

Mit seinen ersten Schritten hat das Kind die Phase überwunden, in der es überwiegend gelegen hat. Der kleine Mensch geht jetzt aufrecht über die Erde. Wichtig ist, dass das Kleinkind nun geerdet bleibt und die Füße sich gut entwickeln können. Stecken Sie die Füße Ihres Kindes so selten wie möglich in Schuhe. Die Füße entwickeln sich am besten barfuß. Wenn Schuhe nötig sind, achten Sie darauf, dass die Schuhe groß genug sind. Viel zu viele Kinderfüße stecken in zu kleinen Schuhen – dies gilt übrigens auch für Erwachsene. Wie Sie die richtige Schuhgröße am besten ermitteln, erfahren Sie im Abschnitt »Wie Sie nie wieder zu kleine Schuhe kaufen« (Seiten 67–69). Und denken Sie daran: Nicht nur die Schuhe, auch die Socken dürfen nicht zu klein sein.

Kinderfüße und ihre Besonderheiten

Babyfüße sind am Anfang noch platt, erst durch das Laufen und den Druck des Körpergewichts entwickeln sich die Gewölbe. Gehen ist bis zu dem Moment, in dem es automatisch abläuft, ein Lernprozess. Die Füße der Säuglinge sind weich, denn sie bestehen noch aus Knorpel und nicht aus Knochen. Der Verknöcherungsprozess des Fußes ist erst im Teenageralter abgeschlossen. Glücklicherweise werden die meisten Babys mit gesunden Füßen geboren. Nur rund zwei bis drei Prozent der Kinder kommen mit Fußmissbildungen auf die Welt, zum Beispiel einem Klumpfuß. Andere Fehlstellungen, wie Sichel- oder Hackenfüße, können in den ersten Lebensmonaten spontan ausheilen, wenn sie nicht zu deutlich ausgeprägt sind. Auf jeden Fall sollten Kinder, bei denen sich eine sichtbare Fußfehlstellung zeigt, die sich nicht von selbst zurückbildet, behandelt werden. Gerade in den ersten Lebensmonaten ist das häufig ohne Schwierigkeiten möglich. Der genetisch bedingte Sichelfuß muss jedoch von den ersten Lebensstunden an mit speziellen Verbänden und zudem physiotherapeutisch versorgt werden. Hier und bei anderen Fußproblemen im Kindesalter spielt die Therapie nach Zukunft-Huber eine wichtige Rolle und es gibt zum Glück viele Physiotherapeuten, die darin ausgebildet sind. Diese Behandlungsmethode ist eine Kombination aus bestimmten Griffen, Übungen und Wickeltechniken, welche die Eltern bei den Therapeuten erlernen und dann auch selber an den Füßen Ihrer Kleinen anwenden können.

Nicht nur die Form der Füße, auch die Beinachsen der Kleinen sind häufig ein beunruhigendes Thema. Nicht alle Kinder haben von Anfang an gerade Beine. O-Beine in den ersten zwei bis vier Lebensjahren sind völlig normal. Vieles regelt sich von selbst, das ist die gute Nachricht. In der Wachstumsphase können sich aus O-Beinen auch X-Beine entwickeln, das entspricht der normalen Entwicklung. Doch wann sollten die Beine schließlich gerade sein? Es gibt Studien, die besagen, dass sich der kindliche flexible Knick- und Senkfuß spontan innerhalb der ersten Lebensdekade auswächst.[8] Das wirkt sich dann auch positiv auf die Beinachsen aus. Mit dem Eintritt in die Schule sollten die Beine gerade und die Fußgewölbe aufgerichtet sein. In unseren Praxen sehen wir jedoch regelmäßig Kinder im Alter von 11 bis 14 Jahren, die auf Knick- und Senkfüßen gehen und bei denen bereits auf eine Operation verwiesen wurde. Da ist im Vorfeld ganz klar eine Vorsorge versäumt worden. Vorsicht ist auch geboten, wenn die Fuß- oder Beinverformung der Kleinkinder sehr ausgeprägt ist oder nur einseitig auftritt. Gehen Sie daher mit Ihrem Kind unbedingt zu einem Spezialisten und lassen Sie sich nicht mit Einlagen abspeisen. Diese können unterstützen, aber die Kinder müssen vor allem selbst lernen, sich aufzurichten – das können ihnen die Einlagen nicht abnehmen. Kompetente Hilfestellung gibt es bei Physiotherapeuten oder in einer Fußschule.

Seit 2010 findet deutschlandweit in Schulen die Kampagne »Zeigt her eure Füße« der Aktion Orthofit statt. Die regelmäßig wiederkehrende Aufklärungsaktion unter Federführung des Berufsverbands für Orthopädie und Unfallchirurgie e. V. sorgt dafür, dass sich Orthopäden in Grundschulen um die Fußgesundheit der Kinder kümmern. Sollten Sie selbst als Lehrer an einer Schule tätig sein, wenden Sie sich an die Aktion Orthofit und organisieren Sie einen Tag der Fußgesundheit. Die Füße Ihrer kleinen Schützlinge werden sich freuen.

Jugendliche Füße

Bei den Jugendlichen sieht es in Sachen Fußgesundheit düster aus. 2004 wurde im Rahmen einer schulärztlichen Untersuchung im Wartburgkreis[9] bei 2368 Jugendlichen im Alter um 14 Jahre die Häufigkeit von Fußschmerzen und Fußdeformitäten ermittelt. Die Ergebnisse sollten zu denken geben: 14 Prozent der Jugendlichen litten unter Fußschmerzen und 13,7 Prozent der Füße wiesen eine Deformität auf. Die Lage dürfte sich seitdem nicht verbessert, sondern eher verschlechtert haben. Die Gründe dafür sind vielfältig: Das ständige Gehen auf ebenen Böden, zu wenig Bewegung und schlechtes Schuhwerk sind die wichtigsten Ursachen für Fußprobleme. Es gibt also dringenden Handlungsbedarf, denn was bereits in der Jugend schiefläuft, lässt sich später immer schlechter korrigieren.

Erwachsene Füße – oft nicht so gut unterwegs

Wenn nicht ein schlimmer Unfall oder eine schwere Krankheit das Gehen unmöglich machen, laufen wir ein Leben lang auf unseren Füßen. Dafür sind sie gemacht, und wenn sie gut behandelt werden, bleibt Fußschmerz auch im Alter ein Fremdwort. Natürlich verändern sich die Füße im Laufe des Lebens, so ist der Gang der Dinge. Wenn die Füße anfangen, Probleme zu bereiten, dann jedoch nicht, weil Sie älter geworden sind. Vielmehr wissen die Menschen meist nicht viel über Füße, werden unzureichend aufgeklärt und achten daher nicht besonders auf sie. Unsere Füße können ungesunden Lebensgewohnheiten dann nicht ausweichen und sind ihnen schutzlos ausgeliefert. Das Resultat: Oft flachen die Gewölbe ab, die Füße verformen sich, schmerzen und manch einer kann nur noch eingeschränkt auf ihnen gehen. Mehr als 35 Prozent der über 65-Jähringen und 23 Prozent der 18- bis 65-Jährigen weisen einen *Hallux valgus* auf.[10] Deutlich häufiger kommt es zum Spreizfuß, den fast jeder Deutsche besitzt.[11] Dann wird versucht, mit vielen passiven Maßnahmen Schlimmeres zu verhindern. Das gelingt in vielen Fällen nicht. Werden die Füße nicht entsprechend ihrer Funktion beansprucht, verkümmern sie immer stärker.

Das zunehmende Alter macht es nicht besser, insbesondere, wenn noch schwere Erkrankungen wie Rheuma, Krebs oder Diabetes dazukommen. Viele ältere Menschen bewegen sich nur noch an Rollatoren, schrumpfen im Laufe der Zeit immer mehr in sich zusammen. Andere sitzen im Rollstuhl und gebrauchen ihre Füße nur noch, um kurzfristig zu stehen oder ein paar Schritte zu gehen. Ohne ausreichende Bewegung und ohne Training bauen der Körper, die Füße und auch unser Gehirn immer stärker ab. Für die Füße reichen dann oft auch die besten Einlagen nicht mehr aus und es müssen spezielle orthopädische Schuhe her. Nach und nach werden die Füße immer mehr eingesperrt.

Sie wollen dieser Entwicklung entgegenwirken und möglichst wieder so beweglich wie ein kleines Kind werden? Dann nutzen Sie doch eine der vielen Trainingsmöglichkeiten. Die erfahrene Rehasport- und Pilatestrainerin Christiane Figura hat ein Bewegungskonzept namens *NIM* (*Natural Intelligent Movement*) entwickelt, das Ihnen systematisch Schritt für Schritt den Weg zu Ihrer natürlichen Beweglichkeit aufzeigt und dabei falsche Haltungsmuster korrigiert. Mit ihrem Buch *Beweglich wie ein Kind. Das NIM-Bewegungskonzept* bietet sie die Möglichkeit, sich auch daheim auf den Weg zu mehr Beweglichkeit und damit körperlicher Fitness zu machen und mehr Körperbewusstsein zu entwickeln.[12] Oder Sie besuchen einen Yoga- oder Pilateskurs. Auch dadurch wird Ihr Körper beweglicher, kräftiger und vitaler, vorausgesetzt, Sie praktizieren es regelmäßig.

Wie geht Gehen?

Über das richtige Gehen werden ganze Bücher geschrieben – und das zu Recht. Gehen ist zwar kinderleicht, wir lernen es sozusagen von selbst, doch funktionell betrachtet ist es ein komplexes Geschehen, bei dem der gesamte Körper beteiligt ist. Wie Gehen geht, ist nicht in fünf Minuten erklärt. Die Fragen sind vielfältig: Wie setzen die Füße auf? Was passiert beim Gehen mit den Knien, dem Becken und der Wirbelsäule? Schwingen die Arme immer mit? Und so weiter.

Die wichtigsten Kriterien für gesundes Gehen werden auf den nächsten Seiten erläutert. Doch das Allerwichtigste ist: Sie sollten sich beim Gehen selbst spüren. Können Sie das nicht, dann ist es ziemlich egal, wie Sie gehen – ob Sie nun im Ballengang (hierbei betreten Sie nicht mit den Fersen, sondern mit den Vorfüßen den Boden und rollen nach hinten ab) oder im Fersengang unterwegs sind, ob Sie Einlagen tragen oder nicht. Fußgesundheit und Gehen hat viel mit Spüren zu tun. Die Bloggerin und Buchautorin Birgit Faschinger-Reitsam ist Fachfrau für Füße und fürs Spüren. Schauen Sie mal auf ihrer Website vorbei. Sie werden dort viele nützliche Informationen zum Thema Fußgesundheit finden. Wenn Sie anfangen, sich selbst zu spüren, kann das Gehen wieder verbessert werden. Doch bevor wir uns mit diesen Themen beschäftigen, hier noch einige Fakten zur gesundheitsfördernden Wirkung des Gehens.

Gehen Sie sich gesund

Für den einen ist der tägliche Spaziergang unbedingt notwendig fürs Wohlbefinden, für den anderen spielt Bewegung absolut keine oder nur eine untergeordnete Rolle. Es gibt viele Menschen, die keinen Bewegungsdrang haben, und sie sind leider im Nachteil, denn Gehen ist gesund. Es wirkt sogar regelrecht wie Medizin. Für viele unterschiedliche Beschwerden gibt es ein einfaches Heilmittel: Gehen Sie ausreichend und mit Freude. Mit circa 10 000 Schritten täglich gehören Sie schon zu den aktiven Menschen. Je nach Schrittlänge entsprechen 10 000 Schritte rund 6,5 Kilometern. Wenn Sie täglich gehen, senken Sie das Risiko für Alzheimer um die Hälfte. Auch die Gefahr, an Diabetes zu erkranken, wird um 40 Prozent reduziert. Das Risiko, einen Herzinfarkt oder einen Schlaganfall zu erleiden, verringert sich alle 2000 Schritte um 14 Prozent. Und die meisten Krebsarten – außer Knochen- und vermutlich Blutkrebs – entwickeln sich seltener, wenn ein Mensch viel zu Fuß unterwegs ist. Wer geht und läuft, dessen Gehirn ist zudem besser durchblutet. Es werden vermehrt Endorphine ausgeschüttet und die Grundstimmung wird verbessert. Gehen Sie nicht gern oder können Sie nicht gehen, nehmen Sie das Rad: Wenn Sie 14 Kilometer fahren und dabei leicht ins Schwitzen geraten, kommen Sie ebenfalls in den Genuss der vielen positiven Effekte. Es gibt eine riesige Anzahl von wissenschaftlichen Studien, die die gesundmachenden Folgen des Gehens belegen.

Krankmacher Sitzen

Doch anstatt viel zu gehen, sitzen wir. Wir sitzen morgens beim Frühstück, danach im Auto oder Zug, um uns dann im Büro wieder hinzusetzen. Sitzen ist die mit Abstand schlechteste Körperhaltung, die ein Mensch einnehmen kann. Und dennoch sitzen wir Deutschen viel: Durchschnittlich 80 000 Stunden verbringt ein deutscher Büromitarbeiter in seinem Berufsleben im Sitzen – in vielen Büros befindet sich nicht einmal ein ergonomisch eingestellter Arbeitsplatz. Im Durchschnitt sitzt jeder Erwachsene 11,5 Stunden pro Tag. Schon Grundschulkinder sitzen rund 9 Stunden täglich. Rückenleiden, Muskel- und Skeletterkrankungen verursachen den Großteil aller krankheitsbedingten Fehltage. Durch das Vielsitzen wird die Rückenmuskulatur verkürzt, Bauch-, Bein- und Gesäßmuskeln geschwächt. Auch werden Schulter- und Nackenpartie, die Wirbelsäule, Bandscheiben und Gelenke erheblich belastet.

Aber auch weitere Bereiche des Körpers werden durch das Sitzen negativ beeinflusst. Im Unterleib befinden sich zahlreiche wichtige Organe, die für Verdauung und Stoffwechsel wichtig sind. Die Magen-Darm-Tätigkeit wird durch langes Sitzen verlangsamt, das wiederum beeinflusst den Stoffwechsel und damit das Immunsystem negativ. Und natürlich hat langes Sitzen einen erheblichen Einfluss auf das Gewicht. Schon wenige Stunden im Sitzen reichen aus, um in den Blutgefäßen die Ausschüttung von Lipoproteinlipase (LPL) einzuschränken. Dies ist ein Enzym, das zur Fettverdauung benötigt wird. Ein Mangel führt zu höheren Blutfettwerten – und dauerhaft zu Übergewicht mit den entsprechenden Gesundheitsfolgen. Im Sitzen ist außerdem die Durchblutung eingeschränkt. Dadurch steigt das Risiko, an Herz-Kreislauf-Problemen zu erkranken. Außerdem wird die Blutzirkulation in den Beinen erschwert, das Thromboserisiko steigt.

Heilmittel Tanzen

All diesen Beschwerden können Sie buchstäblich davonlaufen, wenn Sie täglich ausreichend gehen. Noch besser als zu gehen ist es jedoch zu tanzen. Viele Wissenschaftler sind überzeugt, dass uns Tanzen gesund, glücklich und sogar intelligent macht. Tanzen ist ein wunderbares Nebenprodukt des

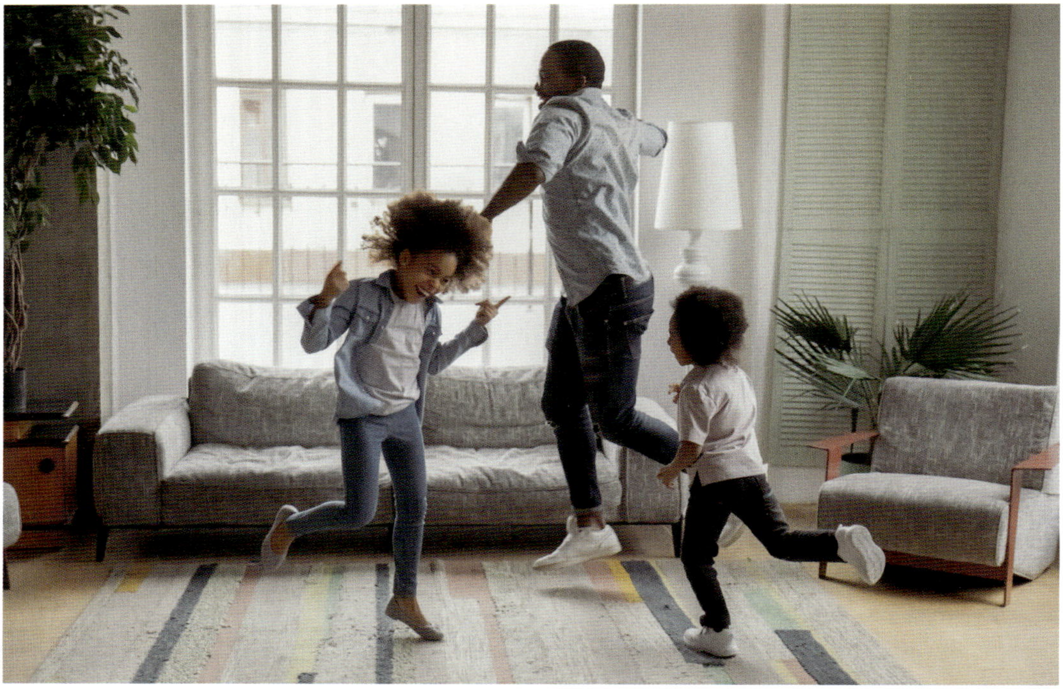

Tanzen macht uns glücklich. Egal, wie alt wir sind, und egal, wo wir sind, es stärkt unsere Lebensfreude.

aufrechten Gangs. Für Wissenschaftler ist es eindeutig: An den Hirnströmen Neugeborener lässt sich erkennen, dass Säuglinge regelrecht auf den nächsten Beat warten. Beim Tanzen kommt unser Gehirn auf Touren. Die vielen Drehungen, Schritte, die Koordination zur Musik und beim Paartanz auch das Wechselspiel mit der Tanzpartnerin beziehungsweise dem Tanzpartner erfordern Konzentration. Wenn Sie genug tanzen, könnten sogar zusätzliche neuronale Verbindungen entstehen. Legen Sie doch jetzt gleich Ihre Lieblingsmusik auf und tanzen Sie. Das tut gut, es werden Glückshormone ausgeschüttet und das Risiko, an Demenz zu erkranken, sinkt.

Was macht ein gesundes Gangbild aus?

Gehen ist eine Wissenschaft für sich und es gibt ganze Bücher zu diesem Thema. Es ist ein höchst komplexer Vorgang, den wir als Kleinkind erlernen und der dann automatisiert abläuft. Aufgrund des Automatismus ist es nicht einfach, das eigene Gangbild zu verändern. Aber es ist auch nicht unmöglich. Wir werden Ihnen die drei wichtigsten Aspekte des gesunden Gehens näherbringen: weich gehen, rhythmisch gehen und aufrecht gehen. Wenn Sie diese umsetzen, ist schon viel gewonnen.

Weich gehen

Wenn wir uns nicht spüren, dann gehen wir meistens hart. Die Füße knallen auf den Boden, von Weichheit keine Spur und eine Dämpfung findet nicht statt. Egal, ob Sie im Fersen- oder im Ballengang unterwegs sind: Gehen Sie weich wie auf Katzenpfoten. Das wird Ihnen im Ballengang leichtfallen, denn bei diesem ist es gar nicht möglich, die Füße hart aufzusetzen. Automatisch berührt der Vorfuß sanft den Boden. Wenn man sich leise anschleichen möchte, verwendet man diese Gangart intuitiv.

Setzen wir hingegen die Ferse zuerst auf, sieht das nicht nur anders aus, es hört sich auch anders an: Meistens kommt die Ferse hart auf dem Boden auf und ein deutlicher dumpfer Laut ist zu hören. Das liegt unter anderem daran, dass wir die meiste Zeit eilig unterwegs sind, unbewusst gehen und nebenbei noch mehrere Sachen erledigen. Unter diesen Umständen ist weiches Gehen fast nicht möglich. Es sei denn, es ist so lange geübt worden, dass es Teil des normalen Bewegungsablaufs geworden ist. Bei einer harten Gangweise ist in der Regel beim ersten Bodenkontakt das Knie fast durchgestreckt. Damit ist automatisch der wichtigste Stoßdämpfer, nämlich das Knie, ausgeschaltet und Arthrosen der Weg geebnet. Der Fuß kommt ganz nebenbei ebenfalls hart auf dem Boden auf und das bekommt ihm gar nicht gut.

Übung: Weiches Gehen

Gehen Sie in einem zügigen Tempo und beobachten Sie dabei, ob Ihr Knie beim ersten Kontakt der Ferse mit dem Boden gestreckt oder ein klein wenig gebeugt ist. Wenn es leicht gebeugt ist, machen Sie alles richtig. Wenn es eher gestreckt sein sollte, üben Sie Folgendes: Setzen Sie

Ihre Ferse nicht mit dem hintersten Teil auf, sondern eher mit dem mittleren Part. Verlagern Sie den Landepunkt nach vorn – das lässt Sie automatisch weicher gehen. Natürlich fühlt sich das zunächst merkwürdig an, Sie sind es ja nicht gewohnt. Versuchen Sie trotzdem zwischendurch immer wieder, einige Schritte weich zu gehen.

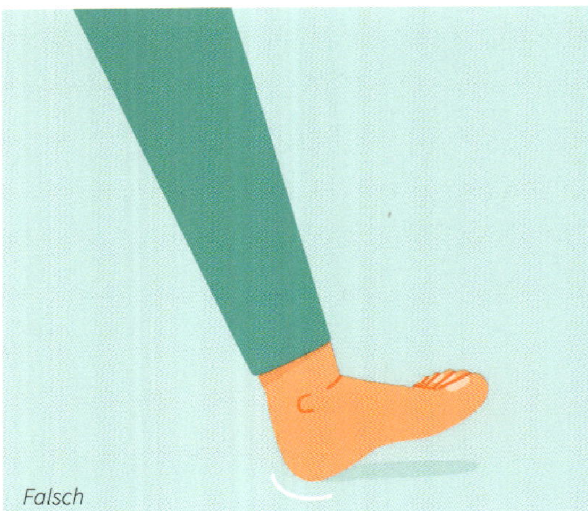

Falsch

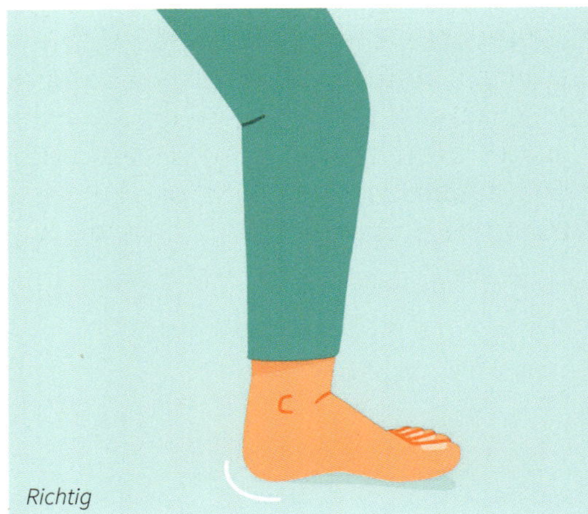

Richtig

Rhythmisch gehen

Unser gesamtes Leben ist Rhythmus: Wir atmen ein und atmen aus, wir sind aktiv und nachts schlafen wir, wir nehmen Nahrung auf und scheiden die Abfallprodukte wieder aus. Es gibt unzählige Beispiele für Rhythmen, die unser Leben bestimmen. Gehen ist einer von ihnen, denn dabei wechseln sich Spiel- und Standbein ab. Während einer Schrittfolge befinden wir uns zu ungefähr 60 Prozent der Zeit auf einem Bein beziehungsweise auf einem Fuß (Standbein). Das andere Bein befindet sich in der Luft (Spielbein) und wird im nächsten Moment, beim ersten Bodenkontakt, zum neuen Standbein. Ausschlaggebend ist, dass wir immer wieder sicher den Boden erreichen und den Fuß gut und richtig belasten. Bei Unsicherheit fangen wir an zu wackeln oder der Fuß knickt ein und die Zehen krallen sich in den Boden. Die Schwierigkeit beim Gehen liegt unter anderem darin begründet, dass wir die Position unseres Körperschwerpunkts ständig verändern müssen.

Unser Körperschwerpunkt und die Kunst der Gewichtsverlagerung

Unser Körperschwerpunkt befindet sich in unserer Mitte, also zwischen dem linken und dem rechten Bein. Damit wir beim Gehen nicht umfallen, verlagert der Körper seinen Schwerpunkt bei jedem Schritt über das jeweilige Standbein. Dieses trägt nun das gesamte Gewicht und muss Stabilität gewähren, während das Spielbein in der Luft schwingt und der Körper sich vorwärtsbewegt. Im Gehen vereinen sich Stabilität und Mobilität und der ganze Körper ist beteiligt. Auch die Bewegungen des Beckens sind dabei wichtig: Die Beckenhälfte des Spielbeins bewegt sich mit dem angewinkelten Bein zusammen leicht nach innen und oben, während die andere Beckenhälfte sich über dem Hüftkopf des Standbeins leicht nach außen und unten dreht.

Übung: Beckenmove

Legen Sie Ihre Hände beim Gehen auf beide Beckenkämme und spüren Sie den Bewegungen nach. Die Beckenkämme sind die beiden dicken Knochen, die Sie mit den Händen deutlich etwas unterhalb der Taille spüren können. Übertreiben Sie die Spielbeinphase und tun Sie so, als würden Sie das Bein über eine Schnur heben, die in circa 40 Zentimeter Höhe gespannt ist. Dann schließen Sie auf diese Art und Weise den nächsten Schritt an. Können Sie die Auf- und Abbewegungen des Beckens wahrnehmen? Spüren Sie, wie die Beckenhälfte auf der Spielbeinseite etwas nach oben kommt und die Beckenhälfte auf der Standbeinseite sich nach unten bewegt?

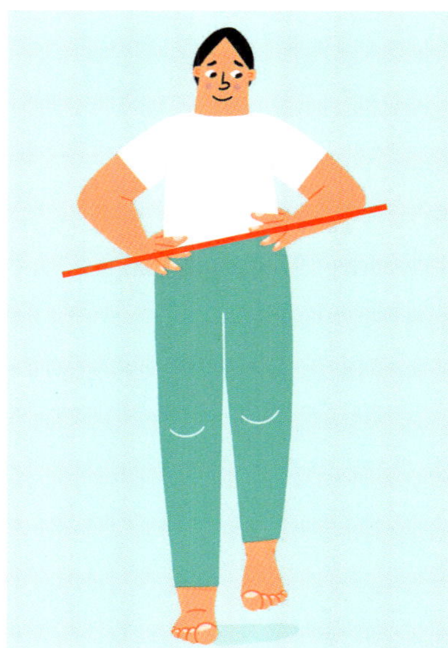

Die Bewegungen beim Gehen laufen durch den ganzen Rumpf, bis zum Kopf und in die Arme, fort. Wenn wir zügig unterwegs sind, pendeln die Arme hin und her. Auf der Standbeinseite dreht der Arm nach vorn oben und der andere Arm dreht nach hinten oben. Versuchen Sie einmal, ohne Einsatz der Arme zu rennen – das funktioniert nicht. Unser Armschwung ist entscheidend für gesunde Bewegung.

Auch die Füße passen sich entsprechend der Spiel- und Standbeinphase an: Durch das Gewicht des Körpers wird der Fuß auf der Standbeinseite etwas auseinandergedrückt. Das heißt nicht, dass er platt wird, vielmehr geben die Fußgewölbe leicht nach. Das ist ihr Job und nur so kann der Fuß die Aufprallenergie bremsen. Sobald der Fuß in der Luft ist, bauen sich die Gewölbe wieder deutlich auf, der Fuß verschraubt sich, um für seinen nächsten Bodeneinsatz bereit zu sein. Rhythmisch wechseln die beiden Körperhälften mit all ihren Strukturen von der Standbein- in die Spielbeinphase. Alles ist ideal aufeinander abgestimmt – und trotzdem will es mit dem Gehen bei vielen Menschen nicht so recht klappen. Man sieht bereits – ohne ein geübtes Auge zu haben –, dass Gehen für viele Zeitgenossen eine schwierige, schmerzhafte und eben auch unrhythmische Angelegenheit ist.

Aufrecht gehen

Liebe Leserinnen und liebe Leser, gehören Sie auch zu den Menschen, die sich kleiner machen, als sie sind? Damit sollte ab jetzt Schluss sein. Eine Aufrichtung und vollständige Beweglichkeit der Gelenke sind ein Garant für Gesundheit. Ohne Aufrichtung ist kein gesundes Gehen möglich. Aber wer von uns hat schon eine aufrechte Körperhaltung? Bei dem einen knicken die Füße ein, beim Nächsten kippt das Becken und bei dem anderen fällt der Oberkörper in sich zusammen. Häufig kommt auch alles zusammen. Dabei möchte sich Ihr Körper in seiner ganzen Größe zeigen, und zwar vom Scheitel bis zur Sohle. Zeigen Sie Ihre wahre Größe und machen Sie sich nicht kleiner, als Sie sind! Das wird sich auch positiv auf die Füße auswirken, denn wenn Sie sich vollständig aufrichten, fällt es Ihnen automatisch leichter, die Füße richtig zu belasten.

Übung: Kopf hoch

Richten Sie sich auf, legen Sie sich ein Buch auf den Kopf und gehen Sie damit im Raum herum. Der Fuß des Standbeins verwurzelt sich mit der Ferse, der Außenseite und mit dem Großzehengrundgelenk deutlich im Boden. Das Standbein ist gerade und gibt Stabilität, das Spielbein schwingt nach vorn. Wenn das gut klappt, wiederholen Sie mit dem Buch auf dem Kopf die vorherige Übung »Beckenmove« (Seite 35). Mehr Größe geht nicht.

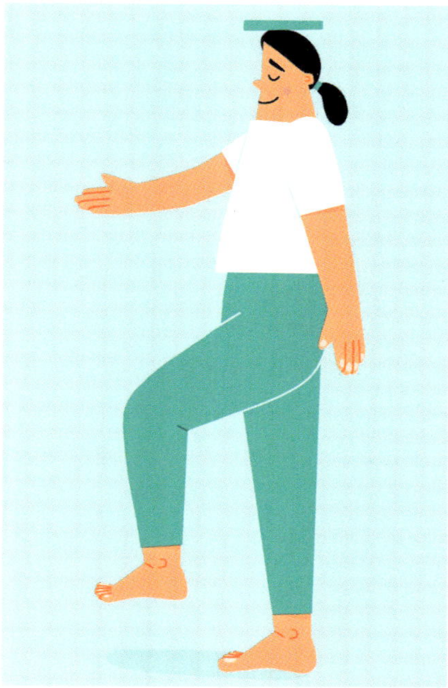

Fersen- oder Vorfußgang?

Genau an dieser Frage scheiden sich die Geister – und zwar gründlich. Seit einigen Jahren gibt es Verfechter des sogenannten Ballen- oder Vorfußgangs. Und nur diese Gangart, so meinen sie, sei die richtige für uns. Beim Vorfußgang wird der Boden zuerst mit dem Vorfuß berührt, der Fuß rollt dann von diesem aus nach hinten zur Ferse ab. Die andere Fraktion beharrt währenddessen darauf, dass nur der Fersengang die einzig wahre und richtige Option für uns Menschen ist. Beim Fersengang berühren wir zuerst[13] mit der Ferse den Boden und rollen den Fuß von hinten nach vorn ab. So laufen die meisten von uns, es ist sozusagen unsere Standardgangart.

Nach einem Schnupperseminar habe auch ich, Stella Arndt, mich von den Vorzügen des Ballengangs überzeugen lassen. Am eigenen Körper konnte ich die Unterschiede spüren: Im Vorfußgang ist der Gang automatisch weicher und aufrechter, das heißt, alle Gelenke, nicht nur die Füße, werden weniger belastet. Wir empfehlen Ihnen, einen Ballengangworkshop zu besuchen, dann werden Sie selbst erfahren, was die neue Gangart mit Ihnen macht. Patienten mit Plantarfasziitis (Fersensporn) profitieren häufig von dieser Gangart, ebenso wie Patienten mit starken Vorfußschmerzen. Das Gehen im Ballengang ist für sie dann häufig einfacher und weniger quälend. Es kann also durchaus Sinn machen, für eine Weile seine Gangart zu verändern.

Sie sollten aber auch wissen, dass sich die Belastung für die Achillessehne beim Vorfußgang deutlich erhöht. Und bitte vermeiden Sie den Ballengang in normalen Schuhen. Laufen Sie barfuß oder in Barfußschuhen, dann können Sie bequem von vorn nach hinten abrollen und auch die Ferse absetzen. Seien Sie bitte auf der Hut, wenn Experten behaupten, nur eine bestimmte Gangart sei die einzig Wahre. So einfach ist es nicht. Es wird immer wieder gesagt oder geschrieben, dass Naturvölker im Ballengang durch die Steppe laufen würden. Das wird dann als Argument für den Ballengang herangezogen und Beleg, dass dieser unsere wahre Gangart sei. Aber diese Behauptung hat keine wissenschaftlich belegte Grundlage. Wahr ist, dass es unterschiedliche Gangarten gibt und dass wir diese – je nach Bedarf und Konstitution – einsetzen können. Das ist Vielfalt und kommt der Unterschiedlichkeit der Menschen und Situationen zugute. Entscheidend ist, dass Sie achtsam mit sich selbst umgehen und spüren, was gut oder weniger gut für Sie ist.

Gehmeditation – Ruheoase im Alltag

Sie fühlen sich gestresst? Sie haben keine Zeit für Meditation oder Auszeiten im Alltag? Dann üben Sie sich doch im achtsamen Gehen. Denn die Frage drängt sich auf: Warum hetzen wir eigentlich immer so? Ein paar Schritte gehen Sie täglich sowieso immer, und wenn es nur von einem zum anderen Zimmer ist, also nutzen Sie diese Zeit weise. Das tut Ihren Füßen gut und ebenso Ihrer Seele. Patienten einer Fußschule bekommen Übungen als Hausaufgabe, die sie im Gehen umsetzen sollen. Ein solches funktionelles Achtsamkeitstraining entschleunigt und beruhigt. Doch auch ohne eine spezielle Gangübung können Sie meditativ gehen, egal, ob Sie barfuß oder beschuht unterwegs sind. Gehmeditation ist eine Übung aus der buddhistischen Achtsamkeitspraxis und hat eine lange Tradition. Achtsames Gehen ist bewährt und heilsam. Auch ohne dem Buddhismus zugetan zu sein, können Sie meditativ gehen. Stellen Sie sich zum Beispiel vor, dass Sie sich mit jedem Schritt, den Sie machen, bei der Erde bedanken. Es gibt genügend Gründe, dankbar zu sein. Sie können bei jedem Schritt genau das benennen, für das Sie gerade dankbar sind. Oder Sie sagen einfach: »Danke.« Gehen Sie einige Minuten auf diese Weise und spüren Sie hinterher den Unterschied. Fangen Sie mit wenigen Schritten an, wenn Sie so etwas noch nie gemacht haben, und steigern Sie sich langsam.

Die geniale Anatomie des Fußes

Was glauben Sie: Folgt die Funktion unseres Körpers seiner Form oder folgt die Form der Funktion? Man könnte meinen, dass die Form die Funktion vorgibt. Doch es ist genau andersherum: Erst mit der Änderung unserer Lebensweise und den sich ändernden Funktionen verändert sich auch die Anatomie. Sie passt sich den neuen Lebensgewohnheiten an. »Die Form folgt der Funktion« ist ein Leitsatz aus dem Produktdesign und der Architektur. Der folgende Ausspruch von Louis Sullivan, US-Amerikaner und einer der ersten Hochhausarchitekten, bringt es auf den Punkt: »So wie du bist, so sind auch deine Gebäude.« Diese Aussage ist eins zu eins umsetzbar auf unseren Körper: »So wie du bist, so ist auch dein Körper.«

Die Anatomie des menschlichen Körpers ist hoch spannend. Durch das Verständnis der Anatomie können wir unseren Körper besser verstehen. Wir begreifen dann, warum die Füße oder irgendein anderer Körperteil so funktionieren, wie sie es tun, und nicht anders. Haben Sie sich schon einmal gefragt, warum ein Fuß so viele Knochen hat? Wo er doch angeblich nur zum Stehen und Gehen nötig ist? Oder warum die Knochen gewölbeartig zusammengefügt sind?

Einteilung und Funktion des Fußes

Wenn man bedenkt, dass die Knochen eines Fußes nur rund 150 Gramm wiegen und dass Sie bei jedem Schritt mit Ihrem gesamten Körpergewicht auf diesen 150 Gramm landen, dann wird klar, dass nur eine besondere Anatomie und Funktionsweise dieser enormen Belastung gerecht werden kann.

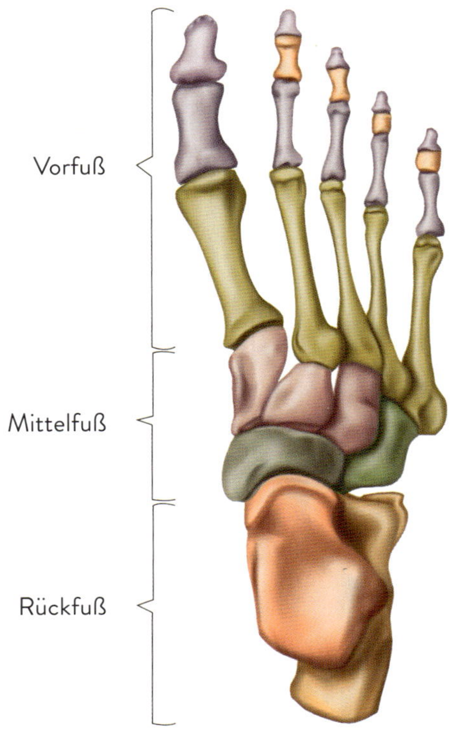

Diese Fußeinteilung ist nach funktionellen Gesichtspunkten dargestellt. Nach diesen gehören die Mittelfußknochen übrigens zum Vorfuß statt zum Mittelfuß.

Der Fuß ist wie eine Brücke, über die jeden Tag Tausende von Autos und Lastwagen donnern. Die Brücke ist so gebaut, dass sie der Belastung über Jahrzehnte und Jahrhunderte standhalten kann. Physisch betrachtet sind die Aufgaben des Fußes: Stabilität zu bieten, Mobilität zu ermöglichen und Kraft zu entwickeln. Dafür ist eine entsprechende Anatomie vonnöten, und genau diese findet sich in den drei Bereichen des Fußes wieder. Es gibt unterschiedliche Möglichkeiten, das Fußskelett zu segmentieren. Die folgende Einteilung entspricht den funktionellen Anforderungen an den Fuß:

- Rückfuß
- Mittelfuß
- Vorfuß

Rückfuß

Die Ferse und das Sprungbein sind die dicksten Fußknochen und bilden zusammen den Rückfuß. Sie befinden sich hinten am Fuß – die Ferse beziehungsweise Hacke ist dort in Form eines dicken Knochens spürbar – und sind für die Stabilität verantwortlich. Das macht Sinn: Bei jedem Schritt betreten wir den Boden zuerst mit der Ferse – vorausgesetzt, wir gehen im Fersengang. Wenn dieser Kontakt nicht stabil, sondern wackelig vonstattengeht, wird die gesamte weitere Bewegung des Fußes instabil. Dies hat weitreichende Konsequenzen, denn der Rückfuß ist das Steuerrad für den Vorfuß. Was sich hinten abspielt, hat konkrete Auswirkungen auf den Rest des Fußes. Wird der Rückfuß nicht richtig belastet, kann es zum Beispiel zu einem Senkfuß kommen oder auch zu Veränderungen an der Beinachse.

Die Ferse ist auf ihrer Unterseite tatsächlich rund, wir rollen auf ihr ab. Sie sollte immer gerade, also lotrecht, zum Boden stehen. Betrachten Sie beim nächsten Mal auf der Straße die Rückfüße Ihrer Mitmenschen: Sie werden erstaunt sein, dass sehr viele Fersen beim Gehen in die eine oder andere Richtung kippen. Dabei handelt es sich um den sogenannten Knickfuß. Aber nur, weil halb Deutschland auf Knickfüßen läuft, bedeutet das nicht, dass es gesund oder normal ist. Auf der Ferse befindet sich das Sprungbein. Zwischen Ferse und Schienbein liegend stellt es somit die Verbindung zwischen Unterschenkel und Fuß dar. Es überträgt die Kraft des Beins auf den Fuß. Da das Bein mit der Ferse verbunden ist, wird allein durch diese Tatsache klar, dass sich auch die Stellung der Beine auf die Füße auswirkt – und umgekehrt.

Mittelfuß

An den Rückfuß mit seinen beiden dicken Knochen grenzt der Mittelfuß mit fünf etwas kleineren, aber immer noch recht kompakten Knochen. Bei diesen handelt es sich um die drei Keilbeine, das Kahnbein und das Würfelbein. Während der Rückfuß Stabilität gewähren soll, ist der Mittelfuß für die Beweglichkeit zuständig. Die Mobilität des Mittelfußes ist vor allem der pfiffigen Konstruktion mit nach unten spitz zulaufenden Knochen zu verdanken. Stellen Sie sich drei auf den Kopf gestellte Dreiecke in einer Reihe vor: Oben ist die breite Seite der Dreiecke und nach unten laufen sie spitz zu. Was passiert, wenn sich die drei Spitzen aufeinander zubewegen? Richtig: Oben entsteht ein Bogen. Genau dieser Mechanismus ist unter anderem Voraussetzung für die Bildung der Fußgewölbe. Dabei bleibt der Bogen nie fix in einer Position, sondern passt sich der Belastung an. Er ist also flexibel und mehr oder weniger gewölbt, je nachdem, ob der Fuß gerade auf dem Boden steht oder ob er sich ohne Belastung in der Luft befindet. Die Keilbeine machen ihrem Namen alle Ehre: Je nach Situation verkeilen sie sich mehr oder weniger. Ist keine Verkeilung mehr vorhanden, handelt es sich um einen Plattfuß. Die Verkeilung, die an sich eher nach einer Blockade klingt, ist in diesem Fall also etwas Positives, sie variiert im Ausmaß, sollte aber nie ganz verloren gehen.

Vorfuß

Viele von Ihnen werden den Begriff Fußwurzel kennen und sich vielleicht schon gefragt haben, was sich dahinter verbirgt. Darunter versteht man die sieben Knochen von Rück- und Mittelfuß. Funktionell betrachtet, besteht der Vorfuß im Gegensatz dazu aus den fünf Mittelfußknochen und aus den Zehen. Stabilität und Mobilität im Fuß sind wichtig, doch um richtig gehen zu können, müssen wir auch Kraft generieren. Jeder Schritt sollte mit einem kraftvollen Abstoßen des Fußes eingeleitet werden. Die Energie dafür kommt aus den Muskeln, die sich an der Fußsohle unter dem Vorfuß befinden. Er ist das Kraftzentrum des Fußes.

Ein Wunderwerk aus 28 Knochen

In unserem Körper ist nichts zufällig, auch nicht die Fußknochen, ihre Form und die Position, die sie einnehmen. Unser Fuß besteht aus 28 Knochen. Meistens ist nur von 26 Knochen die Rede und die beiden winzigen Sesambeine unter dem Großzehengrundgelenk werden einfach unter den Teppich gekehrt. Doch wir wollten diese winzigen Knöchelchen nicht unterschlagen, denn sie sind wichtig und kein unbedeutendes Nebenprodukt. Sie sind in eine Sehne eingebettet, meistens in der Nähe eines Gelenks, und stellen eine Art Abstandshalter dar. So wird die biomechanische Wirkung der Sehne optimiert und eine Druckschädigung der Sehne im Bereich des Gelenks vermieden. Das bekannteste Sesambein ist übrigens die Kniescheibe, die ebenfalls in eine Sehne eingebettet ist. Mehr über die Funktion dieser kleinen Knochen erfahren Sie im Abschnitt »Wenn nichts mehr geht: Fußoperationen« (Seiten 124–143).

Beim Fuß befinden sich die dicksten Knochen hinten, nach vorn werden sie feiner und graziler. Über die dicken Knochen Ferse und Sprungbein wissen Sie bereits Bescheid. Auch die dreieckigen Keilbeine kennen Sie bereits. Um sie auseinanderzuhalten, werden sie unterschiedlich bezeichnet. Am einfachsten ist es, sie durchzunummerieren. Das erste Keilbein liegt an der Großzehenseite, das dritte Keilbein liegt nahe der Kleinzehenseite und das zweite Keilbein dazwischen.

Vor dem Sprungbein, an der Großzehenseite des Fußes, befindet sich das Kahnbein. Warum heißt dieser Knochen so? Auch Namen sind in der Regel kein Zufall. Stellen Sie sich ein kleines Boot auf dem Wasser vor, wie es auf den Wellen tanzt und permanent die Bewegungen des Wassers und des Winds ausgleicht, um nicht umzukippen und unterzugehen. Nichts anderes tut das Kahnbein am Fuß auch: Es gleicht durch seine Bewegung Bodenunebenheiten und Belastungsspitzen aus. Es möchte stets seinen Platz oben am Längsgewölbe behalten – als höchster Knochen des Gewölbes. Doch vielleicht ahnen Sie es schon: Das Kahnbein hat leider bei vielen Jugendlichen und Erwachsenen seinen angestammten Platz verloren und ist dabei unterzugehen. Das trifft auf alle Füße zu, bei denen ein Senk- oder Plattfuß diagnostiziert wird.

Knochen oder Beine?

Im Körper gibt es Knochen, die als Bein bezeichnet werden. Dieses Wort ist die altgermanische Bezeichnung für Knochen und findet sich zum Beispiel auch noch in den Wörtern Jochbein und Nasenbein wieder, sprich, dem Jochknochen und Nasenknochen. Und sollte Ihnen jemand Hals- und Beinbruch wünschen, dann ist das gut gemeint, und derjenige wünscht Ihnen damit, dass Sie sich eben nichts brechen.

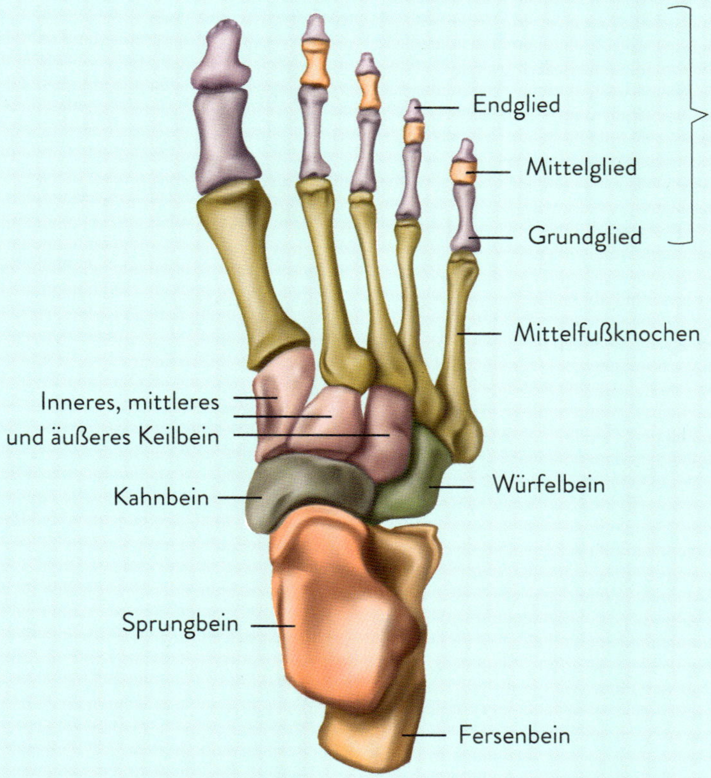

Hier sind alle Knochen des Fußes zu erkennen – außer den Sesambeinchen, denn sie liegen auf der Fußunterseite und sind somit nicht sichtbar.

Funktion der Fußknochen

Unser Fuß ist kein starrer Klumpen, sondern flexibel und damit Garant für unsere Fortbewegung. Stabilität, Beweglichkeit und Kraft des Fußes sind das Ergebnis eines perfekten Zusammenspiels der Knochen, Muskeln, Sehnen und Bänder. Von außen betrachtet ist die Mobilität des Mittelfußes geringer als die der Zehen, aber die Beweglichkeit der Zehen hängt eng mit der des Mittelfußes zusammen: Ist der Mittelfuß nicht mehr mobil und kann er nicht mehr auf sich verändernde Umstände reagieren, wird der Rest des Fußes auch seine Beweglichkeit verlieren. Eine Fußwurzelarthrose kann im Laufe der Zeit also auch dazu führen, dass die übrigen Fußgelenke steif werden.

Die Knochen des Vorfußes sind ganz anders geformt als die kurzen, kompakten Knochen der Fußwurzel, also von Rück- und Mittelfuß. Es handelt sich um Röhrenknochen (siehe Kasten). Im Vergleich zu den Fußwurzelknochen sind diese ziemlich lang. Dennoch werden die Mittelfuß- und Zehenknochen als kurze Röhrenknochen bezeichnet, denn im Gegensatz zu den langen Bein- oder Armknochen sind sie dann doch kurz. Jeder Zeh besteht aus drei kurzen oder sehr kurzen Röhrenknochen, den sogenannten Phalangen. Nur der große Zeh (*Hallux*) stellt eine Ausnahme dar, er besteht aus zwei Phalangen. Die beiden kleinen Sesambeinchen an der Unterseite des großen Zehs können Sie normalerweise nicht spüren oder sehen. Sie sind ungefähr so groß wie zwei kleine

Knochen und ihre Eigenschaften

Knochen sind keine tote Materie. Knochen sind lebendige, gut durchblutete Organe bestehend aus verschiedenen Geweben. Das bedeutet, dass sie ihre Form – wenn auch in geringem Maße – verändern können. Knochen enthalten organische Bestandteile, die ihnen besondere mechanische Eigenschaften verleihen und sie widerstandsfähig machen gegen Druck, Zug, Biegung und Torsion (Verdrehung). Genau wie jedes andere Gewebe im Körper auch regenerieren sich die Knochen ständig. Röhrenknochen zeichnen sich durch starke Biegungsfestigkeit und große Druckbelastbarkeit aus und sind typische Stützknochen des Körpers. Kurze Knochen hingegen, wie zum Beispiel die Hand- oder Fußwurzelknochen, stabilisieren und stützen die Verbindung zwischen größeren Knochen und Gelenken. Sie werden auch als ungeformte Knochen bezeichnet.

Bohnen. Doch beispielsweise bei einem *Hallux valgus* können diese Knöchelchen erhebliche Probleme bereiten und spätestens zu diesem Zeitpunkt lernen viele Betroffenen die Sesambeinchen kennen.

Die Zehen sind nicht zum Krallen gedacht

Eine gute Beweglichkeit spielt aber nicht nur für den Mittelfuß eine Rolle. Natürlich sollten auch die Zehen für gesundes Gehen beweglich sein. Doch Achtung: Die Zehen sind nicht dafür gemacht, in den Boden zu krallen, um einen sicheren Stand zu gewährleisten. Aber genau das machen viele Menschen. Sie krallen ihre Zehen in den Boden, weil sie an anderer Stelle nicht die richtigen Muskeln zur Stabilisierung entwickelt haben. Und genau dieses ständige, meistens unbewusste Einkrallen führt über die Jahre zu Problemen mit den Zehen, unter anderem zu sogenannten Krallenzehen. Es gibt nur eine Gelegenheit, bei der Sie Ihre Zehen in den Boden krallen dürfen, nämlich wenn Sie barfuß im Matsch einen Berg hochgehen. Aber auch nur dann.

Tipp: Beobachten Sie tagsüber Ihre Zehen, egal, ob Sie gerade beschuht oder barfuß unterwegs sind. Sind die Zehen entspannt? Oder bemerken Sie, wie Sie sie anspannen? Dann lassen Sie die Zehen wieder locker. Das geht sekundenschnell und Ihr Fuß und der gesamte Körper können auf diese Weise immer wieder entspannen.

Längs- und Quergewölbe des Fußes

Wie bereits erwähnt, hat sich der menschliche Fuß aus Greiffüßen entwickelt und bestimmte Knochen haben dafür ihre Größe und Lage innerhalb des Skeletts verändert. Beim Greiffuß liegen alle Knochen flach auf dem Boden auf, das ist bei unseren Füßen nicht mehr der Fall: Der Rückfuß hat sich im Laufe der Evolution aus der Horizontalen in die Vertikale und damit gegen den Vorfuß gedreht. Diese Torsion ist eine Grundvoraussetzung für die Ausbildung des Längsgewölbes. Sowohl das Längs- als auch das Quergewölbe haben eine wichtige Funktion. Normalerweise besitzen wir am Fuß zwei Gewölbe, das Längs- und das Quergewölbe. Ihre Aufgabe ist es, unsere Schritte zu dämpfen, damit die Fuß-, Knie-, Hüft- und Wirbelsäulengelenke nicht bei jedem Schritt übermäßig belastet werden. Das ist für die Vorbeugung von Arthrose wichtig.

Das Längsgewölbe liegt an der Fußinnenseite und sollte niemals komplett abflachen. Es beginnt an der Ferse und endet am Großzehengrundgelenk. Wenn Menschen längere Zeit mit einer Fehlhaltung, zum Beispiel auf Knickfüßen, gehen, nimmt die Verkeilung der Keilknochen ab und diese nähern sich dem Boden an (bei einem Knickfuß wird die Fußinnenseite zu stark belastet). Dann sprechen wir von einem Senk- oder Plattfuß. Geht die Fehlbelastung in die andere Richtung, wird sich ein Hohlfuß mit einem zu hohen Längsgewölbe bilden. Auch das hat negative Folgen. Im Abschnitt »Hohlfüße auf dem Vormarsch« (Seiten 103/104) erfahren Sie mehr zu dieser Thematik.

Das Quergewölbe zieht sich über den gesamten Mittelfuß, verläuft also unter der Fußwurzel und den Mittelfußknochen. Im Bereich der Grundgelenke – dort, wo die Mittelfußknochen auf die Zehen treffen, also die Knöchelreihe – sollte das sogenannte Vorfußquergewölbe auch noch etwas sichtbar sein; wie ein leichter C-Bogen, der sich vom Großzehen- bis zum Kleinzehengrundgelenk zieht.

Genau wie bei der Hand sollten im unbelasteten Zustand alle fünf Grundgelenke des Fußes zu erkennen sein. Bei den meisten Füßen ist das jedoch nicht mehr der Fall. Fehlstellungen, der Verlust des Keilprinzips sowie mangelnde Muskelkraft im Vorfuß führen zum Spreizfuß. Der Verlust des Quergewölbes im Vorfußbereich wird auch als durchgetretener Fuß bezeichnet. Wir haben fast alle durchgetretene Füße, also Spreizfüße. Manche haben damit keine Probleme, doch ein Großteil der Bevölkerung hat Schmerzen im Vorfußbereich: Metatarsalgie (Seite 107), *Hallux valgus* (Seiten 107–109), Morton-Neurinom (Seite 107), Schneiderballen (Seite 109), Zehendeformitäten und andere Probleme sind an der Tagesordnung.

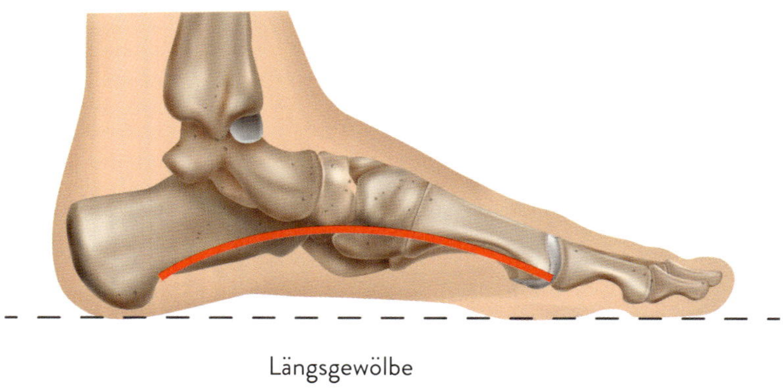

Längsgewölbe

Das Längsgewölbe des Fußes spannt sich von der Ferse bis zum Großzehengrundgelenk.

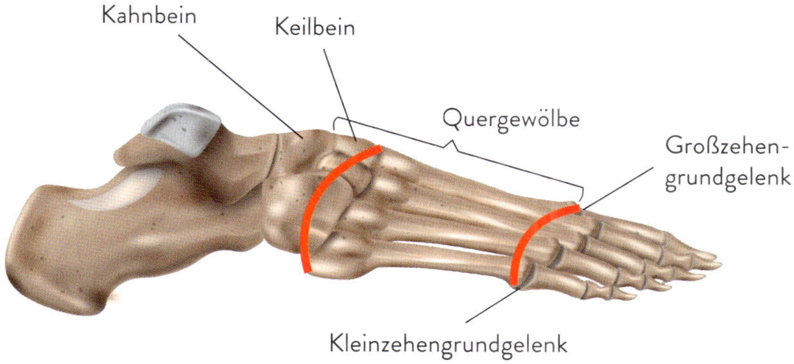

Das Quergewölbe ist im Bereich des Mittelfußes am höchsten und flacht gleichmäßig bis zu den Grundgelenken ab (Vorfußquergewölbe).

Gelenke, Bänder und Plantarfaszie

Dort, wo zwei oder mehr Knochen sich treffen, befindet sich ein Gelenk. Ob dieses beweglich ist oder nicht, hängt von verschiedenen Faktoren ab. 33 Gelenke befinden sich an jedem Fuß. Das ist eine ganze Menge und ein Indiz dafür, dass der Fuß sich in viele unterschiedliche Richtungen bewegen kann.

Das obere Sprunggelenk

Das größte Gelenk des Fußes ist das obere Sprunggelenk. Dort treffen das Wadenbein (erkennbar am äußeren Knöchel), das Schienbein (zu erkennen am Innenknöchel) und das Sprungbein zusammen. Erinnern Sie sich: Das Sprungbein ist der Knochen, der über der Ferse platziert ist, also der höchstgelegene Knochen des Fußes. Im oberen Sprunggelenk finden Beugung und Streckung des Fußes statt. Dieses Gelenk ist enorm wichtig fürs Gehen, denn wenn der Fuß nicht mehr oder nur eingeschränkt gebeugt oder gestreckt werden kann, muss die fehlende Beweglichkeit durch andere Gelenke wie Knie oder Hüften kompensiert werden.

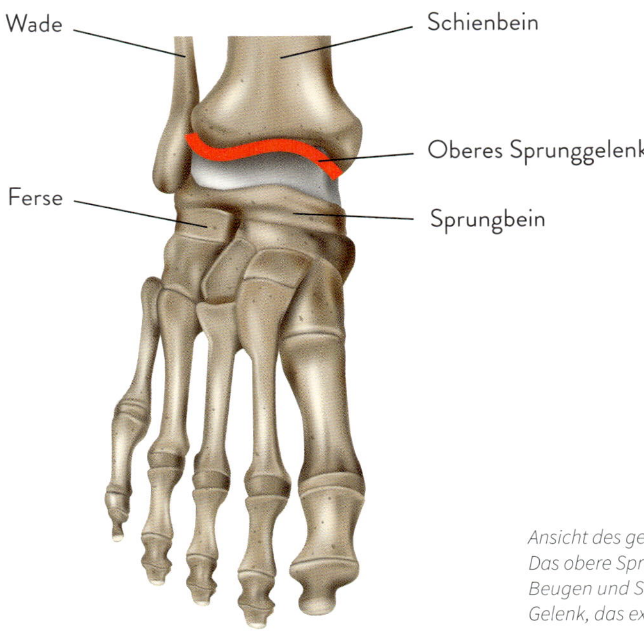

Ansicht des gestreckten Fußes von vorn: Das obere Sprunggelenk brauchen wir zum Beugen und Strecken des Fußes. Es ist ein Gelenk, das extrem beansprucht wird.

Fußansicht von innen: Das zusammengesetzte untere Sprunggelenk ist für die Drehbewegungen des Fußes wichtig.

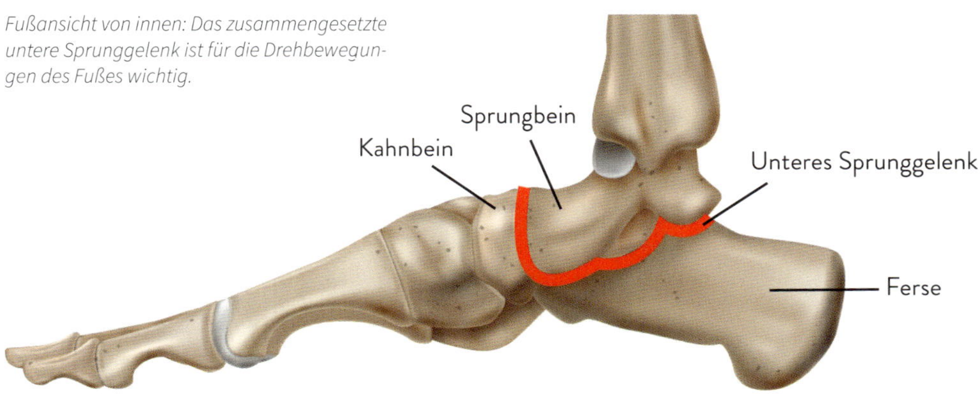

Das untere Sprunggelenk

Das untere Sprunggelenk wiederum setzt sich aus zwei Teilgelenken zusammen. Es ist ein komplexes Gelenk mit vielfältigen Bewegungsrichtungen: Hier finden die sogenannte Supination statt, also das Heben des inneren Fußrands mit gleichzeitiger Senkung des äußeren Rands, sowie die Pronation, das Anheben des äußeren mit gleichzeitiger Senkung des inneren Fußrands. Der Bewegungsradius des unteren Sprunggelenks spielt beim Gehen auf natürlichem, also unebenem Boden eine große Rolle: Der Fuß muss auf die Unebenheiten reagieren und diese ausgleichen. Neben der Beweglichkeit in den Gelenken ist ein entsprechender Band- und Muskulaturapparat nötig, um dies zu gewährleisten. Im Bandapparat des unteren Sprunggelenks befindet sich eine extrem hohe Dichte an Rezeptoren im Vergleich zu anderen Bändern am Fuß. Durch häufiges Umknicken werden die Bänder geschädigt, verheilen narbig und weisen dadurch nicht mehr die ursprünglich vorhandene Menge an Rezeptoren auf. Betroffene leiden in der Folge häufig unter Instabilität und Gangunsicherheiten.

Die Fußwurzelgelenke

Unter den sogenannten Fußwurzelgelenken versteht man die Gelenke, die von den sieben Fußwurzelknochen gebildet werden. Die meisten dieser Gelenke sind nicht besonders beweglich, doch für die Mechanik des Fußes sind sie sehr wichtig. Spätestens, wenn ein Gelenk seinen Dienst nicht mehr tut, werden Sie es an Bewegungseinschränkungen oder durch Schmerzen merken. Häufig bildet sich im Bereich der Fußwurzelknochen eine Fußwurzelarthrose. Diese zeichnet sich durch den Verschleiß des Gelenkknorpels im Bereich der Fußwurzelknochen aus. Der Fußrücken schmerzt bei Belastung und häufig beschreiben die Patienten ein Gefühl, als ob der Fuß auseinanderbrechen würde. Nicht immer ist die Ursache für diese Arthrose erkennbar, sicher ist jedoch, dass Fehlbelastung häufig eine Rolle bei der Entstehung spielt. Bevor man zu operativen Maßnahmen greift, empfehlen wir konsequentes Training und Behandlung durch entsprechende Therapeuten. Unbehandelt kann die Fußwurzelarthrose erhebliche Folgeschäden nach sich ziehen.

Jede Menge Zehengrundgelenke

Wenn Sie mit Ihrer Hand einen Gegenstand ergreifen, können Sie sehr deutlich Ihre Fingerknöchel erkennen, die Fingergrundgelenke. Am Fuß haben wir ebenso fünf Zehengrundgelenke, die spätestens beim Einrollen der Zehen sichtbar sein sollten. Die Grundgelenke werden von den Köpfchen der Mittelfußknochen und den dazugehörigen Basen der ersten Zehenglieder gebildet. Alle fünf Grundgelenke sind normalerweise gut beweglich, sowohl bei der Beugung nach unten als auch bei der Streckung nach oben.

Bei den Zehengrundgelenken nimmt das Großzehengrundgelenk einen besonderen Platz ein. Es trägt relativ viel Körpergewicht und spielt sowohl für das Längs- als auch für das Quergewölbe eine wichtige Rolle. Ist dieses Gelenk nicht mehr ausreichend beweglich, können wir es beim Gehen nicht belasten wie vorgesehen. Dies kann dann Schmerzen verursachen und wir entwickeln eine Fehlhaltung. Leider ist das Großzehengrundgelenk sehr anfällig für verschiedene Erkrankungen und bereitet einem Großteil der Bevölkerung deshalb Probleme, beispielsweise in Form eines *Hallux valgus* oder eines *Hallux rigidus* (darunter versteht man ein mehr oder weniger unbewegliches Großzehengrundgelenk). Leider gibt es keine aktuellen gesicherten Zahlen darüber, wie viel Prozent der Bevölkerung einen *Hallux valgus* aufweist. Sicher ist nur, dass es sich um eine sehr häufig vorkommende Fehlstellung handelt. Genauso sicher ist auch, dass viele Menschen einen *Hallux rigidus* haben, der ebenfalls sehr schmerzhaft sein kann.

Neben dem Großzehengrundgelenk verfügt jeder Zeh über zwei weitere Gelenke, nämlich über ein Mittel- und ein Endgelenk. Ausnahme ist der große Zeh – er hat nur das Grund- und das Endgelenk. All diese Gelenke sind sogenannte Scharniergelenke und können gebeugt und gestreckt werden. Die Zehen befinden sich am letzten und untersten Ende unseres Körpers. Sie reagieren sehr sensibel auf das, was mit ihnen tagaus, tagein gemacht wird, und das oft nicht sehr ansehnliche Ergebnis zeigt sich dann in Form von Krallen- und Hammerzehen, Hühneraugen oder Druckstellen. Unsere Zehen spielen eine überaus wichtige Rolle für die Gesamtgesundheit; die Zusammenhänge wurden jahrzehntelang untersucht und im Abschnitt »Ein neuer Weg in der Naturmedizin« (ab Seite 189) können Sie mehr darüber lesen.

Die Bänder

Damit uns die Füße sicher tragen können, sind sie mit vielen kräftigen kollagenen Bändern versehen. Je nach Literatur werden zwischen 90 und 114 Bänder pro Fuß angegeben. Die Bänder verhindern eine zu große Bewegung in die eine oder andere Richtung. Das Umknicken gehört zu den Alltagsverletzungen, die einfach »nur so« passieren oder oft auch beim Sport. In der Regel führt dies nicht zu Komplikationen, es sei denn, man knickt häufig oder sehr heftig um. Dann kommt es zu sofortigen Schmerzen. Meistens knicken wir nach außen um. Das kann zu dem bekannten Supinationstrauma, also Schmerzen durch starkes Umknicken nach außen, führen und jahrelange Beschwerden zur Folge haben.

Die Plantarfaszie

Eine besondere Struktur am Fuß ist die sogenannte Plantarfaszie. Das Längsgewölbe wird nicht nur von den Fußmuskeln aktiv verspannt, sondern auch von sehnigen Anteilen. Aufgrund ihres langen Hebels spielt dabei die Plantarfaszie beziehungsweise Plantaraponeurose oder Plantarsehne eine entscheidende Rolle. Sie beginnt an der Ferse und endet an den Zehengrundgelenken. Typische Diagnosen, die in Zusammenhang mit einer Plantarfaszie gestellt werden, lauten Fersensporn und Plantarfasziitis. Dazu später im Abschnitt »Plantarfasziitis und Fersensporn« (Seite 114) mehr.

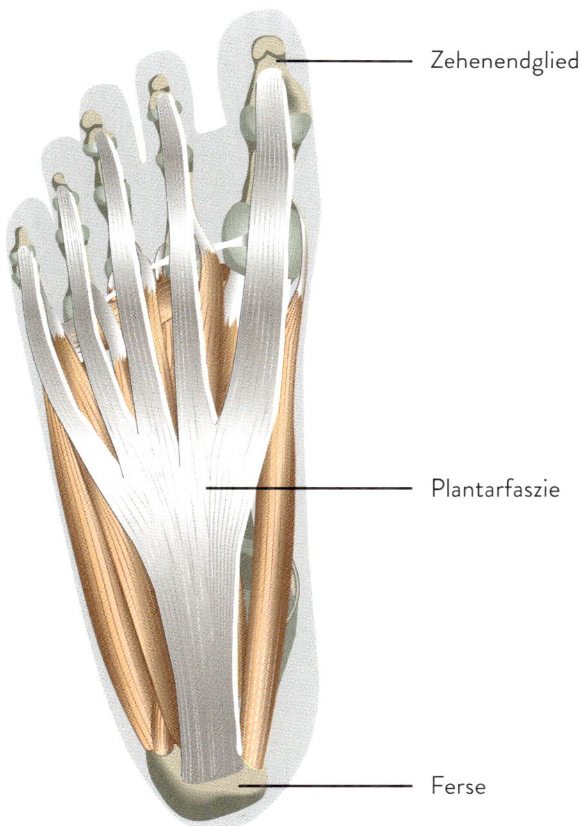

Die Plantarfaszie ist sehr kräftig und zieht von der Ferse bis zu den Endgliedern der Zehen. Sie ist für eine gute Fußmechanik unerlässlich.

Der komplexe Aufbau der Fußmuskulatur

Was wäre der Fuß ohne seine Muskeln? Seine Muskulatur ist mindestens so komplex wie sein Knochengerüst. Wir haben am Fuß 20 kurze Fußmuskeln, auch intrinsische, also nach innen gerichtete, Muskulatur genannt. Diese Muskeln beginnen und enden am Fuß. Sie sind unter anderem für die Beugung, die Streckung sowie für die Abspreizbewegung der Zehen verantwortlich. Aber vor allem stabilisieren sie die Fußgewölbe. Der überwiegende Teil der kurzen Fußmuskeln liegt an der Fußsohle und zwischen den Mittelfußknochen (Kasten Seite 53).

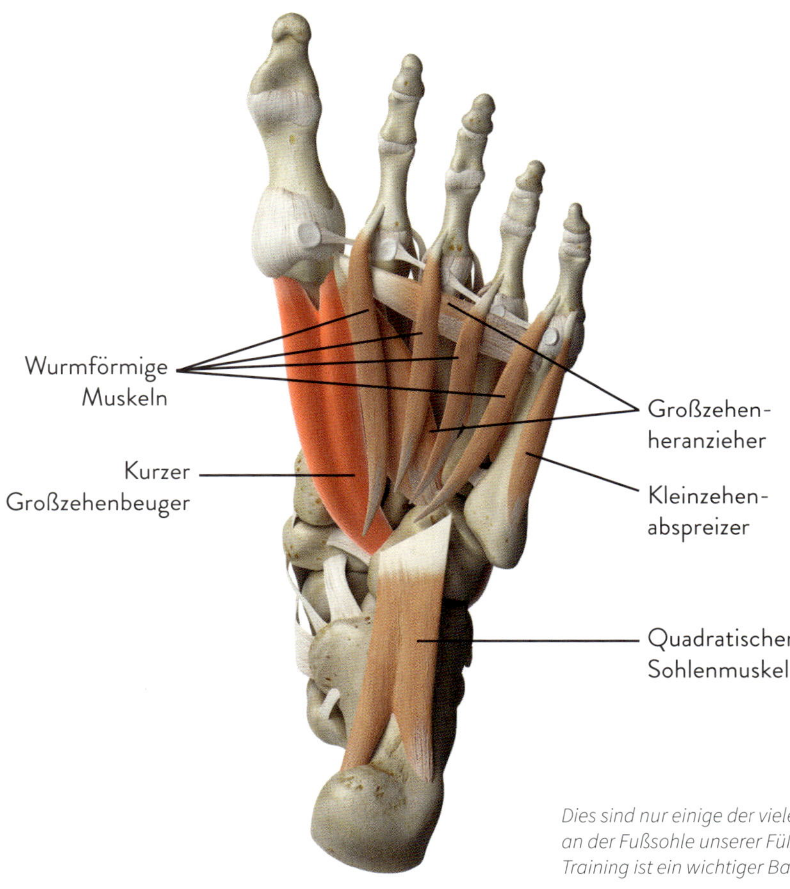

Dies sind nur einige der vielen kurzen Muskeln, die an der Fußsohle unserer Füße beheimatet sind. Ihr Training ist ein wichtiger Baustein der Fußschule.

Unter den extrinsischen, also von außen kommenden Fußmuskeln versteht man die Muskeln des Unterschenkels, die am Schien- oder Wadenbein entspringen und dann über lange Sehnen am Fuß enden und für seine Bewegung unerlässlich sind. Die Wadenmuskeln gehören zum Beispiel zu dieser Muskelgruppe und sind wohl jedem durch Muskelkater oder Wadenkämpfe bekannt. Über zehn Unterschenkelmuskeln enden am Fuß. Zählt man die intrinsischen und extrinsischen Muskeln zusammen, kommt jeder Fuß auf über 30 Muskeln. Das ist bereits ein Fingerzeig auf die Beweglichkeit, Dynamik und Kraft, die in unseren Füßen steckt.

Mutter Natur hat bei der Konstruktion unserer Füße ihr ganzes Können in die Waagschale geworfen. Jeder Knochen ist genau an der richtigen Stelle, hat exakt die Form, mit der er seine Funktion am besten ausüben kann, und bildet mit seinen Nachbarknochen die Art von Gelenk, das für den Einsatz des Fußes optimal ist. Der Natur ist es gelungen, ein exzellentes Knochengerüst zu bauen. Zusammen mit den vielen Muskeln und Bändern sowie dem Bindegewebe ist ein Körperteil entstanden, der höchsten Ansprüchen genügt – und an und für sich für einen lebenslangen, schmerzfreien Einsatz gedacht ist.

Muskel ist nicht gleich Muskel

Bei den Fußmuskeln handelt es sich um Skelettmuskulatur, auch quergestreifte Muskulatur genannt. Gemeinsam mit dem jeweils dazugehörigen Körperteil bildet sie den aktiven Teil des menschlichen Bewegungsapparats, also zum Beispiel den Fuß, das Bein oder den Rumpf. Diese Muskulatur können wir willentlich ansteuern. Und die gute Nachricht ist: Wir können diese Muskeln trainieren und durch Übungen stärken! Es gibt also außer Einlagen auch die Möglichkeit, selbst aktiv etwas für seine Füße zu tun – und das oftmals mit schnellem Erfolg. Werden Muskeln hingegen nicht genutzt, verkümmern sie, und das verheißt für unseren Bewegungsapparat nichts Gutes.

Neben der quergestreiften Skelettmuskulatur gibt es im Körper auch glatte Eingeweidemuskulatur. Diese Muskeln befinden sich unter anderem in der Wand des Verdauungstrakts und der Harnblase, der Arterien und anderer innerer Organe. Im Gegensatz zur quergestreiften Muskulatur können wir diese Muskeln in der Regel nicht willentlich ansteuern.

Unser Fuß, das Multitalent

»Wozu brauche ich Füße, wenn ich Flügel zum Fliegen habe?« Diese Worte schrieb 1953 die mexikanische Künstlerin Frida Kahlo in ihr Tagebuch. Die Amputation ihres rechten Beins stand bevor, der Wundbrand drohte. Frida Kahlo konnte vor Schmerzen zeitweise nicht gehen, nur dank ihrer Kunst entfloh sie den körperlichen Beschwerden zumindest zeitweise. Wir Menschen können nur in unserer Phantasie fliegen, in der Realität sind unsere Füße unser kostbares Fundament. Wir brauchen sie zum Stehen und Gehen. Doch auch darüber hinaus sind sie in vielerlei Hinsicht wichtig. Wussten Sie zum Beispiel, dass der Gleichgewichtssinn von den Füßen beeinflusst wird? Oder ist Ihnen bekannt, dass der Fuß ein spezialisierter Körperteil ist, der für hochkomplexe Sinneswahrnehmung konzipiert ist?

Stabilität und Dämpfung – das perfekte Zusammenspiel für einen gesunden Gang

Einen gesunden Standpunkt zu haben ist wichtig – sowohl im übertragenen Sinn als auch physisch betrachtet. Doch beim Stehen fangen die Probleme schon an: Die meisten Menschen wissen nicht, wie sie stehen, und belasten ihre Füße falsch. Da unser Fuß normalerweise nicht platt ist, hat er nur an einigen Stellen deutlichen Kontakt zum Boden, nämlich mit der Außenseite der Fußsohle, der Ferse und dem Großzehenballen. Die Zehen sollen locker auf dem Boden liegen und nicht krallen. Sie sehen schon: Die Fläche, auf der wir stehen (und letztendlich auch gehen) ist im Vergleich zu dem Gewicht, das auf den Füßen lastet, sehr gering. Damit die Kontaktstellen der Fußsohle zum Boden geschützt werden, verfügt der Fuß über ein ausgeklügeltes Puffersystem. Die Natur hat an alles gedacht. Doch wenn wir unsere Füße nicht richtig belasten, geht die Stabilität verloren, es werden die falschen Areale am Fuß belastet und der Weg für Fußbeschwerden und andere Probleme wird gebahnt. Die nächste Übung hört sich einfach an: Stehen sie einfach mal. Sie meinen, Sie können richtig stehen? Dann versuchen Sie es jetzt und belasten Sie Ihre Füße so, wie es sein soll.

Übung: Gesunder Standpunkt 1

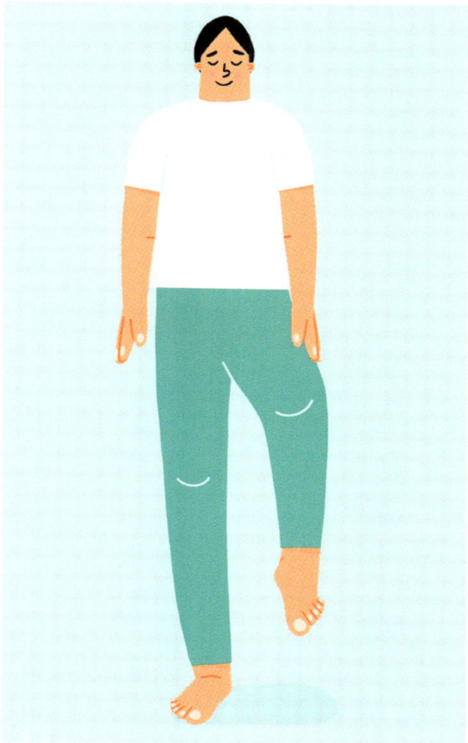

Stellen Sie sich aufrecht hin, gern in Reichweite neben eine Wand, und spüren Sie den Boden unter Ihren Füßen. Konzentrieren Sie sich nun auf Ihren linken Fuß. Lassen Sie die Ferse gefühlt in den Boden einsinken und drehen Sie die Außenseite leicht dem Untergrund entgegen. Dabei spüren Sie vielleicht, wie sich das Längsgewölbe etwas erhöht. Drehen Sie Ihren Fuß nur so weit nach außen und unten, dass das Großzehengrundgelenk deutlich Bodenkontakt behält. Stellen Sie sich vor, aus den Hauptbelastungszonen des Fußes (Ferse, Außenseite und Großzehengrundgelenk) wüchsen Wurzeln in den Boden. Dann heben Sie das rechte Bein etwas an und bleiben Sie aufrecht auf dem linken Fuß stehen – ohne die Zehen zu krallen. Diese bleiben entspannt am Boden und helfen Ihnen, das Gleichgewicht zu halten. Zur Not halten Sie sich an der Wand fest. Wechseln Sie nach 30 Sekunden die Seite. Genau so sollte der Standfuß bei jedem Schritt belastet sein: Das Längsgewölbe ist aufgerichtet und das Gewicht zum größten Teil auf den oben beschriebenen Stellen verteilt. Nur wenn wir auf einem Bein stabil stehen können, können wir sicher vorwärtskommen, denn wir brauchen die Stabilität, um uns fortzubewegen.

Stabilität

Unser Körper ist dafür gebaut, lange Strecken zu überwinden. Wir machen das bipedal, also zweibeinig. Der Mensch befindet sich während des Gehens die überwiegende Zeit auf einem Bein und nur für einen kurzen Moment berühren beide Füße gleichzeitig den Boden. Das Bein, auf dem wir gerade stehen beziehungsweise auf das wir das meiste Gewicht verlagert haben, das sogenannte Standbein, muss Stabilität gewähren. Während dieser Zeit hat das andere Bein keinen Bodenkontakt, sondern ist in die Luft geschwungen, um mit dem folgenden Fersenkontakt den nächsten Schritt einzuläuten. Viele Menschen haben weniger ein Problem mit der Mobilität als vielmehr mit der Stabilität. Diese ist nicht vorhanden, folglich werden bei jedem Schritt die Füße falsch belastet. Da kommen im Laufe der Jahre einige Folgeerscheinungen zusammen.

Wenn ein Mensch über 70 Jahre lang täglich vier Kilometer zurückgelegt hat – in welcher Gangart auch immer –, hat er 102 200 Kilometer bewältigt, das ist ungefähr zweieinhalb Mal um die Erde herum. 4 Kilometer täglich sind nicht viel, aber summieren sich im Laufe der Jahre. Stellen Sie sich vor, dass bei jedem Schritt der Fuß möglicherweise fehlbelastet wird und bestimmte Strukturen permanent überlastet werden – da wundert es nicht, dass eines Tages womöglich nichts mehr geht.

Dämpfung

Wenn 50, 70 oder 100 Kilogramm Körpergewicht bei jedem Schritt auf den Fuß übertragen werden, ist die Dämpfung eine wichtige Angelegenheit. Das beste Dämpfungssystem ist nicht in Ihren sündhaft teuren Schuhen enthalten, sondern Sie haben es frei von der Natur mitbekommen. Sofern Ihre Füße gesund sind, funktioniert die körpereigene Dämpfung so gut, dass Sie in Ihrem Leben auch deutlich öfter als zweieinhalb Mal um die Erde laufen könnten.

Für die Dämpfung Ihrer Schritte sind nicht nur das Druckkammersystem im Fuß zuständig, sondern auch die korrekte Fußmechanik und die Kniegelenke. Letztere sind die wichtigsten Stoßdämpfer. Weil Muße in der Regel nicht so unser Ding ist und wir oft schnell unterwegs sind, treten wir meistens auch hart auf. Das kann nicht nur in den Füßen zu Arthrosen führen, sondern auch in den darübergelegenen Gelenken. Sollten Sie also an Knie- oder Hüftarthrose leiden, kann die Korrektur Ihres Gangbilds unter Umständen sehr hilfreich sein.

Beim Thema Fußmechanik hapert es in den meisten Fällen ebenfalls deutlich. Die beiden Gewölbe unserer Füße, das Längs- und das Quergewölbe, dienen der Dämpfung und fördern somit einen weichen, elastischen Gang. Doch wie soll das funktionieren, wenn das Vorfußquergewölbe bei den meisten Menschen nicht mehr wirklich vorhanden und der Fuß stattdessen vorn im Vorfußbereich durchgetreten ist? Die meisten Deutschen haben einen Spreizfuß, genaue Zahlen gibt es nicht, aber in unseren Praxen sehen wir fast ausschließlich Menschen mit Spreizfüßen. Senk- und Plattfüße sind ebenfalls sehr verbreitet. Leider sind Menschen mit Hohlfüßen, also einem überhöhten Längsgewölbe, nicht besser dran, denn sie gehen in der Regel ebenfalls sehr unelastisch und hart.

Wahrnehmung ist reine Nervensache

Wann sind Sie das letzte Mal mit nackten Füßen über feuchtes Gras im Morgentau gegangen? Erinnern Sie sich noch, wie sich dieser frische, kühle Boden anfühlt? Oder waren Sie in letzter Zeit mal barfuß im Wald unterwegs? Konnten Sie spüren, wie das Gehen über das Gras oder den Waldboden Ihren ganzen Körper belebte? Nur wenn die Füße den Boden unter Ihnen wahrnehmen, kann der Körper angemessen auf Unebenheiten und plötzliche Veränderungen reagieren. Was einfach klingt, ist für viele Menschen nicht möglich, denn in Schuhen können wir den Boden nicht richtig spüren.

Unser Fuß ist ein hoch entwickeltes Wahrnehmungsorgan. Das ist vielen Menschen nicht bewusst, denn wir denken bei Sinnesorganen eher an die Nase, die Augen und die Ohren. An den Fußsohlen befinden sich etwa 60 000 bis 70 000 Nervenenden. Dabei ist Nervenzelle nicht gleich Nervenzelle, denn verschiedene Nerven reagieren auf unterschiedliche Reize. Der Fuß kann nicht nur Berührung, Schmerz, Druck und Vibration wahrnehmen, sondern auch Temperatur und seine eigene Stellung. Schon Socken können die Wahrnehmungsfähigkeit beeinträchtigen. Gehen wir barfuß, spüren wir die kleinsten Steinchen unter unserer Sohle. Das Gleiche gilt für die Temperatur: Wenn Sie im Sommer barfuß am Strand gehen und der Sand ist zu heiß, dann rennen Sie über den Sand oder ziehen sich Schlappen an. Stellen Sie sich vor, Sie spürten die Temperatur nicht: Sie würden sich die Fußsohlen verbrennen. Genau das passiert Menschen mit neuropathischen Störungen, also Störungen der Nervenfunktion.

Die Fußsohle erspürt den Boden mit all seinen Details. Die vielfältigen Informationen über die Bodenbeschaffenheit und die Stellung der Fußgelenke werden dann ans Gehirn geleitet und dieses wiederum sendet Informationen an die Muskulatur und ans Bindegewebe. Unsere Füße treten nie gleich auf, sondern immer abhängig von der Bodenbeschaffenheit. Und der Boden kann eine ganze Menge an Unwägbarkeiten bereithalten. Sie können zum Beispiel unerwartet in eine kleine Unebenheit treten oder ins Bodenlose. Oder der Boden ist nicht stabil wie vorausgesetzt und Sie setzen Ihren Fuß auf etwas, das wackelt. In solchen Situationen reagiert der Körper sofort und versucht, das Schlimmste zu verhindern. Schließlich soll ein Sturz vermieden werden und der Kopf stets oben bleiben. Die Fähigkeit, die eigene Stellung und Bewegung im Raum wahrzunehmen, nennt man Propriozeption – *proprio* heißt selbst und *zeption* bedeutet annehmen oder empfangen. Und für diese Sinnesleistung spielen unsere Füße eine tragende Rolle, denn sie sind Spezialisten für die Tiefensensibilität und helfen uns, unser Gleichgewicht zu halten. Alle Informationen, die unsere Füße aufnehmen und weiterleiten, sind von enormer Wichtigkeit. Sie stimulieren unser Nervensystem, sodass wir bestmöglich auf die unterschiedlichen Gegebenheiten reagieren können.

Unsere Füße sind mit dem ganzen Körper vernetzt

Der schiefe Turm von Pisa ist Ihnen sicherlich ein Begriff. Er ist einer der bekanntesten Türme der Welt. Es ist ein Wunder, dass er immer noch steht, denn immerhin beträgt sein Neigungswinkel ganze vier Grad. Bereits im 12. Jahrhundert wurde mit dem Bau begonnen. Zwölf Jahre nach der Grundsteinlegung begann sich der Turm zu neigen. Der Bau konnte nur mit vielen Verzögerungen nach und nach fertiggestellt werden. Grund für die Schieflage ist der Untergrund aus Morast und Sand, der sich unter dem Gewicht des Turms verformt. Und was passiert nun mit einer gesunden Wirbelsäule, die auf einem ungünstigen, also ungesunden Fundament fußt? Die Antwort liegt auf der Hand: Die Wirbelsäule wird sich über kurz oder lang aufgrund der Fußfehlstatik ebenfalls verändern. Sie wird ihre aufrechte Haltung und auch an Elastizität verlieren. Denn eigentlich weiß es jeder: Der Mensch ist eine Einheit. Doch was genau bedeutet diese Aussage? Und wird diese Erkenntnis auch in der medizinischen Praxis beherzigt? »Sie haben Fußbeschwerden? Dann schauen wir uns doch mal Ihre Füße an!« Und das war es dann in den meisten Fällen auch schon mit der Anamnese durch den Arzt. Der Blick geht normalerweise nicht weiter in die oberen Etagen. Behandelt beziehungsweise versorgt werden die Symptome an Ort und Stelle. Rückenschmerzen hat jeder von uns schon kennengelernt. Doch werden bei Rückenbeschwerden die Füße mit untersucht? Nein. Das ist eher selten der

Fall. Dabei würde es gerade bei Rückenschmerzen Sinn ergeben, denn diese sind maßgeblich vom Zustand und der Gesundheit der Füße abhängig. Natürlich ist es wichtig, auch die Symptome selbst, nämlich Ihre Schmerzen, zu behandeln. Aber reicht das immer aus? Werden damit die Ursachen angegangen?

Auch wenn in der alltäglichen medizinischen Praxis Beschwerden häufig nicht ganzheitlich behandelt werden, bahnt sich dieses Wissen doch mehr und mehr seinen Weg. So gab es zum Beispiel im September 2019 in der Sendung *Visite* des NDR einen Beitrag zum Thema »Nackenschmerzen mit Faszienrollen behandeln«.[14] Die Essenz lautete, dass Nackenschmerzen durch Verspannungen und Fehlhaltungen im ganzen Körper ausgelöst werden können, zum Beispiel auch durch Beckenschiefstand sowie Knick- und Senkfüße. Es besteht kein Zweifel daran, dass unser Körper eine Einheit ist und dass Schmerzen an einem Körperteil durch weit entfernt liegende Ursachen hervorgerufen werden können.

Doch zurück zum Fuß: Wo hört der Fuß auf – an den Knöcheln, also am oberen Sprunggelenk? Knöchern betrachtet könnte man sagen, dass es so ist. Aber da jede Menge Muskeln, Sehnen, Faszien und Bindegewebe vom Fuß über die Sprunggelenke bis hin zum Bein und von dort zum Rumpf führen, stimmt die Aussage dann doch nicht. Der Fuß endet weder am Sprunggelenk noch am Unterschenkel oder an der Hüfte. Er ist über verschiedenste Mechanismen mit dem ganzen Körper verbunden.

Unser Körper ist ein hochkomplexes Netzwerk, in dem in jeder Sekunde unzählige Informationen in enormen Geschwindigkeiten von einer Stelle zur anderen geleitet werden. Dabei interagieren die drei Hauptsäulen unseres Menschseins zu jedem Zeitpunkt miteinander: die strukturellen Anteile (wie Knochen, Muskeln und Organe), die biochemische Ebene (zum Beispiel Hormone) und die psychisch-seelische Komponente. Alles ist immer miteinander verbunden.

Einfluss der Hüftposition auf die Fußstellung

Diskutiert werden in diesem Abschnitt »nur« einige Zusammenhänge innerhalb der strukturellen Ebene. Die sind teilweise so offensichtlich, dass jeder sie nachvollziehen kann. Wird der Körper nicht als Ganzes gesehen und behandelt, lässt die Genesung oft auf sich warten, daher sind die Zusammenhänge wichtig. Es gibt eine ganz einfache Übung (Seite 60), bei deren Ausführung Sie spüren werden, wie Ihre Hüftknochen mit den Füßen zusammenhängen.

Übung: Oberschenkelrotation

Stellen Sie sich mit hüftbreit voneinander entfernt positionierten Füßen hin, am besten barfuß, und spüren Sie, wo Ihre Füße am meisten Bodenkontakt haben und an welchen Stellen sich das Körpergewicht von oben am stärksten auf die Füße verteilt. Können Sie spüren, ob das Gewicht mehr auf den Kleinzehenseiten, also außen auf den Füßen, oder deutlich auf den Großzehenseiten, also Fußinnenseiten, lastet? Oder fühlt es sich ausgeglichen an? Drehen Sie nun Ihre Oberschenkel einwärts, sprich, machen Sie X-Beine, sodass Ihre Kniescheiben sich einander annähern. Spüren Sie noch einmal in Ihre Füße. Hat sich etwas verändert? Dann drehen Sie Ihre Oberschenkel nach außen, damit Sie in eine O-Beinposition kommen. Fühlen Sie nochmals in Ihre Füße. Drehen Sie Ihre Beine erneut hin und her und nehmen Sie wahr, ob und wie sich die Füße und deren Position auf dem Boden dabei verändern.

Bei der Auswärtsdrehung der Oberschenkel heben sich in der Regel auch die Fußinnenseiten, neigen Sie die Knie aufeinander zu, also in X-Beinposition, werden die Fußinnenseiten stärker belastet und die -außenseiten heben leicht ab. Die Position des Hüftkopfs wirkt sich eins zu eins auf die Stellung der Ferse aus. Wenn Sie zu den Menschen gehören, bei denen die Oberschenkel

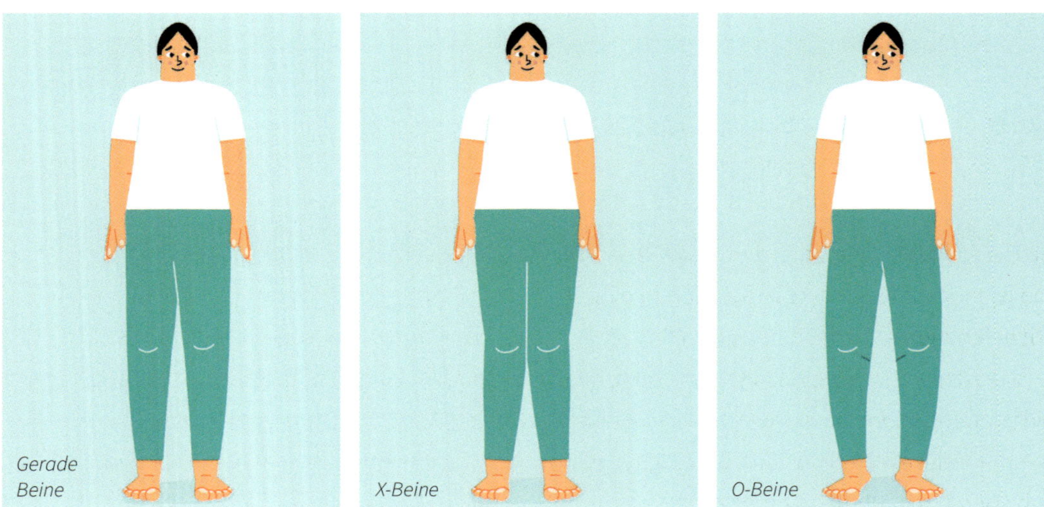

generell leicht einwärtsgedreht sind, dann belasten Sie vermutlich auch Ihre Füße zu sehr innen. Umgekehrt führt die zu starke Auswärtsdrehung der Oberschenkel häufig dazu, dass Sie zu stark auf den Außenseiten ihrer Füße laufen.

Der Armschwung als Kennzeichen für einen dynamischen Gang

Der Zusammenhang zwischen Hüft- und Fußhaltung ist längst nicht alles: Wenn Sie beim Gehen keinen richtigen Armschwung haben, beeinflusst das auch die Beckenbewegung, denn Arm und Becken sind muskulär direkt miteinander verbunden, und somit auch auf die Füße. Überkreuz schwingen immer ein Bein und ein Arm nach vorn, die Armbewegung verstärkt die Dynamik des Gehens und sorgt zudem für Balance. Deutlich wird das beim Rennen: Versuchen Sie mal, ohne Armbewegung zu rennen – es ist unmöglich.

Bestimmte Muskelketten sind für typische Bewegungen verantwortlich. Doch Muskeln und Faszien sind keine Einbahnstraßen – die Informationen fließen nicht nur von oben nach unten, sondern auch von unten nach oben. Dieser Umstand macht die Sache kompliziert, ermöglicht jedoch gleichzeitig viel Spielraum in der Therapie.

Die Füße und ihr Einfluss auf den Blut- und Lymphfluss

Die Fußgewölbe bauen sich durch die Gewichtsverlagerung vom Stand- zum Spielbein permanent ab und wieder auf. Das führt beim Gehen zu einer Art Pumpwirkung, die den Blut- und Lymphfluss unterstützt, funktioniert jedoch nur, wenn das Längs- und das Quergewölbe intakt sind. Da dies leider häufig nicht der Fall ist, ist es kein Wunder, dass viele Menschen unter lymphatischem und venösem Stau in den Füßen leiden, was wiederum andere Beschwerden nach sich ziehen kann, wie Kopfschmerzen. Wenn Sie diese feinen Zusammenhänge zwischen Blut- und Lymphfluss und den Füßen am eigenen Leib spüren möchten, führen Sie die Wahrnehmungsübung »Bauchatmung« (Seite 62) durch.

Übung: Bauchatmung

Stellen Sie sich aufrecht hin und atmen Sie tief in den Bauch hinein. Nehmen Sie wahr, wie sich dabei der Bauch ausdehnt, das Zwerchfell senkt und der Brustkorb weitet. Atmen Sie noch zweimal bewusst ein und aus. Nehmen Sie vor dem nächsten Einatmen eine X-Beinstellung ein, die Sie schon aus der vorherigen Übung (Seite 60) kennen. Wie fühlt sich das Einatmen jetzt an? Bemerken Sie einen Unterschied? Der Bauch ist jetzt nicht mehr so weich, die Atemwelle gelangt nicht so gut in die Tiefe des Bauchs, und das nur aufgrund der veränderten Beinstellung.

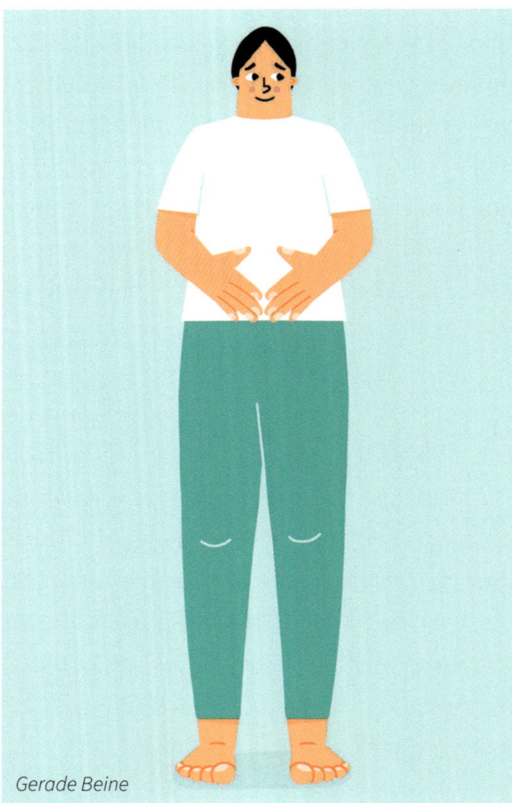

Gerade Beine

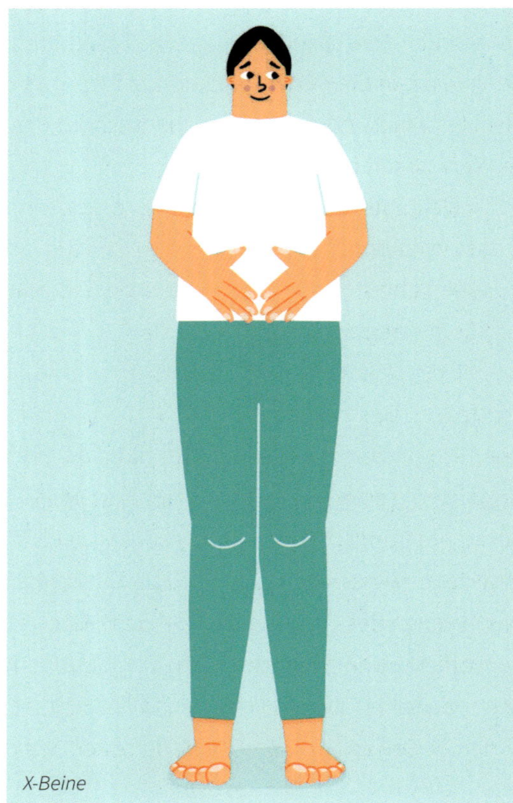

X-Beine

Gesunde Nerven sind Voraussetzung für jede Bewegung

Um uns bewegen zu können, benötigen wir ein intaktes Nervensystem. Wir müssen wahrnehmen können, um in der Lage zu sein, adäquat auf Reize zu reagieren. Die sensiblen Nerven sind für die Wahrnehmung, also das Hören, Tasten, Schmecken und so weiter, zuständig. Bewegungen werden durch die motorischen Nerven ausgelöst. Das Nervensystem des Körpers ist hochkomplex und wird in zwei Systeme eingeteilt: das zentrale Nervensystem und das periphere Nervensystem. Das Gehirn, unsere Schaltzentrale, und das Rückenmark der Wirbelsäule bilden das zentrale Nervensystem. Alle Nerven, die außerhalb von Gehirn und Rückenmark liegen, bilden das periphere Nervensystem.

Rückenmarksverletzungen können leichte oder sehr dramatische Auswirkungen haben, von denen auch unsere Füße nicht verschont bleiben. Aus dem Rückenmark entspringen die peripheren Nerven, die in die Außenstellen des Körpers, in die Arme und Beine, führen. Der *Nervus ischiadicus* (der Ischiasnerv oder einfach nur Ischias) versorgt die Füße sowohl sensibel als auch motorisch. Dieser Nerv ist mit einem Durchmesser von 1,5 Zentimetern der dickste periphere Nerv des Menschen und viele haben schon mal die Bekanntschaft mit ihm gemacht. Er ist nämlich auch für den Hexenschuss verantwortlich.

Der Ischias entspringt den Rückenmarkssegmenten zwischen dem vierten Lendenwirbel (L4) und dem Kreuzbein (*Sacrum*). Sollten in diesem Bereich degenerative Veränderungen vorliegen, so kann dies zu einer Irritation des Ischias führen und damit auch zu Fußbeschwerden unterschiedlichster Art. Das bedeutet: Obwohl Ihr Fuß gesund ist, haben Sie aufgrund der Nervenreizung eventuell Schmerzen, Bewegungseinschränkungen oder sensible Störungen am Fuß. Ist die sensible Versorgung gestört, können Missempfindungen wie Kribbeln oder Taubheit in den Füßen auftreten. Bei einem Bandscheibenvorfall kann es zu Lähmungen kommen, zum Beispiel zu einer Fußheberschwäche. Menschen mit einer Heberschwäche können den Fuß nicht oder nur teilweise anheben. Das Abrollen des Fußes ist dann in den meisten Fällen nicht mehr möglich. Die meisten Bandscheibenvorfälle, rund 90 Prozent, treten im Bereich der Lendenwirbelsäule auf und haben das Potenzial, den jeweils betroffenen Nerv (Spinalnerv) dauerhaft zu schädigen. Die Gesundheit der Wirbelsäule und ihrer Nerven wirkt sich also auch direkt auf den Zustand der Füße aus.

Die Verbindung zwischen Fuß und Kiefergelenk

Eine Patientin, Mitte 40, kam wegen generalisierter Fußschmerzen zur Behandlung. Abgesehen von den Schmerzen hatte sie eine deutliche Schwellung am Fußrücken. Diese Schwellung tat weh, sobald sie Schuhe anzog, denn dann drückte der Schuh auf den geschwollenen Bereich. Nach einigen Behandlungen war der Fuß schmerzfrei, doch die Schwellung war nach wie vor vorhanden. Die Behandlungsstrategie wurde geändert und in der nächsten Sitzung die Kiefergelenke der Patientin balanciert, indem die Muskulatur des Kiefergelenks mit unterschiedlichen sanften Griffen gelöst wur-

Das Kiefergelenk – entspannt lebt es sich besser

Lassen Sie uns einen kurzen Ausflug in die Welt des Kiefergelenks machen: Wenn man weiß, dass ungefähr 40 Prozent der nervalen Impulse über die Kiefergelenke verschaltet werden, dann verwundert es nicht, dass über diese Gelenke auf den ganzen Körper Einfluss genommen werden kann. Der Hauptnerv, der auf die beiden Kiefergelenke sowie auf ihren Muskel- und Bandapparat einwirkt, ist der Trigeminusnerv. Dieser Nerv hat drei Stämme und viele komplexe Verbindungen zu anderen Strängen des Zentralnervensystems. Unter anderem hat der Trigeminus Verschaltungen zum Retikulären Alarmsystem (RAS), das ursprünglich für unser Überleben, für die Verteidigung oder für Angriff gedacht war. Wird es aktiviert, versetzt das RAS die Kaumuskeln und die Körperfaszien in Spannung. Emotionaler Stress, der uns vielleicht noch von früher in den Knochen sitzt, oder Dauerstress, wie ihm viele Menschen ausgesetzt sind, führen zu einer permanenten Aktivierung des RAS und damit des Körpers. Unter Stress kann der Körper nicht heilen. Denn für unseren Körper gibt es nur zwei Modi: Angriff und Flucht oder Entspannung und Wachstum. Genesung setzt Entspannung voraus. Die kräftigsten Muskeln des Körpers – relativ gesehen im Verhältnis zur Größe – sind unsere Kaumuskeln. Pro Zentimeter haben wir eine Bisskraft von ungefähr 80 Kilogramm. So viel wiegt ein ausgewachsener Mann. Ist dieser Bereich stärker als normal angespannt, wird die balancierte Position des Kiefergelenks verändert und unklare elektrische Informationen werden durch den gesamten Körper gesendet. Das sind nur einige Gründe, warum die Kiefergelenke auf den restlichen Körper einwirken.

de. Schon nach der ersten Behandlung nahm die Schwellung ab, nach weiteren drei Behandlungen war sie völlig verschwunden. »Zauberei«, sagen die einen. »Völlig logisch«, meinen die anderen.

Unser Körper hat drei sogenannte Schlüsselgelenke: die Kiefergelenke, die Iliosakralgelenke und die Sprunggelenke der Füße. Eine winzige Abweichung von der normalen Stellung und Funktion dieser Gelenke beeinflusst den ganzen Körper sofort und in beide Richtungen. Bei Fehlfunktion anderer Gelenke sind die Auswirkungen meist nicht so stark und unmittelbar. Wenn Sie zum Beispiel Ihren Ellbogen nicht maximal strecken können, ist das störend und sollte behandelt werden. Aber dieses Problem wird nicht Ihren gesamten Körper so umgehend und intensiv beeinflussen wie Kiefergelenke, die nicht hundertprozentig in Ordnung ist. Eine angespannte, nicht ausbalancierte Kiefergelenksmuskulatur kann sich auf unterschiedliche Weise irgendwo im Körper auswirken, also auch auf die Füße. Die Verbindungen zwischen dem Kiefer und den Füßen sind vielschichtig. Neben dem Retikulären Alarmsystem kann durch die Behandlung des Kiefergelenks etwa auch das gesamte Fasziensystem balanciert werden, was eine Schmerzreduktion zur Folge haben kann. Die positiven Erfolge der Methode der Kiefergelenksbalancierung bei bestimmten Fußbeschwerden haben sich, seit die erste Patientin mit Fußschmerzen über das Kiefergelenk behandelt worden ist, jedenfalls bei vielen weiteren Patienten eingestellt.

Von der Kunst, den richtigen Schuh zu finden

Haben Sie sich auch schon einmal (oder häufiger) gefragt, welcher der richtige Schuh für Sie ist? Die Antwort lautet: Das hängt stark von Ihren Füßen und individuellen Problemen ab. Füße sind nicht alle gleich und haben zudem unterschiedliche Bedürfnisse. Sofern es Ihre Beschwerden zulassen, gilt grundsätzlich: so wenig Schuh wie möglich und so viel Schuh wie nötig. Ein guter Schuh zeichnet sich durch verschiedene Kriterien aus, die wichtigsten sind Passform, Qualität, Material, Verarbeitung, Nachhaltigkeit und für einige Menschen auch der Chic. Die beste Nachricht zuerst: Auf dem Markt gibt es immer mehr gute Schuhe, die auch pfiffig aussehen. Niemand muss mehr mit hässlichen Tretern herumlaufen. Eine Ausnahme sind die individuell gefertigten orthopädischen Schuhe. Sie sehen selten gut aus, dafür sind sie für die Menschen, die nur mit ihnen gehen können, ein wahrer Segen.

Der Schuh muss den Füßen und den Zehen ausreichend Platz bieten. Dazu erhalten Sie später noch mehr Details im Abschnitt »Wie Sie nie wieder zu kleine Schuhe kaufen« (Seiten 67–69). Er sollte aber auch nicht zu groß sein, damit der Fuß nicht im Schuh herumrutscht. Die Sohle sollte beweglich und nicht starr sein. Achten Sie auf gute Qualität des Materials. Machen Sie bei Lederschuhen den Drucktest: Pressen Sie einen Finger ins Leder. Wenn sich Falten bilden, handelt es sich um kein hochwertiges Leder und der Schuh wird schnell ausbeulen.

Auf jeden Fall ist Leder robust, atmungsaktiv, resistent gegen äußere Einflüsse und passt sich jeder Fußform perfekt an. Es eignet sich als Obermaterial, als Futter sowie als Deck- und Laufsohle. Schuhe aus künstlichen Materialien sollten Sie auf Weichmacher und andere ungesunde Zusätze untersuchen. Entscheiden Sie sich gegen Leder, gibt es sehr gute Alternativen, zum Beispiel Kautschuk oder Baumwolle. Achten Sie auf eine gute Verarbeitung – bei Leder keine geklebten Teile – und darauf, ob eventuell vorhandene Nähte an den Füßen scheuern, was vermieden werden sollte.

Leider gibt es für Schuhe noch keine Ökosiegel. Doch es gibt viele Anbieter, die großen Wert auf ökologische Produktion, faire Arbeitsbedingungen und möglichst kurze Transportwege legen. Leder ist ein fußfreundlicher Werkstoff, doch für die Umwelt ist er oft aus mehreren Gründen bedenklich: Leder wird uns gern als Naturprodukt verkauft. Tatsache ist jedoch, dass es die gegerbte Haut von Tieren ist, für deren Aufzucht nicht nur riesige Waldflächen gerodet werden, sondern auch ein enormer Einsatz an Futter, Wasser, Medikamenten und Weiterem nötig ist. Beim Gerbvorgang wird heute zwar meistens Chrom III eingesetzt, das als unbedenklich gilt, doch da die Konzentration zum Gerben recht hoch ist, landen die Chromsalze auch in Abwässern. Außerdem greifen immer noch viele Hersteller verbotenerweise auf das giftige Chrom IV zurück. Am besten für Mensch und Umwelt ist die Pflanzengerbung. Für chromfrei gegerbte Lederwaren gibt es die freiwilligen Prüfsiegel: das ECARF-Siegel und das IVN-Zertifikat. Hinter dem ECARF-Siegel verbirgt sich die Europäische Stiftung für Allergieforschung, die allergiefreundliche Produkte mit diesem Siegel auszeichnet. Der IVN (Internationaler Verband der Naturtextilwirtschaft e. V.) zertifiziert mit seinen beiden Siegeln Naturtextilien und Naturlederprodukte. Im Internet finden Sie entsprechend gute Schuhhersteller. Die Webadresse ist im Anhang (Seite 235) aufgelistet.

Verzichten Sie auf Hightech bei den Schuhen. Das brauchen gesunde Füße nicht, denn sie haben selbst ausreichend davon. Tatsächlich sind übermäßig gedämpfte Schuhe meist nicht sinnvoll, denn der Fuß muss spüren, wann er den Boden erreicht hat. Das kann er jedoch in einem stark gepolsterten Schuh nicht. Die Folge ist, dass wir unbewusst noch etwas fester auftreten, um den Untergrund wahrnehmen zu können.

Wie Sie nie wieder zu kleine Schuhe kaufen

Es gibt viele Untersuchungen zum Thema Schuhgröße und dazu, ob Füße in ausreichend großen Schuhen stecken. Die Ergebnisse sind so erschreckend, dass wir diese Thematik hervorheben möchten. Über die Hälfte der Menschen tragen zu kleine Schuhe, einige Experten gehen sogar von 90 Prozent aus. Dabei sind stets mehr Frauen als Männer betroffen. Ein zu kleiner Schuh bedeutet: Die Zehen haben nicht genügend Bewegungsfreiheit und stoßen vorn oder oben an. Das führt zu Hühneraugen, Blasen und langfristig auch zu anderen Problemen, zum Beispiel zu Krallenzehen. Viele Schuhe sind auch an den Seiten zu schmal und scheuern und drücken. Ein passender Schuh sollte im Innenmaß 10 bis 17 Millimeter länger sein als Ihr Fuß. Es gibt eine einfache Methode, mit der Sie in Zukunft Schuhe in der passenden Größe kaufen: Stellen Sie sich auf zwei Blatt stärkeres Papier und umfahren Sie die Ränder Ihrer Füße mit einem Stift. Ideal ist es, wenn Sie das nicht selbst machen, sondern eine zweite Person dies für Sie übernimmt. Fügen Sie bei der längsten Zehe – das sollte die erste oder die zweite sein – circa 12 Millimeter hinzu, da die Schuhe ja größer sein sollen als Ihre Füße. Schneiden Sie beide Fußabdrücke zuzüglich der 12 Millimeter in der Länge aus und nehmen Sie diese Schablonen beim nächsten Schuhkauf mit. Um die richtige Schuhgröße zu wählen, sollten die Schablonen ohne Probleme in Ihre neuen Schuhe passen.

Besonders schlimm ist die Situation bei Kindern. 2006 hat das österreichische Forschungsprojekt »Kids: Healthy feet – Healthy life« 360 Volksschulkinder und ihre Schuhe untersucht. In der Auswertung ist zu lesen: »Bei der Ersterhebung tragen rund 85 % der Kinder zu kurze Straßenschuhe, etwa 82 % zu kurze Hausschuhe. Auch für Kinder gilt: Passende Schuhe sollten mindestens 10 mm länger als die Füße sein – idealerweise 12–17 mm länger. Die Straßen- und Hausschuhe sind durchschnittlich um 10 mm zu kurz. Immerhin ein Viertel der Schuhe wird um 3 oder mehr Größen zu kurz getragen. Spitzenwert: Einige Kinder stecken in Schuhen, die um 5 Größen zu kurz sind (bis zu 2,5 cm kürzer als der Fuß).«[15]

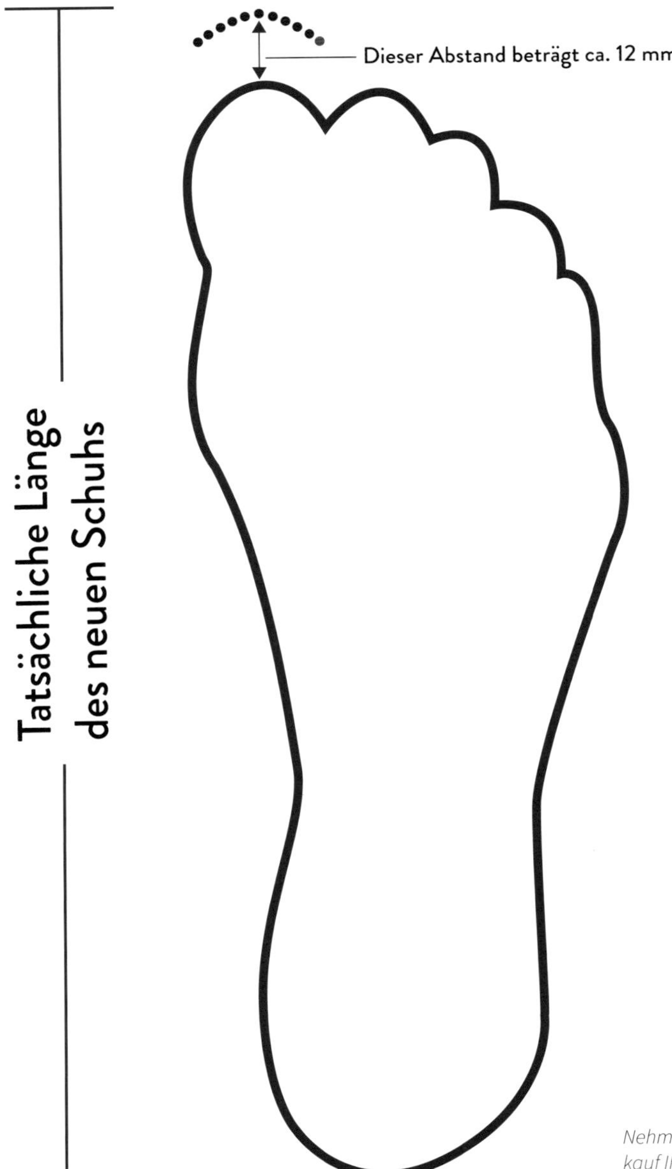

Nehmen Sie bei jedem Schuhkauf Ihre selbst angefertigte Fußschablone mit. Dann werden die Schuhe nie wieder zu klein ausfallen.

Interessant ist, dass weder Kinder noch Erwachsene sicher spüren, ob ein Schuh zu klein ist. Verlassen Sie sich auf gar keinen Fall auf die Schuhgrößenangaben der Hersteller. Diese variieren nämlich teilweise sehr stark. Die Innenlängen haben nur selten etwas mit der ausgewiesenen Schuhgröße zu tun. Es besteht zwar die Pflicht, Schuhe mit einer bestimmten Schuhgröße auszuzeichnen, aber komischerweise ist es nicht bindend, diese Größe auch einzuhalten. Eine Logik, die es noch zu verstehen gilt. Es spricht also alles dafür, beim nächsten Schuhkauf die Fußschablonen mitzunehmen.

Von High Heels bis zu Barfußschuhen

Ein paar Zentimeter mehr an Absatz können einen großen Unterschied machen, die Beine strecken und sie lang aussehen lassen. High Heels sind aus der Welt nicht mehr wegzudenken. Wenn dann noch der Absatz nicht zu breit ist, sehen die Schuhe wirklich elegant aus. Manche können mit ihnen nichts anfangen oder nur schlecht darin laufen, andere lieben sie. Verehrte Damen, lassen Sie sich Ihre hohen Schuhe nicht verteufeln. Sie bekommen nicht automatisch einen *Hallux valgus*, nur weil Sie höhere Pumps tragen. Es ist wie immer eine Frage des Maßes und Ihrer individuellen Anatomie. Hier ein paar Tipps zum Thema High Heels: Suchen Sie sich bewusst die Anlässe aus, bei denen Sie auf keinen Fall auf Ihre schicken Schuhe verzichten wollen. Zu allen anderen Gelegenheiten laufen Sie zum Ausgleich entweder barfuß oder in bekömmlicheren Schuhen. Trainieren Sie Ihre Füße regelmäßig.

Auf hohen Schuhen zu gehen, hat auf jeden Fall einen Vorteil: Sie werden Ihre Knickfüße – sofern Sie welche haben – leichter korrigieren können, denn mit Knickfüßen auf High Heels zu laufen, ist eine sehr instabile Angelegenheit, die der Körper in den meisten Fällen von selbst versucht auszugleichen. Auf hohen Absätzen kann man nur gehen, wenn die Ferse einigermaßen ausgeglichen belastet wird. Wenn Sie allerdings unter sehr schwachem Bindegewebe leiden, ist es für Ihre Füße besser, auf die hohen Schuhe zu verzichten, denn das Bindegewebe und die Muskeln im Vorfuß werden in High Heels immer überdehnt. Eine wahre Expertin in Sachen High Heels ist Edeltraut Breitenberg.[16] Sie ist ausgebildete TRAGER-Praktikerin[17] und Bewegungscoach und gibt in München seit vielen Jahren Seminare für Frauen. Bei ihr lernen Sie, sich elegant und selbstbewusst auf höheren Absätzen zu bewegen – ganz ohne Fußschmerzen oder dem Rücken zu schaden. Das hört sich doch vielsprechend an!

Während High Heels durch Ihre hohen Absätze und Eleganz bestechen, fallen Barfußschuhe durch ihre flache und weite Form auf. Sie sind in der Regel nicht besonders chic, doch für die meisten Füße sind sie Therapie und Wohltat in einem. Die wichtigsten Kennzeichen dieser Schuhe sind:

- Sie haben eine dünne und bewegliche Sohle. Die Sohle sollte nicht dicker als 10 Millimeter sein.
- Barfußschuhe sind insgesamt sehr flexibel und wiegen selten mehr als 300 Gramm.
- Der Vorfußbereich ist weit geschnitten, sodass die Zehen ausreichend Bewegungsspielraum haben.

Wenn man in diesen Schuhen geht, fühlt es sich fast so an, als sei man barfuß unterwegs. Die Füße spüren den Untergrund, die Muskulatur ist aktiv und gleichzeitig sind die Füße vor Kälte oder spitzen Gegenständen geschützt. Das ist genau das, was Füße lieben und was ihnen guttut. Immer mehr Menschen tragen mit Begeisterung Barfußschuhe und die Anbieter haben in den letzten Jahren eine unglaubliche Vielfalt an unterschiedlichen Modellen entwickelt. Sollten Sie diese Schuhe noch nicht kennen, suchen Sie ein Geschäft in Ihrer Nähe auf und probieren Sie die Barfußschuhe aus. Vielleicht sind auch Sie dann bald ein glücklicher Barfußschuhgänger.

Wovon Füße träumen

Egal, ob krank oder gesund, es gibt so einiges, wovon unsere Füße träumen. Für viele Füße gehen diese Träume jedoch leider nicht in Erfüllung. Dabei handelt es sich um Basics, zum Beispiel um so etwas wie die tägliche Fußhygiene. Händewaschen, Zähneputzen, Duschen und vieles anderes gehört für die meisten Menschen zur täglichen Routine. Die tägliche Fußhygiene ist in Deutschland nach unserer langjährigen Erfahrung aber leider kein Standard. Wir haben Tausende von Füßen gesehen und es gab da so einige Dinge, bei denen wir unseren Augen nicht trauten. Mangelnde Fußhygiene und -pflege ist ein Thema in allen Bevölkerungsschichten. Wir möchten Sie für Ihre Füße und deren Wohlergehen sensibilisieren: Geben Sie ihnen die Pflege und Wertschätzung, die sie benötigen, um gesund zu bleiben.

Gute Fußpflege selbst gemacht

Wenn Sie beweglich genug sind, können Sie Ihre Füße selbst pflegen. Das ist praktisch, spart Geld und muss nicht aufwendig sein. Schon das regelmäßige Eincremen ist für einen trockenen Fuß eine hilfreiche und wichtige Maßnahme. Doch es gibt noch einige andere Dinge, die Ihre Füße lieben.

Lang bewährt und vielseitig: das Fußbad

In den 1980er-Jahren gab es in der Krankengymnastikausbildung ein Unterrichtsfach namens Hydrotherapie. Nach wie vor gehört diese Therapieform in den Bereich der physikalischen Therapie. Unter Hydrotherapie versteht man den Gebrauch von Wasser zur Linderung und Heilung von akuten und chronischen Krankheiten. Unser Leben ist von Wasser abhängig und wir Menschen bestehen zu circa 70 Prozent aus Wasser. Und tatsächlich wirkt Wasser. Je nach Reizstärke und Intensität des Einsatzes wirkt Wasser entspannend oder anregend und reguliert dadurch den Organismus. Im Folgenden wird lediglich die Rede von Fußbädern sein, doch die Hydrotherapie kennt andere Anwendungsgebiete, wie etwa Güsse und Ganzkörper- oder Teilkörperbäder. Zu Letzteren gehören auch Fußbäder. Es gibt kalte, warme, heiße und ansteigende Fußbäder. Sie werden je nach Befund eingesetzt, nicht nur zur Pflege und Wellness, sondern auch ganz gezielt therapeutisch. Fußbäder sind für fast jeden Menschen geeignet, außer in bestimmten Fällen.

Warme Fußbäder sind kontraindiziert bei:

- chronisch venöser Insuffizienz oder Arteriosklerose (Verkalkung der Arterien),
- starken Krampfadern,
- Venenthrombose,
- entzündlichen Hauterkrankungen an den Füßen,
- Bluthochdruck.

Vermeiden Sie kalte Fußbäder bei diesen Beschwerden:

- Harnwegsinfekten, Reizblase, akuter Erkältung;
- arteriellen Durchblutungsstörunge,
- Bluthochdruck,
- akuten Infekten.

Fußbäder wurden schon in der Antike zelebriert und sind durch Sebastian Kneipp wieder in den Fokus geraten. Sie vitalisieren nicht nur die Füße, sondern tun dem ganzen Körper gut. Unsere Füße sind auch als die »dritte Niere« bekannt. Über die Füße können Sie den gesamten Körper behandeln, entsäuern und entgiften. Ein Fußbad ist, wie erwähnt, ein sogenanntes Teilbad, bei dem entweder nur die Füße bedeckt sind oder das Wasser bis unter die Kniekehlen reicht. Durch ein Fußbad werden die Zirkulation der Lymphe und der Gewebestoffwechsel verbessert. Die Temperatur, egal, ob kalt oder warm, beeinflusst über Reflexbögen die inneren Organe. Ein warmes Fußbad steigert die allgemeine Durchblutung und führt dem Körper Wärme zu. Bei einem warmen Fußbad liegt die Temperatur zwischen 36 und 38 Grad Celsius, bei einem heißen Fußbad kann die Temperatur bis auf 41 Grad Celsius steigen. Die Dauer beträgt circa 10 bis 20 Minuten. Neben dem Wohlfühleffekt sind warme oder heiße Fußbäder hilfreich bei:

- chronisch kalten Füßen,
- Verstopfung,
- Neigung zu Infekten,
- Schlafproblemen.

Es gibt unendlich viele wunderbare Zusätze fürs Fußbad. Je nachdem, welchen Zusatz Sie in das Bad geben, können Sie sehr gezielt auf unterschiedliche Probleme einwirken, zum Beispiel auf Schweißfüße. Gießen Sie einen Sud aus getrocknetem Salbei oder Eichenrinde auf: Getrocknete Kräuter mit ungefähr einem Viertelliter kochendem Wasser übergießen und 10 Minuten ziehen lassen, dann abseihen. Geben Sie diesen Sud dem warmen Fußbad zu, die Temperatur sollte für Sie angenehm sein. Baden Sie Ihre Füße eine Woche lang täglich, dann sollten Sie Erfolge spüren.

Tipp: Auch Bergamottöl, Zypressenöl oder Rosmarinöl haben sich bei Schweißfüßen bewährt. Füllen Sie eine kleine Wanne mit warmem Wasser und geben Sie ein paar Spritzer des Öls dazu. Baden Sie dann Ihre Füße etwa 20 Minuten lang.

Vermeiden sollten Sie Seifen als Badezusatz, denn diese zerstören den Schutzmantel der Haut und erhöhen die Anfälligkeit für Hauterkrankungen. Apfelessig oder Basensalz, die viele schon zu Hause haben, sind ebenfalls sehr wohltuende Zusätze. Nach dem Fußbad sind Haut und Nägel weich und man kann die Nagel- und Hautpflege perfekt anschließen.

Vor einem kalten Fußbad werden viele wahrscheinlich zurückschrecken. Aber ein solches kann tatsächlich unglaublich hilfreich sein: Erst wirkt es erfrischend, danach entspannend und beruhigend. Die Wassertemperatur sollte zwischen 12 und 18 Grad Celsius liegen. Die Füße werden nicht lange darin gebadet, 30 Sekunden bis maximal 2 Minuten reichen aus. Lassen Sie Ihre Füße an der Luft trocknen und ziehen Sie danach Socken an. Sehr gut wirken diese kalten Bäder gegen Kopfschmerzen, Gicht und Nasenbluten.

Haut und Hornhaut richtig pflegen

Hornhaut schützt unsere Hände und Füße vor Druck und Reibung. Sie ist wichtig und sollte nie vollständig entfernt werden. Eine dünne Hornhautschicht an Händen und Füßen ist ganz normal, besonders an den Fersen. Hornhaut entsteht jedoch häufig auch an Stellen, die falsch oder zu stark beansprucht werden. Dies ist wieder einmal ein Indiz für die Intelligenz unseres Körpers: Er hilft sich selbst bei zu starkem Druck und schützt die belasteten Körperstellen. Normalerweise tut Hornhaut nicht weh, doch wenn sie zu dick wird, kann das durchaus zu Problemen führen. Viele Menschen haben Druckstellen oder ganze Hornhautplatten im Bereich des Vorfußquergewölbes, weil sie dieses permanent zu stark belasten. Sie sollten sehr gut aufpassen, wenn Sie die Hornhaut an dieser Stelle entfernen möchten, denn sie ist oft ein sehr wichtiger Schutz. An den Fersen ist das anders: Hier sollte die Hornhaut nicht zu dick oder gar rissig sein, da sich in den Rissen gern Keime ansammeln.

Aus Sicht von Podologen ist vom Gebrauch von Bimssteinen und ähnlichen Gerätschaften abzuraten, denn Hornhaut entwickelt sich durch Hitze, Druck und Reibung. Wie also können Sie Hornhaut entfernen, ohne zu drücken, zu reiben und Wärme zu entwickeln? Reiben Sie bei anhaltenden oder starken Beschwerden die harten Stellen mehrmals täglich mit etwas Teebaumöl oder Apfelessig ein. Oder schaben Sie die Hornhaut nach einem Fußbad vorsichtig mit einem Löffel oder sogar mit den Fingernägeln ab, das ist die sanfteste Methode. Probieren Sie es aus – es funktioniert.

Hornhautklingen, Hornhautraspeln und Co. gehören entweder in den Müll oder in die Hände einer Fachfrau oder eines Fachmanns. Greift man selbst zu diesen Hilfen, ist das Verletzungsrisiko einfach zu hoch. Und besonders Diabetiker sollten jede Verletzung vermeiden.

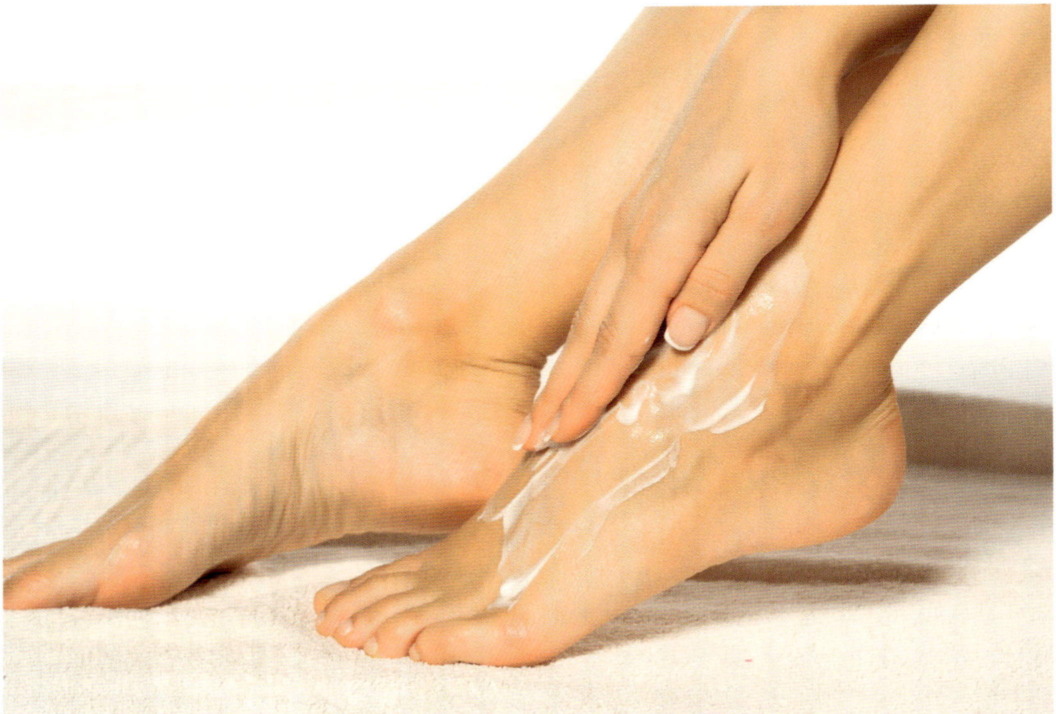

Auch unsere Füße brauchen gute Pflege. Das Eincremen nach einem Fußbad ist für die Füße eine Wohltat und lässt sie wieder aufleben.

Und was ist mit der weiteren Haut am Fuß? Schließlich bestehen die meisten Füße zum Glück nicht nur aus Hornhaut. Cremen Sie Ihre Füße regelmäßig ein. Sie müssen nicht unbedingt eine spezielle Fußcreme kaufen, die normale Bodylotion oder Körperbutter tut es in vielen Fällen auch. Wenn Sie Wert darauf legen, dass die Creme möglichst schnell einzieht, ist vielleicht ein Fußschaum die richtige Wahl für Sie. Das Angebot an guten Produkten ist riesig. Trockene Stellen an den Füßen profitieren sehr von Schäumen und Cremes mit Urea (Harnsäure). Da sehr trockene Stellen Eintrittspforten für Krankheitserreger sind, sollten Sie diese besonders gut pflegen. Harnsäure hat die Eigenschaft, Feuchtigkeit zu binden, so bleiben problematische Stellen am Fuß länger weich. Ob Sie auch die Zehenzwischenräume eincremen sollten, hängt davon ab, wie trocken diese sind und wie schnell die Creme einzieht.

Richtige Nagelpflege

Nägel bestehen aus abgestorbenen Zellen. Wussten Sie, dass ein Fußnagel aus etwa 100 bis 150 Schichten von übereinanderliegenden Hornzellen besteht? Dafür, dass es sich um tote Gebilde handelt, sehen Nägel eigentlich recht gut aus – sofern sie gesund sind.

Da der Nagel selbst tot ist, hat er kein Empfinden. Er soll lediglich die Fußkuppen schützen. Diese sind höchst empfindlich, denn sie verfügen über viele Nervenzellen. Schließlich sollen sie tasten können. Durchschnittlich wächst ein gesunder Fußnagel einen Millimeter pro Monat, doch zunehmendes Alter, Verletzungen und manche Erkrankungen können das Wachstum mindern.

Nägel müssen regelmäßig gekürzt werden. Fußnägel wachsen zwar nicht so schnell wie Fingernägel, doch nach etwa einem Monat sind auch sie lang genug, um wieder geschnitten zu werden. Schneiden Sie Ihre Nägel oder benutzen Sie einen Knipser? Egal, wie Sie es angehen, desinfizieren Sie Ihre Nägel, bevor Sie sie kürzen, wenn Sie zu Entzündungen neigen. Beachten Sie unbedingt, dass besonders bei Fußnägeln die Form eher gerade sein sollte. Bei rund geschnittenen Fußnägeln besteht die Gefahr, dass diese einwachsen. Nachdem Sie die Nägel gekürzt haben, können Sie die Schnittkanten mit der Nagelfeile versiegeln, dann sind die Ränder glatt und können nicht einreißen. Ein Nagel besteht aus drei Hauptteilen, die alle am Wachstum beteiligt sind:

- der Nagelwurzel (auch Matrix genannt),
- der Nagelplatte,
- dem freien Nagelrand.

In der Nageltasche, das ist die Hautfalte am Beginn des Nagels, befindet sich die Nagelmatrix. Sie beinhaltet viele Nerven und Blutgefäße. Hier findet auch die Zellteilung statt. Die jungen Zellen schieben die älteren, verhornten Zellen nach vorn, wo sie dann den Nagel bilden. Die Nagelmatrix ist sehr wichtig für das Wachstum und das Ausbilden der Nägel. Sie darf nicht beschädigt werden, da die Nägel sonst verformt ausgebildet und im schlimmsten Fall gar keine Nägel mehr gebildet werden. Die Nagelplatte besteht aus drei Schichten und ist mit dem Nagelbett darunter fest verbunden. Wird die Nagelplatte stark gestoßen oder gequetscht, kann sie sich vom Nagelbett lösen. Der Nagel wächst dann jedoch wieder nach. Das kann im Einzelfall große Probleme verursachen. Weil das Widerlager fehlt, das der Nagel darstellt, kann sich die Nagelhaut nach oben wölben. So kann der neue Nagel in diese einwachsen. Deshalb gilt: Halten Sie den alten Nagel so lange es geht an seinem Platz. Ein einfaches Pflaster kann hierbei sehr hilfreich sein.

In den Nägeln befindet sich Keratin, ein natürliches Protein und ein Hauptbestandteil in Nägeln, Haut und Haaren. Es wird vom Körper gebildet und ist unterschiedlich fest. Keratin in den Nägeln ist beispielsweise härter als das in den Haaren. Die harte Schicht der Nägel besteht aus abgestorbenen Keratinzellen. Die lebendigen Keratinzellen unterhalb der harten Schicht sorgen dafür, dass die Nägel weiterwachsen.

Gesunde Fuß- und Fingernägel sind glatt, hell und weisen keine Verfärbungen auf. Verändert sich der Nagel, kann das unterschiedliche Ursachen haben, zum Beispiel auf falsche Pflege oder falsches Schuhwerk hinweisen. Die Auswirkungen können rein kosmetisch, aber auch ein Indiz für eine Erkrankung sein.

- **Weiße Flecken** auf den Nägeln deuten auf eine mangelnde Verschmelzung der einzelnen Nagelschichten hin. Dies kann verschiedene Ursachen haben, unter anderem Verletzungen oder die Einnahme bestimmter Medikamente. Ob ein Kalzium- oder Magnesiummangel zu diesen Veränderungen auf den Nägeln führt, ist weiterhin umstritten.
- **Brüchige Nägel** weisen auf einen Mangel an Biotin (Vitamin B_7) hin. Dieses Vitamin sorgt für die Bildung der Hornsubstanz Keratin.
- **Bräunliche Färbungen** unter dem Fußnagel können entweder durch Blutergüsse bedingt sein oder aber auch durch Hautkrebs (malignes Melanom), weshalb lange bestehen bleibende dunkle Verfärbungen unbedingt von einem Arzt begutachtet werden sollten. Auch Medikamente können die Ursache hierfür sein. In einigen Fällen sorgt auch Schuppenflechte für sogenannte Ölflecken, die von den oben genannten Veränderungen schwer zu unterscheiden sein können.
- Sind die **Nägel gelblich verfärbt**, so ist dies ein Hinweis auf das Vorliegen einer Schuppenflechte oder eines Nagelpilzes. Bei Veränderungen der Fußnägel lohnt es sich, rechtzeitig abzuklären, was dahintersteckt. Nicht immer ist es harmlos. Auch bei schwierigen Fußnägeln, wie zum Beispiel eingewachsenen Nägeln, Rollnägeln – also Nägeln, bei denen die Nagelplatte quer zur Wuchsrichtung gekrümmt ist und die seitlichen Nagelränder sich mehr oder weniger stark einrollen – oder Ähnlichem, werden Sie ohne professionelle Hilfe nicht auskommen.

Fußpflege und Podologie

Sie haben ein Problem mit Ihren Füßen oder wollen sich einfach nur verwöhnen lassen? Dann suchen Sie einen Fußpfleger oder einen Podologen auf. Doch wissen Sie eigentlich, was der Unterschied zwischen diesen beiden Berufsgruppen ist und was unter dem Begriff »medizinische Fußpflege« zu verstehen ist?

Früher gab es schlicht und ergreifend einfach die Fußpflege. Wer seine Füße nicht selber pflegen konnte, ging zum Fußpfleger. Die Ausbildung zum Fußpfleger war und ist bis heute jedoch nicht staatlich geregelt. Theoretisch darf jeder mit und ohne Kurzausbildung (meistens eine zwölftägige Schulung) ein Fußpflegestudio eröffnen. Nun gibt es aber viele Menschen mit ernsthaften Fußproblemen – und damit sind nicht nur die Diabetiker gemeint. Solche Füße richtig zu behandeln, lernt man nicht in zwei Wochen. Und genau dieser Umstand hat immer wieder zu Problemen an ohnehin geschädigten Füßen geführt. Es wurde in einem ersten Schritt die Ausbildung zum medizinischen Fußpfleger initiiert. Irgendwann hat sich dann auch die Politik des Dilemmas angenommen und die staatlich geregelte Ausbildung zum Podologen ins Leben gerufen. Seit 2001 kümmern sich nun gut ausgebildete Podologen um die Pflege und Gesundheit der Füße ihrer Patienten. Im Podologengesetz sind die Berufsbezeichnungen Podologe sowie medizinischer Fußpfleger geschützt, das gilt jedoch nicht für die Tätigkeit selbst. Ein Fußpfleger ohne Ausbildung darf mit »medizinischer Fußpflege« werben, sich aber nicht »medizinischer Fußpfleger« nennen. Das Gleiche gilt für Podologen. Wer soll da noch durchsteigen?

Es gibt deutliche Unterschiede zwischen den Tätigkeitsfeldern: Fußpfleger sind pflegerisch tätig und führen auch dekorative Maßnahmen durch. Podologen arbeiten präventiv, therapeutisch und rehabilitativ sowohl am gesunden Fuß als auch am von Schädigungen bedrohten Fuß. Natürlich fällt besonders der bereits geschädigte Fuß in das Tätigkeitsfeld der Podologen. Die Podologie zählt wie Physio- und Ergotherapie übrigens zu den systemrelevanten Gesundheitsberufen.

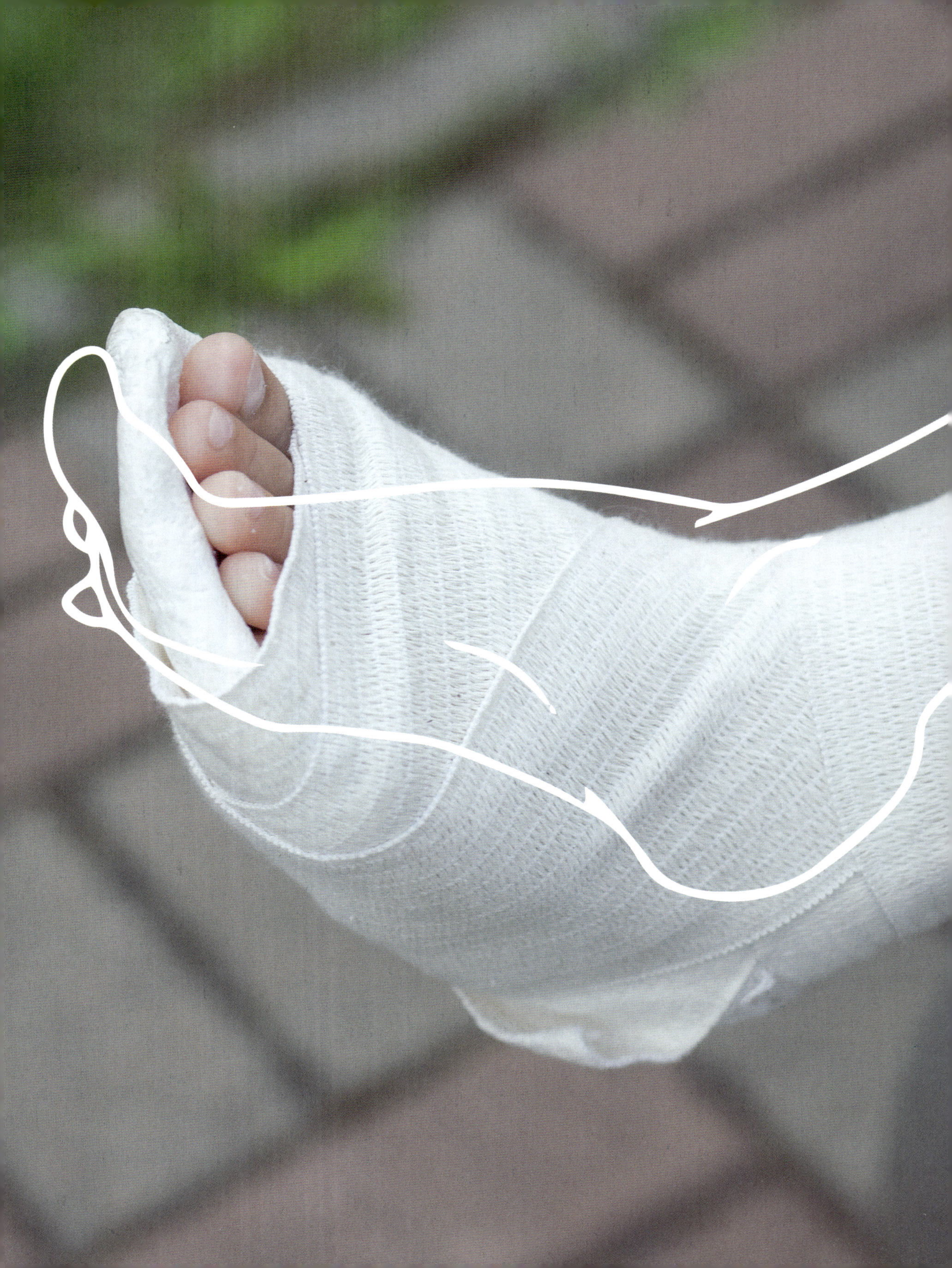

Kapitel 2

WENN ES NICHT MEHR SO GUT LÄUFT

Was Füßen guttut und sie gesund erhält, konnten Sie im ersten Kapitel lesen. Diese Tipps gelten auch für kranke Füße. Doch Füße, die bereits Probleme bereiten, benötigen darüber hinaus noch weitere und individuelle Zuwendung. Darum geht es hier im zweiten Kapitel. Was also ist zu tun, wenn es im Fuß oder an den Füßen zwickt?

Was tun bei Fußproblemen?

»Gesundheit kauft man nicht im Handel, denn sie liegt im Lebenswandel«, sagte einst Karl Kötschau (Arzt und Homöopath, 1892–1982). In diesem Ausspruch liegt viel Wahrheit, denn in den meisten Fällen sind Fußprobleme vermeidbar – wenn man weiß, wie. Unser Körper ist genial, die meisten Störungen und Probleme schafft er eigenständig aus der Welt. Er ist permanent mit Regulations- und Reparaturprozessen beschäftigt und hilft sich selbst. Sollten Sie also eines Tages unter Fußbeschwerden leiden, die nicht durch einen Unfall verursacht sind, mag es zunächst sinnvoll erscheinen, einfach abzuwarten, nach dem Motto »Kommt von selber, geht von selber«. Die Crux bei den Füßen ist allerdings, dass sie Fehlbelastungen über Jahre und Jahrzehnte kompensieren können und man einfach nicht wahrnimmt, dass etwas schiefläuft. Wie viele Menschen gehen auf ihren Knick-, Senk-, Spreizfüßen vermeintlich problemlos durch die Welt. Mit ihren Einlagen fühlen sich viele sowieso auf der sicheren Seite und denken, diese »Therapie« sei ausreichend. Doch nicht selten entwickeln sich irgendwann wie aus heiterem Himmel Schmerzen. Plötzlich sind diese zu spüren, das Problem hingegen ist nicht plötzlich aufgetreten, auch wenn die Betroffenen es so empfinden, sondern als Folge von jahrelanger Fehlhaltung. Deswegen: Kümmern Sie sich um Ihre Füße, damit sich erst gar keine Probleme entwickeln können. Und wenn Sie bereits Schmerzen haben: Lassen Sie nicht so viel Zeit vergehen, bis Sie vor Schmerzen nicht mehr richtig gehen können. Je länger Sie warten, desto tiefgreifender wird auch die Therapie oder gar Operation ausfallen müssen.

Wenn Sie unter Fußproblemen leiden, ist der Gang zu einem Arzt der richtige Weg. Haben Sie Glück mit der Arztwahl und sind außerdem richtig versichert, wird Ihnen Physiotherapie für die Füße verschrieben. Leider ist genau das jedoch meistens nicht der Fall. Viele Fußworkshops sind voll mit Fußkranken, die zwar fast alle Einlagen verschrieben bekommen haben, aber eben kein aktives Training. Häufig wurde noch nicht einmal auf Eigentraining verwiesen. Was läuft hier schief?

Sollten Sie keine Therapie auf Rezept bekommen, macht es viel Sinn, sich schlauzumachen und zu recherchieren, was Sie selbst tun können, um die Probleme in den Griff zu bekommen. Manchmal gibt es schnelle Hilfe und eine einzige Behandlung oder ein paar einfache Fußübungen wirken erfolgreich. Das ist natürlich nicht in jedem Fall so. Dennoch ist auch gerade bei Beschwerden, die einen schon lange plagen, der eigene Einsatz über einen längeren Zeitraum wichtig. Bisweilen sind Mühe, Anstrengung, Durchhaltevermögen und mehrere Anläufe nötig, bis sich die Beschwerden bessern.

Wann ist ein Fuß krank?

Wann ist ein Fuß gesund und wann spricht man von einem kranken Fuß? Die Übergänge sind fließend und es hängt wohl auch vom individuellen Empfinden ab. Ist ein Knickfuß schon krankhaft? Vorsichtig geschätzt läuft über die Hälfte der Deutschen auf Knickfüßen herum. Aus Knickfüßen entwickeln sich oft Folgefehlstellungen, zum Beispiel Plattfuß, Spreizfuß und *Hallux valgus*, die irgendwann massiv schmerzen können. Andererseits gibt es auch Fälle, in denen ein Mensch auf stark fehlgestellten Füßen läuft und überhaupt keinen Leidensdruck verspürt. Alles ist möglich und letztendlich entscheiden immer Sie selbst, ab welchem Zeitpunkt Sie sich Hilfe holen.

Was macht unsere Füße krank und wie werden sie wieder gesund? Wie werden schmerzende und kranke Füße in Deutschland in der Regel behandelt? Werden sie überhaupt behandelt – oder werden sie nur versorgt? Dazwischen besteht ein gravierender Unterschied. Was ist zu tun, wenn Sie unter einer Fußfehlstellung leiden oder an einer Polyneuropathie? Es ist hilfreich, die Ursachen für die eigenen Beschwerden zu kennen, denn dann können Sie diese gegebenenfalls eliminieren oder durch Veränderung beeinflussen. Warten Sie nicht, bis die Schmerzen so deutlich spürbar sind, dass Sie Ihre Aktivitäten einschränken müssen oder vielleicht sogar Ihren Beruf nicht mehr ausüben können. Denn dann könnte es richtig schlecht für Sie laufen.

Egal, welche Symptomatik und Schmerzen Ihre Füße aufweisen: Patienten, die sich für ihre Gesundheit starkmachen, müssen meistens nicht mit den Beschwerden weiterleben. Denn bei Fußproblemen kann man immer etwas tun. Entscheidend dabei ist jedoch Ihre Einstellung.

Was macht unsere Füße krank?

Der Fuß gehört zu den komplexesten Körperteilen des Bewegungsapparats und ist mit dem ganzen Körper verbunden. Vor diesem Hintergrund ist es logisch, dass es viele mögliche Gründe für Fußbeschwerden gibt. Oft liegen die Ursachen auf der Hand, aber manchmal sind sie nicht auf den ersten Blick erkennbar. Zudem gibt es auch zur Frage, was Füße krank macht, sehr unterschiedliche Meinungen. Liebe Leser, vielleicht kennen Sie das: Gehen Sie zu drei unterschiedlichen Experten, erhalten Sie drei verschiedene Einschätzungen. Es schaut halt jede und jeder durch die individuelle

Brille auf Sie. Deswegen kommt es bei der Ursachenforschung auf Sie selbst an: Was denken und fühlen Sie in Bezug auf Ihre Füße? Seien Sie ehrlich mit sich selbst, nur so kommen Sie weiter. Vertrauen Sie auf Ihr Gefühl und auf Ihren gesunden Menschenverstand. Letztendlich sind Sie es, die auf Ihren Füßen gehen müssen und gehen wollen.

Die Folgen des modernen Lebens

Die Errungenschaften des modernen Lebens möchte keiner von uns missen. Und doch sind häufig sie es, die uns krank machen. Denn während im Moment alle vom 5G-Netz sprechen und die Bits und Bytes zukünftig noch deutlich schneller geleitet werden als bisher, ist unser Organismus noch immer auf der Stufe der ersten *Homo sapiens* vor circa 130 000 Jahren. Nach wie vor ist unser Körper dafür gemacht, täglich viele Kilometer zu gehen und auch mal einen Sprint einzulegen. Daran hat sich nichts geändert. Gelegentliche Fastenkuren, die früher zwangsläufig eingelegt wurden, sind gut für unsere Gesundheit. Doch von Fasten und Gehen sind die meisten von uns weit entfernt.

Der Begriff Zivilisationskrankheit ist nicht eindeutig definiert. Generell bezeichnet man damit Erkrankungen, deren Auftreten einen sehr wahrscheinlichen Zusammenhang mit den Lebensverhältnissen und Lebensgewohnheiten in den Industriestaaten aufweist. Menschen sind zu jeder Zeit krank geworden, Krankheiten gehören zum Leben. Doch die Zunahme an Erkrankungen der Füße ist etwas Neues, Tendenz zunehmend. Wenn Sie genauer hinschauen, dann werden Sie erkennen, dass unsere moderne Lebensweise einen ganz erheblichen Anteil an den Fußproblemen der Menschen hat.

Krankmacher Nr. 1: ebene Böden und Schuhe

Erinnern Sie sich noch an die Anatomie des Fußes? Die vielen Knochen, Muskeln und Gelenke sind ein Indiz dafür, dass es sich bei den Füßen um komplexe und bewegliche Körperteile handelt. Manche Muskeln bewegen den Fuß nach oben und unten, andere ermöglichen ihm Drehbewegungen und obendrein gibt es noch die Muskeln, die die Zehen bewegen. Wann werden wohl mehr Muskeln eingesetzt: wenn wir über einen ebenen Boden gehen oder über einen natürlichen Boden mit Unebenheiten? Es ist ziemlich logisch: Gehen wir über natürlichen Boden, wird der Fuß mit all seinen Muskeln viel mehr beansprucht als auf ebenem Untergrund. Egal, ob mit oder ohne Schuhe, das Highlight ist es natürlich, barfuß über natürlichen Untergrund zu gehen. Wir haben unsere Erde zu-

Trauen Sie Ihren Füßen etwas zu und erkunden Sie auch ungewohntes Terrain. Ihre Füße werden sich schneller daran gewöhnen, als Sie denken.

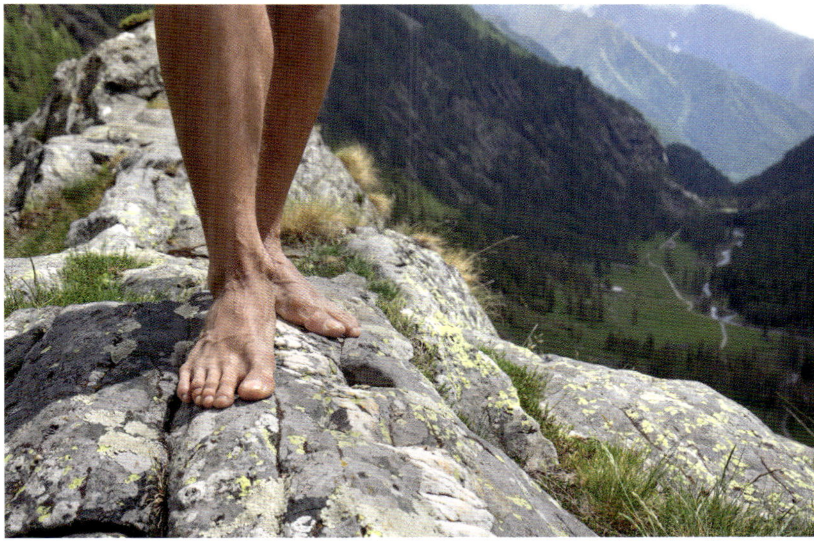

gepflastert und zubetoniert, ebene Böden, wohin man schaut. Das hat Konsequenzen und die treffen als Erstes unsere Füße beziehungsweise die Fußmuskulatur. Diese macht nämlich schlapp, wenn die Füße ständig über den gleichen langweiligen ebenen Boden laufen.

Darüber hinaus werden unsere Füße in Schuhen gebettet und häufig auch noch gestützt. Genau das ist dann das Signal für die Muskeln, sich faul zurückzulehnen. Infolgedessen degeneriert die Fußmuskulatur und Fußfehlstellungen können sich leichter einstellen. Dennoch: Die richtigen Schuhe können auch hilfreich sein. Wir möchten in diesen Breitengraden nicht ständig ohne Schuhe herumlaufen müssen. Achten Sie darauf, dass die Schuhe, die Sie tragen, Ihren Füßen guttun, und nutzen Sie andererseits günstige Gelegenheiten, um barfuß zugehen. Im Abschnitt über Schuhe (Seiten 65–70) erfahren Sie mehr darüber, was einen guten Schuh ausmacht und worauf beim Kauf von Schuhen zu achten ist.

Unbehandelte Fehlstellungen

Unser Körper ist eine Einheit. Wenn sich an irgendeiner Stelle etwas verändert, reagiert der restliche Körper darauf und versucht, sein Gleichgewicht wiederherzustellen. Wenn Sie die Wahrnehmungsübung Oberschenkelrotation auf Seite 60 noch nicht gemacht haben, dann ist jetzt ein sehr guter Zeitpunkt dafür. Spüren Sie, wie Sie normalerweise stehen und an welchen Stellen die Füße besonders belastet werden. Nehmen Sie dann die Veränderungen wahr, die sich durch die Drehbewegung in den Hüften ergeben. Der weitverbreitete *Hallux valgus* zum Beispiel ist ein sehr gutes Beispiel für das Zusammenspiel unserer Körperpartien: Häufig bedingt eine zu starke Innenrotation der Hüften eine Fehlstellung an der Großzehe. Drehen beide Oberschenkel einwärts, wirkt sich das natür-

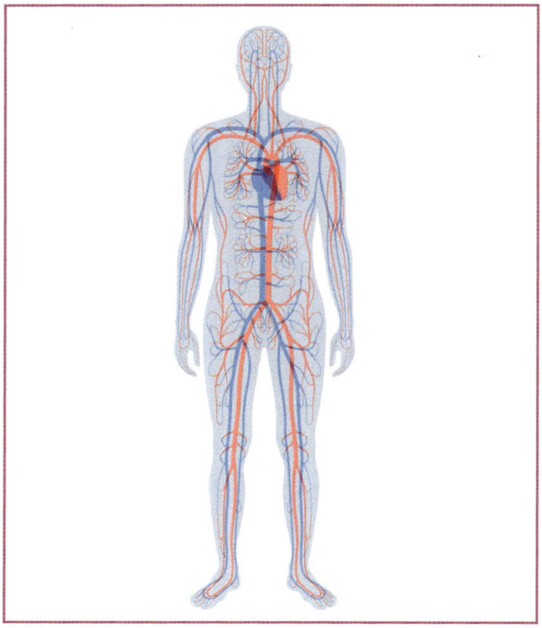

Alle Venen und Arterien des Körpers zusammen sind etwa 100 000 Kilometer lang. Der freie Durchfluss ist von entscheidender Bedeutung.

lich auch auf die Kniegelenke aus, die dann meistens eine mehr oder weniger deutliche X-Stellung einnehmen. Es kommt, wie bereits beschrieben, zwangsweise zu einer Fehlbelastung der Füße und statt der Fußaußenseiten tragen die Fußinnenseiten vermehrt das Körpergewicht.

Eine gute Durchblutung ist essenziell für unsere Gesundheit

Eine gute Durchblutung ist nicht nur essenziell für jede Zelle des Körpers, sondern auch für die Füße. Über das Blut werden Nährstoffe, Sauerstoff und Wirkstoffe aus Medikamenten transportiert. Das ist die Aufgabe des arteriellen Systems. Verbrauchtes muss aber auch wieder entsorgt werden – dies geschieht über das venöse Blutsystem.

Das arterielle System

Durchblutungsstörungen können sich sowohl auf arterieller Seite als auch im venösen System zeigen. Schätzungsweise 10 Prozent der Bevölkerung leiden unter der peripheren Arteriellen Verschlusskrankheit (pAVK), bei den über 70-Jährigen steigt die Zahl sogar auf rund 20 Prozent. Bei der pAVK ist die Durchblutung der Arterien gestört, meistens der des Beckens und der Beine, manchmal auch der Arme. Dabei treten immer wieder Schmerzen auf, sobald man körperlich aktiv ist. Die Betroffenen legen häufig Pausen beim Gehen ein, bleiben zum Beispiel vor Schaufenstern stehen, was der Krankheit auch die Bezeichnung Schaufensterkrankheit eingebracht hat. Der Verschluss kann nur an einem bestimmten Gefäßabschnitt auftreten, dann spricht man von einer Ein-Etagen-Erkrankung. Es gibt aber auch Mehr-Etagen-Verschlüsse. Diese liegen entweder im Bereich des Beckens oder des Oberschenkels. Bei rund 20 Prozent der pAVK-Patienten handelt es sich um den peripheren

Typ, dabei liegt die Verengung auf Unterschenkel- und Fußhöhe. Ursache für diese Erkrankung ist eine Verkalkung der Gefäße, die sogenannte Arteriosklerose.

Egal, wo der Verschluss sich befindet: Die darunter liegenden Körperteile werden nicht mehr ausreichend mit Blut versorgt und das führt im schlimmsten Fall zum Absterben des Gewebes. Die Erkrankung verläuft schleichend und wird in vier Stadien unterteilt: Zu Beginn, also im ersten Stadium, wird die pAVK meist von den Betroffenen noch nicht erkannt, da sich Schmerzen erst im zweiten Stadium zeigen. Bei einigen Betroffenen sind im Anfangsstadium die Beine extrem kalt – dieses Symptom sollten Sie daher unbedingt ernst nehmen und sofort einen Arzt aufsuchen. Krampfartige Schmerzen in der Wade, im Oberschenkel oder Gesäß kennzeichnen das zweite Stadium. Wird nichts unternommen, werden die Strecken, die man ohne Schmerzen bewältigen kann, immer kürzer. Beugen Sie vor und reduzieren Sie die Risikofaktoren. Rauchen, Bewegungsmangel, falsche Ernährung sowie hohe Cholesterinwerte und eine genetische Disposition sind die Hauptgründe für die arterielle Verschlusskrankheit. Sogar noch im dritten Stadium können Sie der Erkrankung aktiv entgegenwirken. Zu diesem Zeitpunkt ist die Durchblutung so stark reduziert, dass die Schmerzen auch belastungsunabhängig auftreten. Diese Ruheschmerzen quälen die Patienten vor allem nachts. Wird jetzt das Leiden nicht behandelt, kommt es zur Zerstörung des Gewebes aufgrund von Sauerstoffmangel (Nekrose), zu Geschwüren und oft auch zu lebensbedrohlichen Infektionen. Der Körper ist in diesem Stadium nicht mehr in der Lage, Umgehungskreisläufe (Kollaterale) zu bilden. Diese bilden sich ausschließlich durch ausreichend Bewegung, etwa durch Gehen.

Gehtraining

Beginnen Sie heute damit, täglich spazieren zu gehen. Durch die Bewegung bilden sich neue Gefäße, die Kollateralarterien. Diese entstehen jedoch nur, wenn Sie lange genug gehen, nämlich bis an Ihre persönliche Schmerzgrenze. Gehen Sie so lange, bis Sie in den Beinen einen Schmerz wahrnehmen. Sollten Sie nur einige Schritte gehen können, machen Sie jede Stunde ein kurzes Training und steigern Sie sich mit der Zeit. Versuchen Sie, im Laufe der Wochen und Monate Ihren Spaziergang auf mindestens ungefähr 30 Minuten zu steigern.

Das venöse System

Doch nicht nur die Arterien können erkranken, auch im venösen System kann es zu Durchblutungsstörungen kommen. Die Venen in den Beinen haben die Aufgabe, das sauerstoffarme Blut nach oben Richtung Herz zu pumpen. Sie werden dabei durch zwei Mechanismen unterstützt:

- **Die Venenklappen:** An der Innenwand der Venen gibt es in bestimmten Abständen kleine Falten, die wie Klappen funktionieren. Die Klappe öffnet sich nach oben, wenn das Blut von unten dagegendrückt. Ist das Blut durchgeflossen, verschließt sich die Klappe wieder.
- **Die Muskelpumpe:** Durch Muskelaktivität in den Beinen entsteht Druck auf die benachbarten Venen, sodass es ihnen leichter fällt, das Blut nach oben zu pumpen.

Erkrankungen an den Venen können sowohl die oberflächigen Venen als auch das tief gelegene Venensystem betreffen. Venenschwäche beziehungsweise Veneninsuffizienz ist weitverbreitet. Sie erkennen eine Venenschwäche meistens an geschwollenen Beinen nach längerem Stehen oder an Venen, die besonders deutlich hervortreten. Venenschwäche entwickelt sich langsam, schreitet unbehandelt jedoch sicher voran. Weitere Anzeichen für eine Venenschwäche sind:

- **Besenreiser,** spinnennetzartige, rötliche bis bläuliche Venenzeichnungen am Oberschenkel;
- **Venen,** die sehr deutlich hervortreten, vor allem in den Kniekehlen und am Unterschenkel;
- **Krampfadern,** also dicke, gewölbte bläuliche Venen;
- **Wasseransammlungen** im Bereich der Knöchel und des Unterschenkels;
- **Veränderungen der Haut** wie bräunliche Pigmentierungen im Knöchelbereich oder schuppige, trockene Hautbereiche.

Von Venenerkrankungen ist ungefähr jeder zweite bis dritte Erwachsene getroffen. Oft sind es nur die harmlosen Besenreiser, welche eher ein kosmetisches Problem darstellen. Doch eine Venenschwäche kann im Laufe der Zeit auch sehr gefährlich werden und sich zur chronischen venösen Insuffizienz weiterentwickeln. Es gibt noch eine Menge andere Erkrankungen rund um die Venen. Nehmen Sie die ersten Anzeichen ernst und suchen Sie einen Facharzt (Phlebologen) auf.

Übung: Venenpumpe

Stellen Sie sich hin und ziehen Sie abwechselnd zügig die linke, dann die rechte Ferse hoch. Der Vorfuß bleibt dabei am Boden. Sie können auch das gesamte Bein anwinkeln und das Knie zur Brust ziehen, dann die Seite wechseln. Führen Sie 20 bis 30 Wiederholungen pro Seite aus – am besten stündlich.

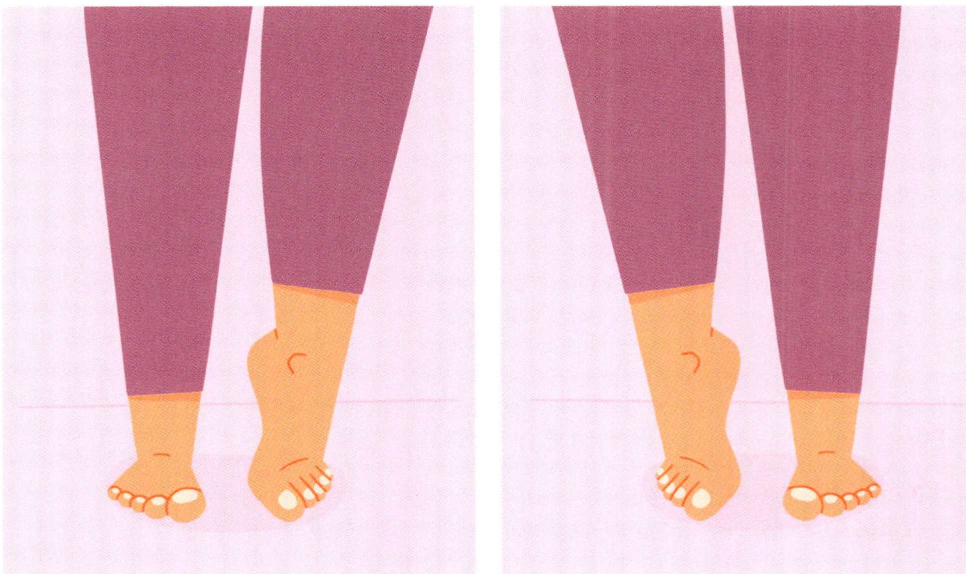

Entzündliche, degenerative und neuromuskuläre Erkrankungen

Der Komplex entzündlicher, degenerativer und neuromuskulärer Erkrankungen ist so immens, dass hier nur die wichtigsten aufgeführt werden. Diese Erkrankungen befallen stets den gesamten Körper, einige von ihnen zeigen sich besonders deutlich an den Füßen, zum Beispiel Gicht oder Rheumatoide Arthritis. Entzündliche Erkrankungen im Fuß können jedoch auch durch Infektionen außerhalb des Fußbereichs ausgelöst werden. Als Erreger kommen dabei unter anderem Yersinien, Shigellen, Chlamydien oder Salmonellen infrage.

Rheumatoide Arthritis

Die Rheumatoide Arthritis (RA) ist eine entzündliche Gelenkserkrankung, die schubweise verläuft. Sie wird auch als Chronische Polyarthritis (CP) oder Primär Chronische Polyarthritis (PCP) bezeichnet. Die Patienten leiden vor allem an Händen und Füßen unter den Folgen der Erkrankung, wenn die Gelenke anschwellen, schmerzen und sich verformen. Unter dem Begriff Rheumatoide Arthritis tummelt sich eine riesige Zahl von Untererkrankungen. Die Ursachen der Arthritis sind vielfältig und nicht abschließend geklärt. Neben der medikamentösen Therapie spielt auch Physio- oder Ergotherapie eine große Rolle bei der Behandlung. Lassen Sie sich auf gar keinen Fall nur mit Medikamenten abspeisen.

Gicht

Gicht ist eine Stoffwechselstörung, die vor allem schmerzhafte Entzündungen in den Gelenken verursacht. Gichtpatienten weisen zu viel Harnsäure im Blut auf und diese Säure lagert sich dann in kristalliner Form in den Gelenkhäuten ab. Die Symptome für Gicht zeigen sich in schmerzenden, teilweise auch geschwollenen, geröteten Gelenken. Insbesondere das Großzehengrundgelenk ist häufig betroffen. Bewegungseinschränkungen und Verformungen können die Folge sein. Häufig ist die Anfälligkeit für Gicht angeboren, das bedeutet jedoch nicht, dass Sie nicht selbst aktiv werden können und sollten. Sowohl Gicht als auch Arthritis sind durch eine konsequente Ernährungsumstellung und gesunde Lebensführung positiv beeinflussbar.

Degenerative Erkrankungen

Den Begriff degenerativ hört man oft, doch was steckt dahinter? Degenerativ bedeutet »durch Verschleiß, also Degeneration, bedingt« oder »durch Degeneration gekennzeichnet«. Dies impliziert stets eine Minderung der Funktion. Es ist völlig normal, dass unser Körper im Laufe der Jahre abnutzt – da geht es uns nicht anders als den täglichen Gebrauchsgegenständen. Die Frage ist nur: Wie stark ist die Abnutzung? Degenerative Erkrankungen unterscheiden sich vor allem durch ein verfrühtes Auftreten von normalen Abnutzungserscheinungen. Darüber hinaus sind degenerative Erkrankungen gegenüber normalen Alterungserscheinungen durch eine stärkere Einschränkung der Funktionsfähigkeit gekennzeichnet.

Unsere Wirbelsäule mit ihren 84 Gelenken ist prädestiniert für degenerative Erkrankungen. Die Beschwerden, die sich infolge von Veränderungen der Wirbelsäule an den Füßen zeigen, sind ganz unterschiedlich. Muskelabbau ist bei degenerativen Erkrankungen der Wirbelsäule nicht selten. Neben der Fußheberschwäche gibt es auch die Fußsenkerschwäche, die leider oft übersehen wird. Sie führt dazu, dass die Patienten den Fuß nicht absenken können und dass auch der Zehenstand unmöglich ist. Sowohl die Fußheber- als auch die Fußsenkerschwäche können zu massiven Störungen des Gleichgewichts und zu Veränderungen des Gangbilds führen. Neben den motorischen können auch die sensiblen Nerven der Füße in Mitleidenschaft gezogen werden: Missempfindungen wie Kribbeln oder Taubheitsgefühle sind für viele Menschen leider an der Tagesordnung.

Neurodegenerative Erkrankungen

Mehr und mehr spielen neurodegenerative Erkrankungen, also Krankheiten, die zu einer Veränderung des Nervensystems führen, eine wichtige Rolle. Dazu zählen zum Beispiel Parkinson, Multiple Sklerose und Alzheimer. Die Krankheiten haben ihren Ursprung in der fehlerhaften Funktionsweise des Nervensystems, doch die Folgen betreffen den ganzen Körper, also auch die Füße.

Arthrose

Jedem bekannt ist die Arthrose, dem Verschleiß des Gelenkknorpels. Der Knorpel ist die Schutzschicht des Knochens und garantiert im wahrsten Sinne des Wortes reibungslose Bewegung. Die Ursachen für Arthrose sind vielfältig. Auch hier spielt die Lebensweise eine wichtige Rolle. Aber auch angeborene oder erworbene Gelenkfehlstellungen oder übermäßige Belastung durch extreme Sportarten können zu Arthrosen führen. Früher hieß es, dass man gegen Arthrose nichts tun könne. Diese Meinung ist längst überholt und durch viele Studien widerlegt. Dr. Feil, Biologe und Sportwissenschaftler, hat ein mehrstufiges Programm entwickelt, das schon vielen an Arthrose erkrankten Menschen zurück zur Gesundheit verholfen hat. Allerdings funktioniert das Programm nur, wenn die Betroffenen aktiv mitwirken und einen langen Atem haben. Die Ausprägung der Arthrose wird in vier Grade eingeteilt. Das erste Arthrosestadium, auch stille Arthrose genannt, bleibt meistens unbemerkt. Hier kommt es zur Erweichung des Gelenkknorpels. Sobald sich der Knorpel entzündet, was mit Schmerzen verbunden ist, spricht man vom zweiten Arthrosestadium. Im Röntgenbild zeigen sich erste Schädigungen des Knorpels. Bleibt dieser Zustand unbehandelt, wird sich das dritte Arthrosestadium manifestieren: eine mittlere bis starke Entzündung im Gelenk. Der Knorpel weist jetzt nicht nur kleinere Risse auf, sondern deutliche Schäden. Im vierten Stadium ist die komplette Knorpelschicht defekt, teilweise kann man den Knochen darunter erkennen.

Eine häufige Arthroseform am Fuß ist der sogenannte *Hallux rigidus* (*rigidus* bedeutet »starr«). Dabei handelt es sich um ein mehr oder weniger unbewegliches Großzehengrundgelenk. Wir brauchen in diesem Gelenk aber umfassende Beweglichkeit, denn beim Gehen rollen wir über das Großzehengrundgelenk ab. Ist es nicht ausreichend beweglich, kommt es zu Ausweichbewegungen. Immer wieder haben Patienten mit völlig steifen Großzehengrundgelenken mit diesen keine Beschwerden, dafür aber an anderen Stellen des Fußes. Einige bemerken noch nicht einmal, dass das Gelenk versteift ist. Beugen Sie einem *Hallux rigidus* vor, indem Sie die Beweglichkeit Ihrer Füße und Zehen trainieren.

Polyneuropathie

Die Polyneuropathie ist häufig eine Folge von Diabetes. Doch nicht nur Diabetiker leiden darunter. Unter einer Neuropathie versteht man die systemisch bedingte Schädigung von peripheren Nerven, also den Nerven im Rumpf und in den Extremitäten, die sich außerhalb von Gehirn und Rückenmark befinden. Die zentralen Nerven im Gehirn und im Rückenmark sind von der Neuropathie also nicht betroffen. Bei der Polyneuropathie ist nicht nur ein Nerv, meist sind gleich viele (*poly*) geschädigt. Zuverlässige Zahlen zur Häufigkeit der Polyneuropathie gibt es nicht, aber Experten schätzen, dass einer unter zwei- bis zweieinhalbtausend Menschen unter einer Form der Polyneuropathie leidet. Ungefähr 60 Prozent der Patienten mit Polyneuropathie leiden gleichzeitig unter Diabetes. Eine weitere Ursache ist Alkoholismus. Auch Vergiftungen spielen eine entscheidende Rolle: Umweltgifte, die sich allmählich im Körper akkumulieren, sind die Ursache, aber auch die Nebenwirkungen von Medikamenten, beispielsweise zur Senkung des Cholesterinspiegels, Zytostatika (diese werden im Rahmen von Chemotherapien eingesetzt) und Schmerzmittel, die regelmäßig eingenommen werden. Ein niedriger Vitamin-D- und -B_{12}-Spiegel tragen ebenfalls zur Entstehung der Polyneuropathie bei.

Die mit der Polyneuropathie einhergehenden Probleme sind vielfältig. Die Betroffenen leiden unter Missempfindungen und Sensibilitätsstörungen, vor allem an den Extremitäten. Dann kribbeln die Füße oder fühlen sich taub an. Es können zudem quälende Schmerzen auftreten, auch Lähmungserscheinungen sind nicht selten. Motorische Ausfälle sind ebenfalls, meist zu einem späten Zeitpunkt, möglich. Die Polyneuropathie kann auch Darmprobleme oder Störungen der Blasenentleerung mit sich bringen. Welche Symptome bei einem Patienten auftreten, hängt von den geschädigten Nerven ab. Demnach unterscheidet man motorische, autonome und sensible Störungen. An den Füßen können sich sensible und motorische Störungen zeigen.

Wenn die Polyneuropathie an den Füßen auftritt, ist das für die Betroffenen in vielerlei Hinsicht sehr schlimm. Neben den oben beschriebenen Symptomen ist für die Erkrankten jeder Schritt ein Wagnis, denn: Wie sollen sie sicher durchs Leben gehen, wenn das Gefühl für die Füße fehlt oder fehlerhaft ist? Schlecht oder unsicher zu gehen, mindert die Lebensqualität erheblich. Patienten nach einer Chemotherapie leiden oft unter Missempfindungen. Doch ein Basistrainingsprogramm für die Füße kann hier häufig für ein völlig neues Fußgefühl sorgen. Physiotherapie kann helfen, die Symptome der Polyneuropathie zu lindern, und unterstützt Menschen dabei, wieder besser laufen zu können. Und es gibt noch weitere hilfreiche Therapien: Schmerzmittel, krampflösende Mittel, Transkutane Nervenstimulation (TENS), Wechselbäder, Wickel und andere orthopädische Hilfsmittel.

Hand-Fuß-Syndrom

Das Hand-Fuß-Syndrom kann nach einer Chemotherapie mit Zytostatika auftreten, also als Komplikation einer Krebsbehandlung. Man versteht unter dem Hand-Fuß-Syndrom schmerzhafte Rötungen (Erytheme) und Schwellungen an Handflächen und Fußsohlen. In seiner milden Form klingen die Symptome nach etwa zwei Wochen wieder ab. In seiner stärksten Ausprägung schränken sie die Menschen bei der Ausübung von Alltagsaktivitäten so stark ein, dass die Krebsbehandlung unterbrochen oder sogar abgebrochen werden muss. Wie es scheint, ist die Wahrscheinlichkeit für das Auftreten dieser Krankheit von der Art des verabreichten Zytostatikums und der Dosis abhängig. Es wird angenommen, dass Teile der Arznei über den Schweiß auf die Hautoberfläche gelangen. Dort reagieren sie mit dem Luftsauerstoff und es entstehen sogenannte freie Radikale. Diese schädigen die Hautzellen und führen zu den beschriebenen Symptomen. Doch glücklicherweise können Sie auch selbst etwas tun, um die Symptome dieser Erkrankung zu reduzieren. Wenn Sie sich gerade einer Chemotherapie unterziehen, beachten Sie bitte folgende Vorsichtsmaßnahmen:

- Vermeiden Sie mechanische Belastungen wie Reibung und Druck sowie zu starke Hitze.
- Benutzen Sie Handschuhe für Tätigkeiten im Haushalt und schützen Sie auch Ihre Füße vor dem Kontakt mit chemischen Substanzen.
- Vorerkrankungen der Haut wie zum Beispiel Hyperkeratosen (übermäßige Verhornung der Haut), Mykosen (Pilzerkrankungen), Nekrosen (Absterben von Hautgewebe) und Ähnliches sollten unbedingt behandelt werden.

Die richtige Hautpflege entscheidet über den weiteren Verlauf des Hand-Fuß-Syndroms. Verwenden Sie statt herkömmlicher Hautcreme besser Hanföl. Reiben Sie es mehrfach täglich in die feuchten Hände und Füße ein. Es bindet die freien Radikalen auf der Hautoberfläche und wirkt somit entzündungshemmend. Genauso wie Hanföl wirkt auch Traubenkernextrakt antioxidativ. Warme Hand- und Fußbäder mit Traubenkernextrakt können beim Hand-Fuß-Syndrom sehr hilfreich sein.

Tipp: Wenn Sie unter sehr trockener Haut oder sogar Schrunden an den Füßen leiden, greifen Sie zu Cremes oder Schäumen, die mindestens 10 Prozent Harnsäure (Urea) beinhalten. Harnsäure bindet Feuchtigkeit und hält die Haut länger feucht.

Unfälle, Operationen und weitere Gründe für Fußprobleme

Zum Leben gehören Unfälle, und leider manchmal auch schwere Unfälle. Egal, ob ein Unfall operativ oder konservativ, also ohne Operation, versorgt wird: Auch wenn das Ergebnis der Therapie zufriedenstellend ist, können sich sehr unangenehme Spätfolgen, zum Beispiel Arthrosen, entwickeln. Der verunfallte Mensch läuft vielleicht jahre- und jahrzehntelang nach dem Unfall ohne Schmerzen, doch irgendwann stellen sich Probleme beim Gehen ein. Das ist dann nicht die Folge einer schlechten Behandlung oder einer missglückten Operation, sondern eine Spätfolge des Unfalls.

Leider können auch kleine, scheinbar harmlose Unfälle langfristig zu Fußproblemen führen. Obwohl nichts Dramatisches passiert ist, funktioniert der Fuß nicht mehr wie vorher. Die Strukturen sind geschädigt und können nicht mehr so gute Dienste leisten. Gerade häufiges Umknicken ist unbedingt zu vermeiden, denn jedes Umknicken bedeutet ein Minitrauma und kann zu bleibenden Schäden führen.

Zum Glück ist die moderne Chirurgie in der Lage, nicht nur nach Unfällen, sondern auch bei unterschiedlichen Fußproblemen operative Hilfe leisten zu können. Dazu mehr im Abschnitt über Fußoperationen (Seiten 124–143).

Diabetes mellitus – die tickende Zeitbombe

Diabetes ist ganz klar eine Zivilisationserkrankung. Aufgrund der Brisanz und Schwere der Auswirkungen der Erkrankung auf die Fußgesundheit wird das Thema hier noch einmal gesondert aufgegriffen. Dieser Abschnitt ist einem unserer Patienten gewidmet, einem Herrn mit Diabetes und vielen Begleiterkrankungen. Er war ein netter, lebenslustiger Mann um die 70. Ein intelligenter Mensch, der sein Leben genossen und stets gut gelebt hat. Er war jedoch nicht wirklich bereit, seinen Lebensstil zu ändern. Als er das erste Mal in der Praxis erschien, kam er recht fröhlich und auf seinen beiden Füßen an. Er litt seit Jahren an Diabetes und zwar mit vielen typischen Folgeerkrankungen: Er hatte mehrere Bypässe am Herzen, später auch einen Herzschrittmacher und er war einer von Zigtausenden Diabetikern in Deutschland, die an einem diabetischen Fuß leiden. Eines Tages kam der Patient mit einem Kronkorken in der Fußsohle zu einer Behandlung. Den hatte er nicht bemerkt, obwohl er schon mindestens einen Tag lang darauf gegangen war. Der Korken wurde professionell entfernt und die Wunde versorgt. Diese wollte jedoch nicht verheilen. Es dauerte Monate, bis sie geschlossen war. Ungefähr anderthalb Jahre später befand sich der Patient im Rollstuhl. Er hatte mehrere Operationen hinter sich, bei denen jeweils immer ein Stück mehr von seinem Fuß entfernt werden musste, bis irgendwann fast nichts mehr von diesem übrig war.

In Deutschland leiden rund 25 Prozent der Diabetiker unter einem diabetischen Fuß. Jedes Jahr kommt es zu etwa 50 000 Amputationen an den Füßen aufgrund von Diabetes. Das ist definitiv zu viel. Leider ist vielen Menschen immer noch nicht ganz klar, dass Diabetes eine Krankheit ist, die gravierende Folgen haben kann. Das ändert sich auch nicht dadurch, dass es mittlerweile hilfreiche Medikamente gibt, um die Krankheit unter Kontrolle zu halten. Es stimmt, dass diese Medikamente Leben retten, aber sie allein sind für die Behandlung nicht ausreichend.

Diabetes mellitus wird umgangssprachlich auch als Zuckerkrankheit oder kurz Zucker bezeichnet. Dabei handelt es sich um eine chronische Stoffwechselerkrankung, die mit einer Störung im Insulinstoffwechsel einhergeht. Insulin ist das einzige Hormon in unserem Körper, das den Blutzucker senken kann. Indem es die Körperzellen anregt, Zucker – also Glukose – aus dem Blut aufzunehmen, verringert sich folglich die Zuckerkonzentration im Blut. Zucker ist lebensnotwendig, gleichzeitig darf er nur in bestimmten Konzentrationen im Blut und den Zellen vorhanden sein. Für diese gesunde Balance ist das Insulin lebensnotwendig. Es wird vom Körper selbst produziert, und zwar in spezialisierten Zellen der Bauchspeicheldrüse, den Langerhans'schen Zellen.

Diabetes mellitus hat sich mittlerweile zu einer Massenerkrankung entwickelt. Knapp 10 Prozent der Deutschen, ungefähr 8 Millionen Menschen, sind betroffen. Fachleute rechnen mit 10 Millionen neuen Diabeteskranken in den nächsten Jahren. Die große Mehrheit, nämlich 95 Prozent, leidet unter Diabetes Typ 2 und nur 5 Prozent unter Diabetes Typ 1.

Typ-1-Diabetes beginnt meist schon im Kindes- oder Jugendalter und wird auch als juveniler Diabetes bezeichnet. Hierbei tritt ein absoluter Mangel an dem körpereigenen Hormon Insulin auf. Ursache ist meist eine Fehlreaktion des Immunsystems, wodurch die Insulin produzierenden Zellen in der Bauchspeicheldrüse zugrunde gehen. In der Folge steigt der Blutzuckerspiegel bedrohlich an und die Patienten müssen Insulin spritzen. Bei den Ursachen für Diabetes Typ 1 werden außerdem auch Genveränderungen und andere Faktoren wie zum Beispiel Infektionen diskutiert.

Beim Diabetes Typ 2 produziert der Körper zwar Insulin, aber aufgrund der mangelhaften Insulinwirkung an den Körperzellen wird nicht genug Zucker aus dem Blut aufgenommen. Obwohl die Zuckerkonzentration im Blut erhöht ist, kann in den Zellen eine Energieknappheit aufgrund von Zuckermangel entstehen. Das hat Folgen für die betroffenen Organe. Die erhöhte Zuckerkonzentration im Blut ist auf Dauer außerdem sehr schädlich für die Blutgefäße. Früher wurde dieser Diabetes auch Altersdiabetes genannt, denn fast nur ältere Menschen erkrankten daran. Inzwischen sind auch immer mehr Kinder und junge Erwachsene vom Diabetes Typ 2 betroffen. Eine große Rolle spielt der hohe Zuckerkonsum. Schokolade und Süßigkeiten enthalten Zucker, das ist klar. Doch oft werden unwissentlich auch große Mengen versteckter Zucker über Fertiglebensmittel konsumiert. Eine gesunde Ernährung mit frischen Zutaten sollten diese also nicht ersetzen.

Selbsthilfe gegen die Langzeitfolgen von Diabetes

Wenn wir jung sind oder gerade angefangen haben, bestimmte Medikamente einzunehmen, wirft uns eine Krankheit nicht so leicht aus der Bahn. Doch über die Jahre und Jahrzehnte hinweg wird der Organismus immer stärker in Mitleidenschaft gezogen. Etwas, das man früher ohne Probleme überstanden hat, greift einen auf einmal doch an. Bei Menschen mit Diabetes sieht die Situation

Für die meisten von uns ist ein Leben ohne Schokolade oder andere Süßigkeiten undenkbar. Auch wenn sie noch so verführerisch aussieht – Diabetiker sollten darauf möglichst verzichten.

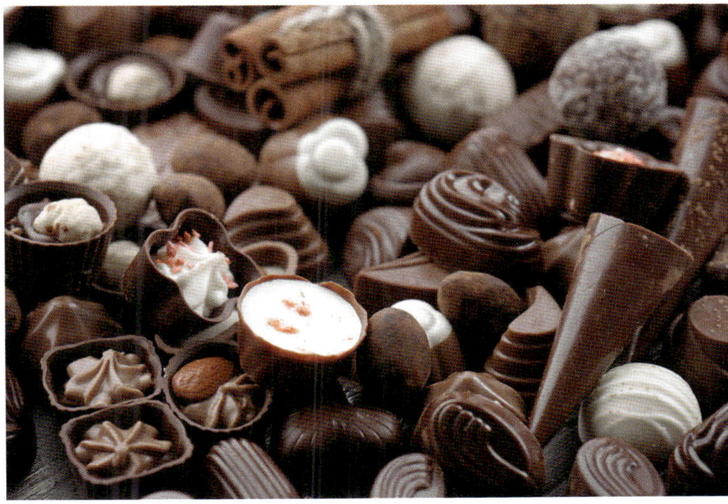

so aus: Das gesamte Herz-Kreislauf-System gerät im Laufe der Zeit unter Druck. Die erhöhten Zuckerwerte in den Arterien führen erst zu Arteriosklerose, die den Transport von Sauerstoff und Nährstoffen zu den Zielorganen erschwert. Das gilt sowohl für die großen als auch die kleinen Blutgefäße. Durchblutungsstörungen am Herzen führen zu koronaren Herzerkrankungen und im schlimmsten Fall zu einem Herzinfarkt. Die Arteriosklerose kann sich aber auch im Gehirn manifestieren und einen Schlaganfall zur Folge haben. Auch die Bauch- und Nierenarterien sind von einer Mangeldurchblutung betroffen. An den Beinen zeigt sich die schlechte Durchblutung in Form von Schmerzen, die bereits nach kurzen Wegstrecken auftreten. Die periphere arterielle Verschlusskrankheit zwingt die Betroffenen immer wieder zum Anhalten, was als sogenannte Schaufensterkrankheit bezeichnet wird. Auch Missempfindungen wie Taubheit oder »Ameisenlaufen« sind häufig. Wenn die Erkrankung weit fortgeschritten ist, kann Gewebe absterben und muss notfalls amputiert werden.

Durch den hohen Blutzuckerspiegel wird das Nervensystem dauerhaft geschädigt. Man spricht von einer diabetischen Neuropathie. Das betrifft sowohl die motorischen Nerven, die die Muskeln steuern, als auch die sensiblen Nerven, die uns fühlen lassen, und zudem die vegetativen Nerven, die die Organe steuern. Das gesamte Nervensystem eines Diabetikers kann also Schaden nehmen, was sich in der Folge auf alle Bereiche des Körpers negativ auswirkt. Sind die peripheren Nerven in den Armen oder in den Beinen betroffen, handelt es sich um die sogenannte diabetische Polyneuropathie.

Von einer Mikroangiopathie spricht man, wenn die feinen Blutgefäße der Nieren und Augen dauerhaft geschädigt werden. Eine durch Diabetes verursachte Schädigung der feinen Gefäße im Augenhintergrund, Retinopathie genannt, bleibt häufig zunächst unbemerkt. In den westlichen Industrienationen ist die diabetische Retinopathie die häufigste Erblindungsursache bei Menschen im erwerbsfähigen Alter. Jährlich erblinden in Deutschland 1700 Diabetiker – fünfmal mehr als bei den Nichtdiabetikern. Für die Nieren sieht es nicht besser aus: Durch den anhaltend hohen Blutzuckerspiegel verdicken sich die Wände der feinen Blutgefäße in den Nieren, deren Filtersystem dadurch mit der Zeit immer löchriger wird. Jetzt können die kleinsten Eiweißmoleküle (*Albumin*) durch den Filter schlüpfen und gehen so dem Stoffwechsel verloren. Hinzu kommen Störungen des Wasser- und Salzhaushalts und ein erhöhter Blutdruck. Werden diese Menschen nicht behandelt, steuern sie auf die Blutwäsche, die Dialyse, zu. Ein Drittel aller Menschen in Deutschland, die sich regelmäßig einer Blutwäsche unterziehen müssen, sind Diabetiker. Die Liste der Folgeerkrankungen durch Diabetes ist hier noch nicht zu Ende. Daher stellt sich die Frage, was man neben der Einnahme von Medikamenten selbst gegen eine Diabeteserkrankung oder auch zur Prävention unternehmen kann.

Früher sind Menschen an Diabetes gestorben, heute stirbt niemand mehr an dieser Erkrankung, sofern er gut auf die Medikamente eingestellt ist. Daher denken heute viele Betroffene, dass es nicht gravierend sei, mit Diabetes zu leben. Sie nehmen die Medikamente ein und das war es dann. Gerade der Diabetes Typ 2 hat jedoch Chancen auf Heilung, wenn man sich gesundheitsförderlich verhält. Auch Menschen mit Typ-1-Diabetes profitieren von einer gesunden Lebensführung. Übergewicht, Bewegungsmangel und die Vorliebe für eine kohlenhydratreiche Ernährung – Zucker ist ein Kohlenhydrat – sind absolutes Gift für alle Diabetiker. In Untersuchungen wurde gezeigt, dass circa 65 bis 70 Prozent aller stark übergewichtigen Personen mehr oder weniger insulinresistent sind, also Diabetes haben. Die Betroffenen essen in der Regel weiterhin viel und vor allem falsch. Sie können Ihrem Diabetes mit Erfolg zu Leibe rücken, wenn Sie sich an die folgenden Ratschläge halten:

- Bauen Sie Übergewicht ab und bewegen Sie sich ausreichend!
- Vermeiden Sie die Aufnahme von zu vielen Kohlenhydraten!
- Vermeiden Sie Zucker und Fruchtzucker, also süßes Obst wie zum Beispiel Bananen oder Weintrauben!
- Achten Sie auf eine basenreiche Ernährung!

Im Informationszeitalter hat fast jeder von uns Zugriff auf Rat und Wissen zu Gesundheitsthemen, sei es online oder in Form von unzähligen Büchern rund um Diabetes und gesunde Ernährung. Werden Sie aktiv und verändern Sie Ihr Verhalten, denn nur Sie haben Ihre Gesundheit in den Händen.

Der diabetische Fuß wird meistens unterschätzt

Der diabetische Fuß ist, wie bereits erwähnt, eine klassische Folgeerscheinung der Diabetes. Je früher der diabetische Fuß diagnostiziert wird, desto besser können Sie positiv auf den Krankheitsverlauf einwirken. Wenn Sie von Diabetes betroffen sind, achten Sie sorgsam auf die folgenden Warnzeichen und nehmen Sie sie unbedingt ernst. Sollten Sie bei sich eines oder auch mehrere der folgenden Anzeichen wahrnehmen, suchen Sie auf jeden Fall einen Arzt auf:

- **Trockenheit:** Die Haut an den Füßen verliert immer mehr an Feuchtigkeit und wird deutlich trockener.
- **Hornhaut:** Sie haben mehr Hornhaut an den Füßen als früher.
- **Unempfindlichkeit:** Sie nehmen an den Füßen Temperaturunterschiede nicht mehr oder nicht mehr deutlich wahr, das Schmerzempfinden ist reduziert.
- **Missempfindungen:** Ihre Füße kribbeln, fühlen sich taub oder wie eingeschlafen an.
- **Brennen und Stechen:** Vor allem nachts spüren Sie ein Brennen und Stechen in den Füßen.
- **Krallenzehen:** Ihre Zehen verändern sich und sehen aus wie Krallen.
- **Schwellungen und Rötungen:** Sie erkennen an Ihren Füßen Schwellungen oder Rötungen.
- **Wunden:** Wunden am Fuß heilen nicht oder es hat sich sogar schon ein Geschwür entwickelt.

Formen des diabetischen Fußes

Die Begriffe diabetisches Fußsyndrom (DFS) oder diabetischer Fuß werden synonym benutzt. Der diabetische Fuß ist eine Komplikation des Diabetes mellitus in Form schlecht heilender, chronischer Wunden am Fuß. Der Krankheitsverlauf ist durch Arteriosklerose und durch diabetische Polyneuropathie gekennzeichnet.

Beim neuropathischen diabetischen Fuß ist die Sensibilität der Hautnerven beeinträchtigt. Die Betroffenen nehmen Druckstellen und Schmerzen nur noch vermindert oder gar nicht mehr wahr.

Da Diabetiker Verletzungen am Fuß in vielen Fällen nicht bemerken, schonen sie die verletzte Stelle nicht ausreichend. Dadurch kann die Wunde nicht abheilen, sondern vergrößert sich mit der Zeit sogar noch. Außerdem kann es zu Lähmungen der Fußmuskulatur und somit zu Fehlbelastung kommen. Das Vorfußquergewölbe im Bereich der Grundgelenke sinkt immer weiter ab. Es kommt zu einer vermehrten Hornhautbildung, einer sogenannten Hyperkeratose. Die Haut wird mit der Zeit immer trockener, reißt ein und öffnet Keimen Tür und Tor.

Es kann aber auch sein, dass der diabetische Fuß durch eine schlechte Durchblutung gekennzeichnet ist, ein sogenannter ischämischer diabetischer Fuß. Die herabgesetzte Durchblutung verfärbt die Haut meist blass oder bläulich. Zudem fühlt sich die Haut kühl an und der Puls der Fußarterien lässt sich nicht mehr ertasten. Teile des Fußes werden immer schlechter mit Sauerstoff und Nährstoffen versorgt und sterben schließlich ab, Nekrose genannt. Der Bereich der Minderversorgung ist im schlimmsten Fall durch eine Schwarzfärbung zu erkennen. Auch unter Geschwüren (*Ulkus*) leiden die Betroffenen häufig. Als Ulkus bezeichnet man einen Defekt der Haut, der durch alle Wandschichten reichen kann, also eine tiefe, kraterartige Wunde.

Schließlich gibt es noch Mischformen dieser beiden Varianten. Ungefähr 30 bis 40 Prozent aller Diabetiker entwickeln irgendwann einen diabetischen Fuß. Mit aufwendigen Operationen wird dann versucht, die Durchblutung in den Beinen wiederherzustellen. Im schlimmsten Fall droht die Amputation von Zehen oder Teilen des Fußes. Häufig bleibt es nicht bei einer Amputation, sondern es werden scheibchenweise immer weitere Stücke des Fußes weggenommen. Experten gehen davon aus, dass ein Teil der Amputationen vermeidbar wäre.

Tipp: Sollte ihnen aufgrund eines diabetischen Fußes zu einer Amputation oder Teilamputation geraten werden, holen Sie eine Zweitmeinung ein, wenn Sie nicht in einer Spezialeinrichtung von Experten auf diesem Gebiet betreut werden. Eine Amputation ist unumkehrbar. Sie erhalten Rat über das Notfalltelefon der AG Fuß der Deutschen Diabetes Gesellschaft.

Eine Untersuchung an 55 Patienten mit diabetischer Polyneuropathie kam zu dem Ergebnis, dass regelmäßiges Kräftigen, Dehnen und funktionelles Training eine messbare positive Wirkung auf die Füße haben. Das Training wurde über einen Zeitraum von zwölf Wochen zweimal wöchentlich durchgeführt. Der Fußabrollvorgang verbesserte sich, ebenso der Funktionszustand der Fußgelenke. Fußtraining lohnt sich in jedem Fall, denn die Durchblutung, die Sensomotorik, die Kraft und die Elastizität des Fußes werden verbessert. Das wiederum führt in vielen Fällen zur Schmerzlinderung. Ebenfalls empfehlenswert sind Fußmassagegeräte mit Vibrationseffekt sowie weiche Einlagen mit Stimulation der Fußreflexzonen.

Eine besondere Form des neuropathischen diabetischen Fußes ist der Charcot-Fuß. Hierbei kommt es zu Knochenbrüchen, die aber aufgrund der fehlenden Sensibilität nicht wahrgenommen werden. Die Betroffenen laufen also mit dem gebrochenen Fuß, als wäre nichts passiert. Der Fuß verformt sich im Laufe der Zeit grotesk. Charcot-Füße werden meist konservativ behandelt und nicht operiert. Wie erwähnt, ist die Wundheilung bei Diabetikern so stark gestört, dass Wunden nur sehr schwer verheilen, wenn überhaupt. Bei Menschen mit Charcot-Füßen wachsen die Knochen nur sehr schwer wieder zusammen. Die Betroffenen müssen ihre Füße in der Therapie im wahrsten Sinne des Wortes über einen langen Zeitraum stillhalten; je nachdem, welche Knochen betroffen sind, bis zu einem halben Jahr. Selbst wenn die Knochenbrüche verheilt sind, ist das Laufen auf solchen Füßen keine Freude mehr.

Der diabetische Fuß und seine Pflege

Sie haben die Möglichkeit, Diabetes, all seinen Folgeerkrankungen und damit auch dem diabetischen Fuß vorzubeugen. Doch was ist zu tun, wenn Sie bereits an Diabetes erkrankt sind? Informieren Sie sich umfassend und gründlich über diese Erkrankung, um zu lernen, wie Sie selbst zu einem günstigen Verlauf beitragen können. In zertifizierten Arztpraxen und Kliniken finden regelmäßig Schulungen zum Thema statt. Nehmen Sie unbedingt daran teil, denn dort lernen Sie Grundlegendes, um schwere Schädigungen zu vermeiden. Auf der Website der Deutschen Gesellschaft für Diabetes können Sie nach speziellen Einrichtungen suchen.

Das oberste Gebot beim diabetischen Fuß ist Hygiene: Inspizieren Sie täglich sehr gründlich Ihre Füße auf Veränderungen oder Wunden. Wenn Sie einen Partner haben, bitten Sie ihn oder sie, das zu übernehmen, denn wer kann schon seine eigenen Füße aus allen Perspektiven betrachten? Waschen Sie die Füße und auch die Zehenzwischenräume täglich mit einer milden und rückfettenden Seife. Das Wasser sollte warm sein und nicht heißer als 38 Grad Celsius. Wenn Sie ein Fußbad nehmen, legen Sie bitte ein Thermometer ins Wasser, um die Temperatur zu kontrollieren. Bei Hautverletzungen sind Fußbäder tabu. Trocknen Sie Ihre Füße nach dem Waschen gründlich ab. Achten Sie dabei besonders auf die Zehenzwischenräume. Sie sollten Ihre Füße außerdem regelmäßig eincremen; die Zehenzwischenräume allerdings nur, wenn Sie extrem trocken sind. Feilen Sie die Nägel und achten

Sie darauf, dass sie ihre gerade Form behalten. Besuchen Sie einen Podologen, wenn Sie selbst Ihre Füße nicht adäquat versorgen können oder wenn die Füße problematische Bereiche aufweisen. Achten Sie zudem auf das passende Schuhwerk und gute Socken. Es gibt spezielle Diabetikersocken. So sehr wir das Barfußgehen befürworten: Für Diabetiker, die unter Durchblutungsstörungen und/oder einer Neuropathie leiden, ist Barfußgehen verboten. Sie können jedoch Barfußschuhe ausprobieren, denn auch für Sie gilt: Training und Herausforderung tun den Füßen gut. Merkwürdigerweise wird Fußtraining im Zusammenhang mit Diabetes fast nie erwähnt. Dabei könnte man mit den richtigen Übungen viel Gutes bewirken und den Krankheitsverlauf positiv beeinflussen.

Fußfehlstellungen – üben Sie dagegen an

Liebe Leserinnen und Leser, falls Ihnen auffällt, dass Dinge in diesem Buch ab und zu wiederholt dargestellt werden: Das ist gewollt. Einige Zusammenhänge sind so wichtig, dass wir sie gern öfter nennen. Dazu gehört die Tatsache, dass die meisten Fußfehlstellungen hierzulande erworben sind. *Deutschland hat Rücken* lautet der Titel eines bekannten Buchs.[18] Aber Deutschland hat auch Fuß, und das wird leider viel zu selten thematisiert. Offensichtlich scheinen Fußprobleme nicht so relevant zu sein wie Rückenschmerzen. Unsere langjährigen Erfahrungen sagen jedoch etwas anderes.

Bei unseren Nachbarn im Vereinigten Königreich wurden in einer Studie die jährlichen Arztbesuche aufgrund von muskuloskelettalen Problemen ausgewertet: Die meisten Kinder gingen aufgrund von Fußbeschwerden zum Arzt, bei den Erwachsenen rangierten die Füße immerhin auf Platz 6, also noch vor Schulter-, Hüft-, Hand- und Beckenbeschwerden.[19] Das ist beachtlich. Und wie ist es mit Ihnen? Waren Sie auch schon wegen Ihrer Füße beim Arzt? Welche Therapie wurde angewandt? Oder wurden Sie gar nicht behandelt und stattdessen lediglich mit einem Rezept für Einlagen versorgt? Wie lautete die Diagnose? Sehr viele Deutsche haben einen Knick-, Senk- oder Spreizfuß. Bei einigen kommt auch alles zusammen. Lassen Sie Ihre Füße jedoch nicht in eine Schublade stecken, in die sie vielleicht nicht gehören. Versuchen Sie herauszufinden, was wirklich los ist und was Sie selbst für mehr Fußgesundheit tun können.

Knick-, Senk- und Plattfuß

Wenn die Ferse nicht mehr im Lot steht, sondern sich nach innen, also zur Körpermitte hin, dreht (*pes valgus*), spricht man von einem Knickfuß. Knickfüße an sich sind meist beschwerdefrei, doch es ist definitiv nicht gesund, auf ihnen zu laufen. Der scheinbar harmlos daherkommende Knickfuß ist oftmals nur der Beginn einer langen und schmerzhaften Fußerkrankung.

Eine häufige Folge des Knickfußes ist der Knicksenkfuß (*pes planovalgus*). Sie erinnern sich an die Beschreibung des Längsgewölbes, das sich von der Ferse bis zum Großzehengrundgelenk zieht. Knickt die Ferse nach innen, wird der Fuß falsch, nämlich zu sehr auf der Innenseite belastet. Es ist eine logische Konsequenz, dass die Knochen, die das Längsgewölbe bilden, im Laufe der Jahre durch die Mehrbelastung absinken und sich dem Boden nähern. Eine Abflachung des Längsgewölbes ohne Abknicken der Ferse wird als Senkfuß (*insufficientia pedis*) bezeichnet. Haben die Knochen des Längsgewölbes den Boden erreicht und ist kein noch so geringes Längsgewölbe mehr sichtbar, hat der Mensch einen Plattfuß (*pes planus*). Die gesamte Fußsohle hält nun Kontakt zum Boden. Auch auf Plattfüßen kann man gut durchs Leben gehen. Doch die fehlende Dämpfung ist nicht förderlich für die Gesundheit der Gelenke. Und die Langzeitfolgen von Plattfüßen sind häufig schmerzhaft.

Übung: Fersendrehung

Diese Übung trainiert Ihre Wahrnehmung für die richtige Fersenbelastung. Stellen Sie sich aufrecht hin und nehmen Sie beide Füße, insbesondere die Fersen, wahr. Nun drehen Sie die linke und die rechte Ferse etwas auf ihre Außenseite. Dabei bleiben die Großzehengrundgelenke am Boden. Spüren Sie nach, was sich durch die Drehung am Fuß verändert. Dann drehen Sie die Fersen vermehrt auf die Innenseiten. Drehen Sie die Fersen noch einige Male hin und her und finden Sie dann die Position, in der die Fersen mittig und aufrecht positioniert sind. Idealerweise kann Ihnen eine zweite Person, die hinter Ihnen steht, Feedback über die Fersenstellung geben.

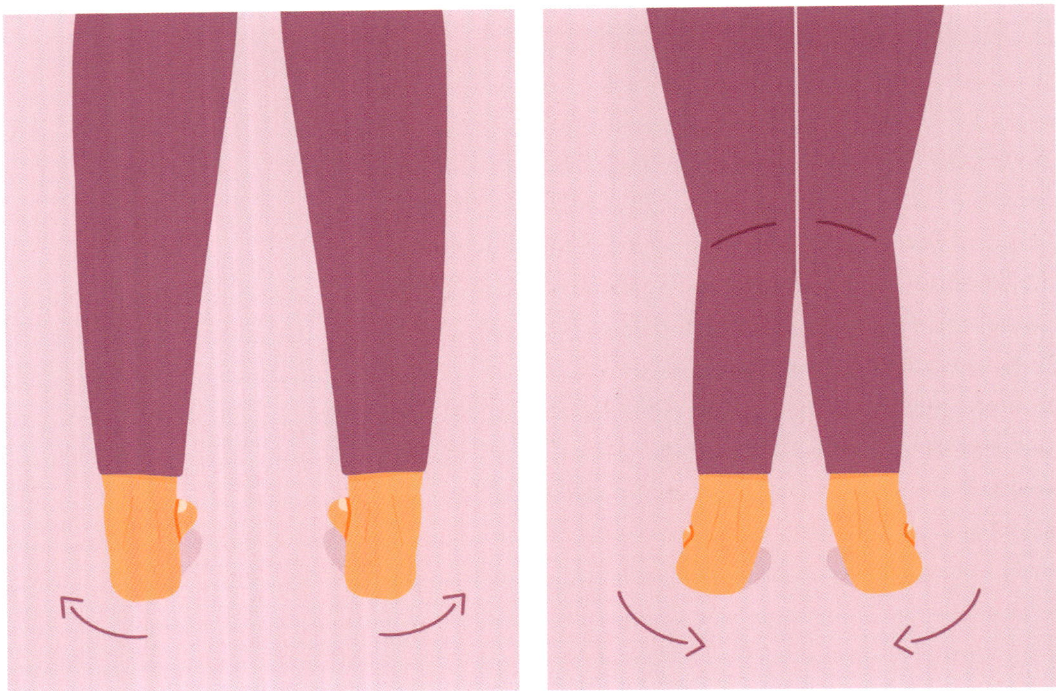

Beobachten Sie sich im Anschluss bei den nächsten Schritten: Knicken Ihre Fersen in die eine oder andere Richtung weg oder landen Sie auf der Fersenmitte? Versuchen Sie bei jedem Schritt, die Ferse mittig aufzusetzen und beim Abrollen des Fußes, die Fußaußenseite deutlich auf dem Boden zu verankern. Bitten Sie alternativ eine Freundin oder einen Freund, Ihre Fersen von hinten zu analysieren: Bleiben die Fersen im Stand, im Gang und auch auf einem Bein stehend gerade?

Übung: Gesunder Standpunkt 2

Wiederholen Sie die Übung Standpunkt 1 (Seite 55). Bleiben Sie beim Üben konsequent auf den drei Bereichen stehen: Ferse, Fußaußenseite und Großzehengrundgelenk. Wenn Sie diese Übung auf flachem Boden beherrschen, steigern Sie sich mit dieser Übung: Trainieren Sie auf einer instabilen Unterlage, zum Beispiel einem Wackelkissen oder einer zusammengefalteten Decke. Das erhöht die Aktivität deutlich und verbessert den Trainingserfolg. Lassen Sie die Zehen während der Übungsausführung locker auf der Unterlage liegen.

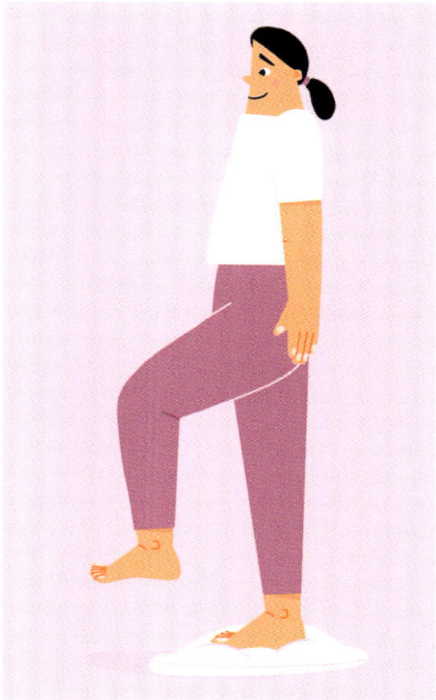

Hohlfüße auf dem Vormarsch

Bei einem Hohlfuß ist die Ferse nach außen gekippt und das Längsgewölbe ist höher als normal ausgebildet. Was normal ist oder nicht, lässt sich am besten über den Abdruck der Fußsohle erkennen. Testen Sie also Ihre Füße. So geht es: Färben Sie Ihre Fußsohle mit Wasser- oder Fingerfarbe ein und stellen Sie sich mit voller Belastung auf ein Blatt Papier. Lässt sich am Fußabdruck zwischen Ferse und Vorfuß keine farbige Verbindung erkennen, handelt es sich bei Ihrem Fuß um einen Hohlfuß.

Hohlfüße können angeboren oder erworben sein. Sie treten gehäuft familiär auf oder sind die Folge einer neurologischen Erkrankung. In jedem Fall sind bei einem Hohlfuß die kurzen Fußmuskeln stark verkürzt und ziehen somit den Fuß immer mehr in die angespannte Haltung. Menschen mit Hohlfüßen haben in der Regel unelastische Füße und ungeschmeidige Körper. Die Hohlfußpatienten zeichnen sich durch eine erhöhte Körperspannung aus, die eben auch an den Füßen zu beobachten ist. Hier geht es dann darum zu lernen, loszulassen und Vertrauen zu entwickeln.

Etwa 10 Prozent der Bevölkerung hat einen Hohlfuß, von dem verschiedene Formen beschrieben werden: Abhängig davon, ob die Gewichtsverteilung auf dem Fuß beim Gehen eher hinten oder vorn liegt, werden unter anderem der Fersenhohlfuß oder der Hackenhohlfuß voneinander unterschieden. In jedem Fall fehlt die weiche, rhythmische Bewegung des Fußes und es kommt zu einer übermäßigen Belastung, vor allem im vorderen Bereich. Die meisten Patienten mit Hohlfuß haben ausgeprägte Beschwerden am Vorfuß und leiden unter einem starken Spreizfuß (Seiten 105/106), häufig gepaart mit Krallenzehen.

Übung: Den Fuß längen

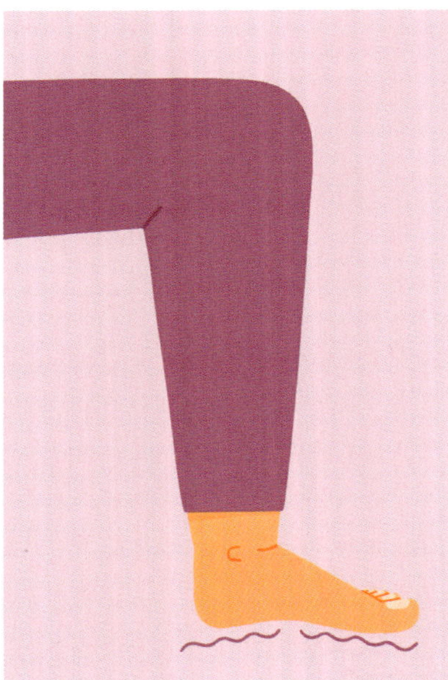

Setzen sie sich auf einen Stuhl, stellen Sie die Füße flach auf dem Boden auf und konzentrieren Sie sich auf einen der beiden Füße. Stellen Sie sich vor, wie sich das Großzehengrundgelenk auf dem Boden ganz leicht nach vorn schiebt und etwas in den Boden hinein. Die Bewegung ist minimal, aber sie führt dazu, dass sich der Fuß in die Länge hinein entspannen kann. Wenn Sie das beherrschen, üben Sie mit der Ferse weiter: Lassen Sie die Innenseite Ihrer Ferse nach hinten wachsen, das verlängert den Fuß in die andere Richtung. Stellen Sie sich vor, der Fuß wird länger, weich und elastisch, die Fußaußenseite behält deutlichen Bodenkontakt. Wiederholen Sie die Übung im Anschluss mit dem anderen Fuß. Schließlich können Sie sie auch mit beiden Füßen gleichzeitig oder im Stehen durchführen. Dauer der Übung: circa 2 Minuten pro Fuß.

Spreizfuß – eine Volkskrankheit

Keine Fußfehlstellung kommt häufiger vor als der Spreizfuß (*Pes transversoplanus*). Genaue Zahlen werden nicht erhoben, aber wir schätzen, dass über 90 Prozent der Deutschen einen Spreizfuß haben. Der Spreizfuß kann sich sowohl schmerzhaft als auch schmerzfrei zeigen. Oft ergeben sich aus ihm schwerwiegende Folgen für die Zehen, die dann mehr Beschwerden verursachen als der ursprüngliche Spreizfuß.

Wie erkennen Sie den Spreizfuß? Dieser ist gekennzeichnet durch den Verlust des Vorfußquergewölbes, also des vorderen Teils des Quergewölbes im Bereich der Grundgelenke, dort, wo sich die Knöchelreihe befindet. Die Mittelfußknochen driften vorn auseinander. Sie spreizen sich und der Fuß wird dort breiter. Das bemerken viele Betroffene erst beim Schuhkauf, wenn es immer schwieriger wird, passende Schuhe zu finden. Durch die veränderte Statik und Funktion des Vorfußes werden in der Konsequenz oftmals die Zehen aufeinander zubewegt. Häufig entstehen ein *Hallux valgus* oder Schneiderballen, Hammer- und Krallenzehen oder das Morton-Neurinom (Seite 107).

Es ist unter anderem die Fehlfunktion der Ballenmuskulatur, die den Spreizfuß begünstigt. Diese kurzen Muskeln laufen an der Fußsohle zwischen dem großen und dem kleinen Ballen sternförmig zusammen und werden auch als Impulsmuskulatur bezeichnet, da sie den Impuls zum Abstoßen des Fußes geben. Richtig abstoßen muss man sich vor allem, wenn man zügig geht oder schnell rennt. Aber selbst dann werden bei den meisten Menschen die Impulsmuskeln nicht aktiv. Sie befinden sich einfach im Tiefschlaf und kaum einer weiß, wie man diese Muskeln gezielt auf *on* stellt. Eine sehr häufige andere Ursache für den Spreizfuß ist das falsche Abrollverhalten: Viele Menschen belasten beim Gehen die Vorfüße unbewusst zu lange und zu stark. So verliert das Bindegewebe an Elastizität und das Gewölbe kann nicht mehr aufgebaut werden. Leider leiden viele Frauen im Zusammenhang mit Stoffwechselveränderungen während der Schwangerschaft oder in den Wechseljahren unter Spreizfußbeschwerden.

Aus unseren vier Greiffüßen sind im Laufe der menschlichen Evolution unsere jetzigen Hände und Füße entstanden. Anatomisch sind sich die Hände und Füße sehr ähnlich. Halten Sie Ihre rechte Hand flach in die Luft, mit der Handfläche nach unten zeigend. Stellen Sie sich vor, eine kostbare Perle klebt am Handteller zwischen den beiden Handballen. Sie möchten auf jeden Fall vermeiden, dass die Perle herunterfällt. Umschließen Sie die Perle ganz sanft mit den beiden Handballen. Nur so stark, dass sich der Handteller leicht um die imaginäre Perle wölbt. Wenn Sie es genau so machen und die Hand dabei nicht verkrampfen, beobachten Sie Folgendes: Als Erstes wölbt sich die Handfläche, die Knöchelreihe wird sichtbar und die Finger werden leicht in den Grundgelenken gebeugt. Wenn Sie die Handfläche noch stärker wölben, werden Sie erkennen, dass sich die Mittelhandknochen aufeinander zu drehen. Die Hand wird dann schmaler sein als vorher. Genau diese Bewegungsabfolge, nur in viel kleinerem Umfang, fast schon minimalistisch, wird von unseren Vorfüßen beim Gehen ausgeführt. Ein flacher C-Bogen baut sich auf und flacht wieder ab, wenn der Fuß belastet wird. Dies passiert allerdings nur, wenn alles richtig abläuft – was es meistens leider nicht tut. Spreizfußtraining, also Gewölbetraining, tut jedem Fuß gut – ohne Ausnahme, denn Sie trainieren damit sehr wichtige Muskeln, die Sie für gesundes Gehen benötigen.

Übung: Aktivierung der Impulsmuskulatur

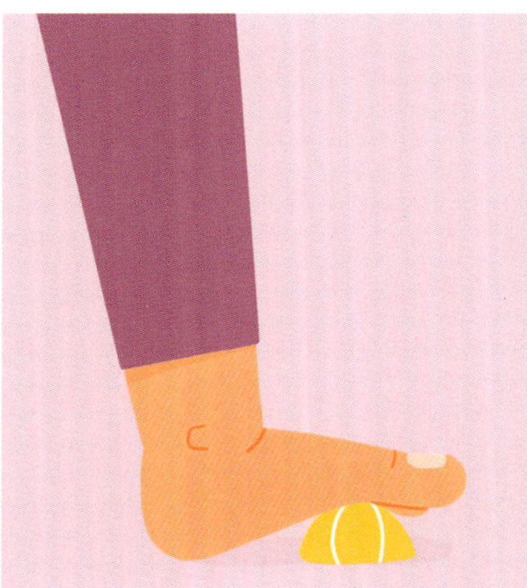

Sie benötigen für diese Übung einen mittig halbierten Tennisball oder etwas Papier, das Sie zu einer kleinen Kugel zusammendrücken.

Dies ist eine schöne Basisübung zum Aktivieren der Impulsmuskulatur: Setzen Sie sich auf einen Stuhl und beugen Sie die Knie und Sprunggelenke, sodass sowohl Ober- und Unterschenkel als auch Unterschenkel und Fuß jeweils einen 90-Grad-Winkel bilden. Legen Sie Ihren Vorfuß auf den halben Ball. Die höchste Stelle des Balls befindet sich ungefähr in der Mitte zwischen dem Groß- und dem Kleinzehengrundgelenk. Die Zehen berühren den Ball nicht. Spannen Sie jetzt Ihre Muskeln so an, als ob Sie den Vorfuß um den Ball herum wölben würden. Spannen Sie die Muskulatur jedoch nur minimal an. Stellen Sie sich vor, Sie wollen den Ball ansaugen, und sehen Sie vor Ihrem geistigen Auge, wie sich die Mittelfußknochen leicht um den Ball herumdrehen. Lassen Sie nach 5 Sekunden wieder locker und führen Sie die Übung erneut durch.

Morton-Neurinom und Metatarsalgie

Das Morton-Neurinom, auch Morton-Neuralgie, tritt häufig in Kombination mit einem Spreizfuß auf. Durch den permanenten Druck im Bereich des Vorfußes kann es zu einer Veränderung der Nerven zwischen den Mittelfußknochen kommen. Dabei verdickt sich die bindegewebige Nervenhülle zu einem Knoten. Akut stechende, brennende Schmerzen in Vorfuß und Zehen sind die Folge. Häufig sind die Schmerzen zwischen dem dritten und vierten Zeh zu spüren, seltener zwischen dem zweiten und dritten Zeh. Typisch ist ein Fremdkörpergefühl, als würde eine Erbse hin- und herrutschen (Mulder-Click-Zeichen). Frauen sind von diesem Krankheitsbild deutlich öfter betroffen als Männer.

Die Diagnose Metatarsalgie (*Metatarsus* ist der Mittelfuß und *algie* bedeutet Schmerz) ist eher unspezifisch. Die Betroffenen leiden unter belastungsabhängigen Schmerzen im Bereich des Vorfußes, welche durch Überlastung, Fußfehlstellungen oder Verletzungen auftreten können. Um eine Metatarsalgie behandeln zu können, ist es also zunächst wichtig, die Ursache für die Schmerzen zu ergründen.

Bei beiden Krankheitsbildern empfehlen wir Ihnen, mit dem Quergewölbetraining (Seite 106) zu beginnen, denn nur so können Sie mittelfristig die Fußmechanik verbessern. Es gibt beim Morton-Neurinom unterschiedliche Operationsverfahren, doch bevor Sie so einen Eingriff vornehmen lassen, ist es ratsam, das Problem mit einem gezielten Fußtraining anzugehen.

Der *Hallux valgus* und sein kleiner Bruder

Der lateinische Name der Großzehe lautet *Hallux*. Jeder von uns hat also einen *Hallux*, allerdings nicht unbedingt einen *Hallux valgus*. Das ist auch gut so, denn bei diesem Befund ist die Großzehe zur Fußaußenseite gezogen, also auf die zweite Zehe zu, und das Köpfchen des ersten Mittelfußstrahls drückt sich heraus. (Beim seltenen *Hallux varus* wird sie hingegen zur Körpermitte gezogen; *varus* bedeutet o-förmig). Wie viele Deutsche an einem *Hallux valgus* leiden, ist nicht belegt – circa 70 000 Menschen lassen sich jedoch jährlich operieren, entweder stationär oder ambulant. Die Operationsmethoden variieren und hängen vom Schweregrad der Erkrankung ab. Mehr zum *Hallux valgus* erfahren Sie ab Seite 131. Mit der Übung »Die Großzehe begradigen« (Seiten 108/109) können Sie dem *Hallux valgus* entgegenwirken, da sie die Elastizität des Bindegewebes verbessert und die Großzehe wieder in die gerade Position führt. Sie können diese Übung nicht nur prophylaktisch, sondern auch bei einem bestehenden *Hallux valgus* ausführen.

Übung: Die Großzehe begradigen

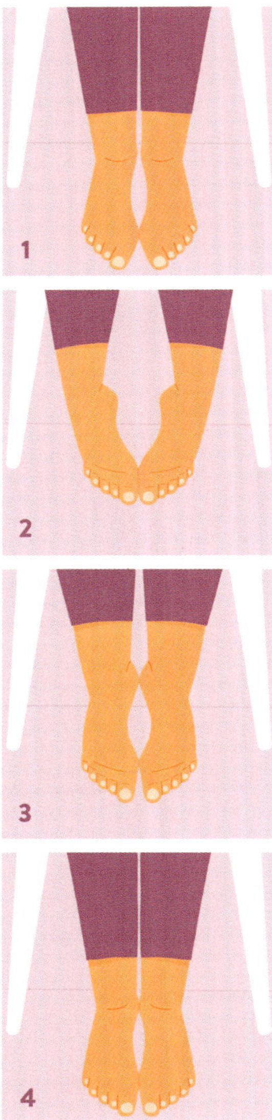

Setzen Sie sich auf den vorderen Teil eines Stuhls. Die Unterschenkel stehen im rechten Winkel zu den Oberschenkeln und die Füße nebeneinander. Knie, Innenknöchel und die beiden Großzehengrundgelenke berühren sich. Sollte das nicht funktionieren, nähern Sie diese so weit wie möglich einander an.

1. Heben Sie die Fersen an, sodass Ihre Füße mit dem vorderen Teil, also den Zehen und den Ballen, Bodenkontakt halten.
2. Drehen Sie die Fersen so, dass die großen Zehen parallel nebeneinanderliegen. Das gelingt besser, wenn Sie mit den Großzehenballen leichten Druck auf den Boden ausüben. Dabei drehen die Fersen oft auseinander.
3. Drehen Sie jetzt Ihre Fersen zusammen und halten Sie Ihre großen Zehen möglichst beieinander. Dafür den Druck auf den Boden leicht erhöhen.
4. Stellen Sie zuletzt die Fersen auf dem Boden ab und spüren Sie der Dehnung im Bereich der Zehen nach. Halten Sie diese Stellung der Füße 1 bis 2 Minuten und spüren Sie die Belastung der Druckpunkte am Boden.

Der kleine Bruder des *Hallux valgus* ist der Schneiderballen (*Digitus quintus varus*). Früher saßen die Schneider mit gekreuzten Beinen auf dem Tisch und nähten. Dadurch wurde das Grundgelenk der kleinen Zehe, also der fünften Zehe, sehr stark belastet und im Laufe der Jahre entwickelte dieses Gelenk eine deutliche Schwellung. Der Schneiderballen ist das Pendant zum *Hallux valgus*: Der fünfte Zeh wird in Richtung Großzehe gezogen. Das kleine Zehengrundgelenk verliert somit seine Führung und es kann an der Außenseite zu Druckstellen, Hornhaut und Entzündungen kommen. Bei der Therapie des Schneiderballens ist neben der Behandlung der Entzündung intensives Spreizfußtraining wichtig. Außerdem ist das Abspreizen des kleinen Zehs eine weitere gute Übung.

Übung: Kleinzehenabspreizer

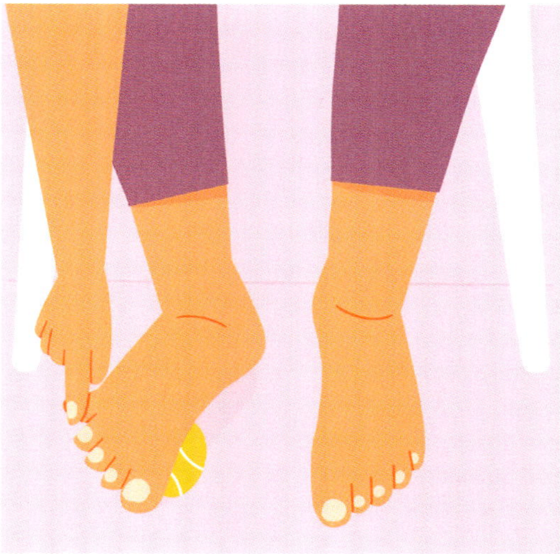

Sie sitzen auf einem Stuhl und legen den betroffenen Vorfuß auf einen halben Tennisball, sodass die Zehen den Ball jedoch nicht berühren. Spreizen Sie jetzt die Zehen, ohne sie hochzuziehen. Die Zehen sollten ungefähr in Verlängerung des Fußrückens bleiben, also eher nach vorn und unten zeigen. Wenn sich der kleine Zeh nicht spreizen möchte, helfen Sie mit einem Finger nach. Halten Sie den Zeh rund 5 Sekunden in abgespreizter Position. Stellen Sie sich vor, der kleine Zeh bleibt außen, auch wenn Sie Ihren Finger wegnehmen. Wiederholen Sie die Übung 15-mal. Üben Sie so lange, bis das Abspreizen des kleinen Zehs nach einigen Tagen oder Wochen ohne Unterstützung klappt. Diese Übung können Sie übrigens analog auch mit dem großen Zeh durchführen. Sie kräftigen damit den Großzehenabspreizer, der besonders bei einem *Hallux valgus* nicht mehr aktiv arbeitet.

Gekrümmt und schmerzhaft – Krallen- und Hammerzehen

Krallen- und Hammerzehen (*Digitus malleus*) sind fast immer mit einem Spreizfuß verbunden, häufig auch mit einem *Hallux valgus*. Betroffen von dieser Fehlstellung sind nur die mittleren Zehen, also der zweite, dritte und vierte Zeh. Beim Hammerzeh zeigt das Endglied aufgrund des gebeugten Mittelgelenks, manchmal zusätzlich auch durch das gebeugte Endgelenk, wie ein Hammer deutlich nach unten und die Zehenbeere, also die Zehenkuppe, berührt den Boden. Die Zehenbeere ist aber nicht für Bodenkontakt gemacht, ihre Haut ist viel zu zart dafür. Erhebliche Beschwerden an der Beere sind häufig die Folge.

Bei der Krallenzehe sind die Zehen im Grundgelenk überstreckt und ansonsten krallenförmig gebeugt. Die Zehenkuppe hat in der Regel keinen Bodenkontakt. Es gibt auch Mischformen. Zehendeformitäten können den Betroffenen das Leben extrem schwer machen. Sie finden keine passenden Schuhe mehr oder haben ständig Schmerzen, weil die Schuhe auf die Zehen drücken. Häufig leiden auch Menschen mit neurologischen Erkrankungen oder Diabetes an diesen sehr schmerzhaften Fehlstellungen.

Schmerzen rund um die Sehnen

Sehnen verbinden die Muskeln mit den Knochen und sind unentbehrlicher Bestandteil eines jeden Muskels. Jeder Muskel hat zwei Sehnen: Die eine kommt vom Ursprungsort des Muskels (Ursprungssehne), die andere Sehne führt zum Ansatzpunkt (Ansatzsehne). Sehnen- und Bindegewebe ist die weißliche feste Struktur in einem Stück Fleisch und nicht zart. Die bekannteste und gleichzeitig dickste Sehne des Körpers ist die Achillessehne. Fassen Sie mal mit Ihren Fingern an die Stelle über einer Ihrer Fersen und beugen und strecken Sie den Fuß. Sie werden sie deutlich spüren.

Während Muskelgewebe nach Verletzungen relativ zügig heilt, ist das Sehnengewebe sehr träge. Der Heilungsprozess dauert – abhängig von unterschiedlichen Faktoren – mehrere Monate bis zu einem Jahr, manchmal auch länger. Das liegt an dem sehr langsamen Sehnenstoffwechsel. Sehnen-

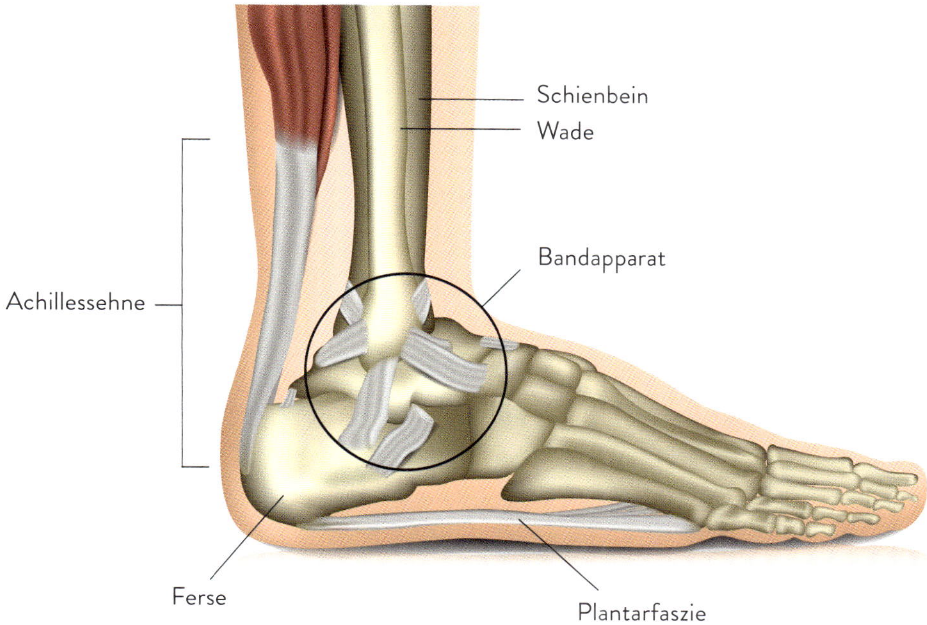

Die Achillessehne ist die kräftigste Sehne des menschlichen Körpers. Sie ist bis 25 Zentimeter lang und maximal 8 Millimeter dick.

gewebe ist im Vergleich zu anderem Körpergewebe weniger gut durchblutet. Der größere Anteil des Sehnengewebes besteht aus dem Gewebe, das sich zwischen den Zellen befindet, die sogenannte extrazelluläre Substanz, auch Matrix genannt. Sie besteht aus der Grundsubstanz und aus parallel verlaufenden Kollagenfasern, die zu Bündeln zusammengefasst sind. Diese sind besonders reißfest und widerstandsfähig. Genau das brauchen Sehnen, aber es geht auf Kosten des Stoffwechsels. Die vielen Kollagenfasern sind der Grund, warum Sehnen reißfest sind. Doch gleichzeitig minimiert sich dadurch der Anteil der Zellen, die am Sehnenstoffwechsel beteiligt sind, und der Stoffwechsel und Heilungsprozesse verlangsamen sich.

Unsere Füße sind sehnig eingehüllt. Die Achillessehne kommt aus der Unterschenkelmuskulatur und umschließt die Ferse wie eine Kappe. Etwas weiter unten und weiter vorn Richtung Zehen, an der Unterseite der Ferse, entspringt die Plantarfaszie. Diese derbe Sehnenplatte zieht von der Ferse zu den fünf Zehengrundgelenken. Probleme mit den Sehnen am Fuß kommen häufig vor und sind oft auch extrem langwierig. Die Ursachen sind wie bei anderen Fußbeschwerden vielschichtig und nicht immer eindeutig zuzuordnen. Häufig spielen Fußfehlstellungen eine Rolle.

Bei der Plantarfasziitis handelt es sich nicht um eine klassische Entzündung, obwohl es überall so beschrieben wird, sondern um eine Sehnenreizung mit kleinen Mikrorissen. Bei der Therapie dieser Sehnen ist es ratsam, mehrgleisig zu fahren. Nicht nur die richtigen Übungen und die Korrektur eventueller Fehlstellungen sind wichtig, auch die Schmerzbehandlung spielt eine wichtige Rolle sowie die Verbesserung des Sehnenstoffwechsels. Es gibt einige allgemeine Tipps für die Therapie von Sehnenproblemen:

- Trainieren Sie die Wadenmuskulatur exzentrisch beziehungsweise dehnen Sie die Plantarfaszie (Übung »Die Kraft stärken«, Seiten 160/161).
- Eisbehandlung nach dem Training: Legen Sie für einige Minuten ein Coolpad auf die betroffene Stelle oder reiben Sie mehrmals für einige Sekunden mit einem Eiswürfel darüber.
- Rollen Sie die Waden mit einer Faszienrolle und die Fußsohle mit einem Flummi aus.
- Bei Achillessehnenproblemen: Für einen Zeitraum von bis zu drei Wochen ist das Tragen einer leichten Schuherhöhung sinnvoll. Diese wird vom Orthopäden verschrieben. Alternativ können Sie auch ausprobieren, ob ein Fersenkeil aus dem Sanitätshandel zur Schmerzlinderung beiträgt.
- Behandeln Sie die schmerzenden Stellen mit Salben aus der Apotheke oder alternativ mit Quark- oder Heilerdeumschlägen.
- Verbessern Sie Ihren Sehnenstoffwechsel durch die Einnahme der Schüßler-Salze Nr. 1, Nr. 2 und Nr. 11, jeweils in der D12-Potenz, also Verdünnung. Nehmen Sie täglich dreimal jeweils zwei Tabletten ein.
- Auch die Aufnahme folgender Nährstoffe ist hilfreich, denn aus ihnen besteht die Matrix, die die kollagenen Fasern umgibt: Glucosaminsulfat und Chondroitinsulfat. Vitamin C trägt zu einer normalen Kollagenbildung bei, während andere Mikronährstoffe wie etwa Mangan und Kupfer einen Anteil an der Bildung von normalem Bindegewebe haben. In der Apotheke gibt es entsprechende orthomolekulare Produkte.

Unter Schmerzen sollten Sie nicht trainieren. Nehmen Sie auf keinen Fall Schmerzmittel ein, um schmerzfrei zu trainieren. Das ist Gift für Ihre Sehnen und schafft mehr Probleme, als dass es hilft. Sollten Ihre Beschwerden nach drei bis vier Tagen nicht nachlassen, suchen Sie einen Arzt auf.

Achillodynie und Haglundferse

Die Achillessehne überträgt die Kraft der Wadenmuskulatur auf den Fuß und fängt mit jedem Schritt ein Mehrfaches des Körpergewichts auf. Sie kann die unglaubliche Belastung von bis zu einer Tonne pro Quadratzentimeter aushalten. Und obwohl die Achillessehne die stärkste Sehne des Körpers ist, ist sie buchstäblich unsere Achillesferse, denn diese Sehne ist empfindlich. Achillessehnenbeschwerden entstehen meistens schleichend. Oft schmerzt die Sehne am Anfang nur auf leichten Druck. Das sollten Sie unbedingt ernst nehmen. Schonen Sie Ihre Sehne, wenn sie Schmerzen bereitet. Häufig klingen die Beschwerden nach einigen Tagen ab. Halten die Sehnenprobleme über einen längeren Zeitraum an, fängt der Körper an, das entzündete Gewebe zu ersetzen: Bei der Achillessehne wird dann Sehnen- durch Bindegewebe ersetzt, das längst nicht so elastisch ist wie die Sehne selbst.

Schmerzzustände an Sehnen, die keine Entzündungen aufweisen, werden als Tendopathie bezeichnet (*Tendo* bedeutet »Sehne« und *pathie* ist die »Erkrankung«). Sollte eine Tendinitis diagnostiziert werden, weist das eindeutig darauf hin, dass auch entzündliche Prozesse beteiligt sind. Auch bei einer Achillodynie (*dynie* bedeutet »Schmerz«) handelt es sich um ein entzündliches Geschehen: Achillodynie ist ein Überbegriff und beschreibt den Schmerz am unteren Ende der Achillessehne. Die Erkrankung tritt oft bei sportlich aktiven Menschen auf und gehört zu den häufigsten Sportverletzungen. Meistens spielt eine Überbeanspruchung der Sehne eine entscheidende Rolle oder das Trainingsvolumen war – gemessen an den Ruhezeiten – zu intensiv. Außerdem können neben Fuß- und Beckenfehlstellungen auch rheumatische Erkrankungen Beschwerden an der Achillessehne auslösen. Im Abschnitt zum Thema Plantarfasziitis finden Sie die Übung »Wadenstretch an der Treppe« (Seiten 114/115), die auch bei Achillessehnenproblemen in vielen Fällen hilfreich ist.

Die Haglundferse wird auch als Haglundexostose bezeichnet und verdankt ihren Namen dem Orthopäden Patrik Haglund. Sie entwickelt sich aufgrund einer knöchernen Vorwölbung am Fersenbein. Die Ferse kann schon ab Geburt eine Vorwölbung aufweisen, doch oft entwickelt sich die Haglundferse erst in späteren Jahren. Durch den erhöhten Druck am Schuhinnenrand kann es zu Gewebsveränderungen kommen und später zu Folgeerkrankung an der Ferse, an den Weichteilgeweben und der Achillessehne. Entzündet sich aufgrund der Vorwölbung der Schleimbeutel am Achillessehnenansatz oder die Sehne, spricht man auch vom Haglundsyndrom. Hier kann sowohl eine konservative als auch eine operative Therapie helfen.

Plantarfasziitis und Fersensporn

Reizzustände an der Plantarfaszie, die sogenannte Plantarfasziitis, sind ebenfalls extrem schmerzhaft. Betroffene klagen in der Regel über einen starken Fersenschmerz, der sich bei Druck oder Belastung verstärkt und unerträglich werden kann. Typisch sind auch Anlaufschmerzen nach einer Ruhepause oder am Morgen. Die durchschnittliche Dicke der Plantarfaszie kann sich bei ungünstiger Krafteinwirkung in einem längeren Prozess von 4 auf 8 Millimeter verdoppeln. Die Ansatzstelle der Plantarsehne an der Ferse verhärtet und es bildet sich ein Knochensporn. Das ist der berühmte Fersensporn. Dieser tut zwar nicht weh, die gereizte Plantarfaszie um den Sporn herum jedoch umso mehr. Wenn die wirklichen Ursachen nicht erkannt und behandelt werden, haben nicht wenige Menschen bis zu zwei Jahre mit Fersenschmerzen zu tun. Wenn Sie eine Plantarfasziitis oder einen entzündlichen Fersensporn haben, gestalten Sie die Therapie auf jeden Fall mehrgleisig mit Training, Eisbehandlung, Umschlägen und Schüßler-Salzen (Seite 112). Auch Stoßwellen- und Lasertherapie oder Einlagen können hilfreich sein. Dann sind die Chancen auf Heilung am größten. Es gibt mehrere gute Übungen bei Entzündungen der Achillessehne und Plantarfaszie. Eine ist der Wadenstretch an der Treppe.

Übung: Wadenstretch an der Treppe

Stellen Sie sich mit dem von der Plantarfasziitis betroffenen Fuß auf die unterste Stufe einer Treppe oder auf ein passendes Hilfsmittel, falls Sie keine Treppe finden, und lassen Sie die Ferse frei über die Kante hinausragen. Der andere Fuß hat keinen Bodenkontakt. Senken Sie nun die Ferse so weit wie möglich ab und drücken Sie sich im Anschluss in den Zehenstand hoch. Lassen Sie sich langsam wieder herunter und drücken Sie sich dann wieder hoch. Beginnen Sie je nach Trainingszustand zuerst einmal mit nur zwei bis drei Wiederholungen. Das Ziel ist, drei Runden à 15 Wiederholungen dreimal am Tag auszuführen.

Das Wichtigste ist: Bleiben Sie am Ball! Führen Sie diese Übung kontinuierlich über einen Zeitraum von mindestens drei, besser sechs Monaten aus. Studien haben gezeigt, dass dann die Chancen gut stehen, dass sich das Sehnengewebe regeneriert.

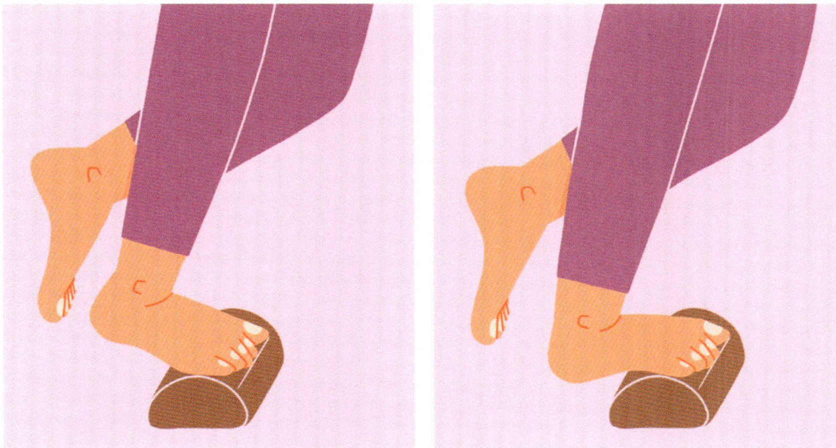

Einlagen – Retter in der Not?

Wie viele Einlagen haben Sie in Ihrem Leben schon verschrieben bekommen? Vielleicht wurden Sie sogar schon als Kind dazu verdonnert, Einlagen zu tragen? Dann sind Sie beileibe kein Einzelfall. Aber: Wie viele dieser Einlagen haben Sie wirklich getragen und wie viele sind in der Ecke des Schuhschranks gelandet? Während einige Therapeuten Einlagen verteufeln, sind andere der Meinung, dass sie, wie viele andere Hilfsmittel, durchaus ihre Berechtigung haben.

Immer mehr Menschen werden mit Schuheinlagen versorgt und hoffen dadurch auf Linderung ihrer Fußbeschwerden. Nach wie vor werden Einlagen als die Therapie der Wahl bei den meisten Fußbeschwerden angesehen. Immerhin bezahlen die Krankenkassen zwei Paar Einlagen im Jahr. Warum Einlagen bezahlt werden, aber Brillengläser nicht beziehungsweise nur in bestimmten Fällen, ist nicht klar und wurde uns auf Nachfrage bei Deutschlands größter Krankenkasse auch nicht erläutert.

Es gibt unzählige Arten von Einlagen und jeder Hersteller wirbt mit seinen speziellen Produkten. Der Markt ist unübersichtlich. Um es für Sie einfacher zu machen, unterscheiden Sie einfach grundlegend zwischen zwei Einlagentypen: den Einlagen von der Stange und den individuell gefertigten Einlagen.

Herkömmliche Einlagen können Sie in Schuhgeschäften, in Drogeriemärkten und an anderen Stellen kaufen. Sie finden dort alles Mögliche, von Magneteinlagen bis zu Thermosohlen, Einlagen bei Fußschmerzen und viele andere. Sollten Sie lediglich kalte Füße haben, kaufen Sie sich eine Thermosohle. Wenn Sie jedoch unter Fußschmerzen leiden, greifen Sie besser auf maßgeschneiderte Einlagen zurück – also auf Einlagen, die individuell auf Ihren Fuß abgestimmt sind.

Um individuelle Einlagen zu bekommen, wenden Sie sich an den Arzt Ihres Vertrauens oder an eine der vielen Firmen, die Einlagen produzieren. Fragen Sie nach, ob die Einlagen von den Krankenkassen bezahlt werden. Wie gesagt: Die Krankenkassen übernehmen die Kosten für zwei Paar Einlagen im Jahr. Diese müssen ärztlich verordnet sein und werden im zweiten Schritt in einer Orthopädieschuhtechnik hergestellt. Bei diesen Einlagen unterscheidet man folgende Arten:

- **Passive Einlagen können stützend, bettend oder korrigierend sein:** Sie sind vor allem bei akuten Schmerzen sinnvoll, um den Fuß oder auch angrenzende Gelenke wie Knie oder Hüfte zu schonen und den Schmerz zur Ruhe kommen zu lassen.
- **Aktive Einlagen sind sensomotorische Einlagen:** Sind die Schmerzen moderat und beruhen sie auf einer funktionellen Dysbalance, empfiehlt es sich, bestimmte Muskelgruppen gezielt zu stimulieren und somit das Gangbild wieder ins Lot zu bringen.
- **Einlagen und Kinderfüße:** Gesunde Kinderfüße brauchen keine Einlagen. Sie sind aber bei Schmerzen in Fuß, Knie oder Hüfte und auch bei Fehlstatik oder Fehlbelastung hilfreich. Kinderfüße sollten aber nicht dauerhaft auf Einlagen gebettet werden.

Bei sensomotorischen beziehungsweise propriozeptiven Einlagen handelt es sich nicht um ein spezifisches Modell, sondern um viele unterschiedliche Typen von Einlagen. Nicht jede Einlage, die sich sensomotorisch nennt, ist es aber auch. Es ist für einen Laien schwer, die für sich beste Einlage zu finden. Sollen es sensomotorische Einlagen sein, empfehlen wir häufig ein Modell, das stimulierende Elemente enthält, die ganz gezielt auf bestimmten Sehnenpunkten der Fußsohlen Reize setzen und damit eine Veränderung des Muskeltonus hervorrufen. Diese Einlagen werden vom Arzt oder Orthopädietechniker angepasst, nach einigen Monaten wird das Ergebnis kontrolliert und die Einlagen werden entsprechend wieder verändert. Leider werden die Kosten für sensomotorische Einlagen in den meisten Fällen nicht von den gesetzlichen Krankenkassen übernommen.

Einlagen werden aus unterschiedlichen Materialen hergestellt. Es gibt Kork- und Ledereinlagen, Einlagen aus Kunststoffen, Weichschaumeinlagen und solche aus Metall. Damit Sie lange Freude an Ihren Einlagen haben, sollten Sie pfleglich mit ihnen umgehen. Nehmen Sie sie abends aus den Schuhen, damit sie auslüften und gegebenenfalls trocknen können. Das ist besonders bei Ledereinlagen wichtig. Kunststoffeinlagen können regelmäßig mit etwas Wasser und Seife gereinigt werden. Werden Einlagen gut behandelt, können sie ihre Form über einen langen Zeitraum hinweg behalten, mindestens aber ein halbes Jahr.

Sowohl Fachleute als auch viele Menschen mit Fußbeschwerden gehen davon aus, dass Einlagen hilfreich sind und man ansonsten nichts anderes tun kann. Liebe Leser, würden Sie auch denken, dass bei Rückenschmerzen allein ein Rückenkorsett für die Behandlung ausreicht? Zugegeben, der Vergleich zwischen Rückenkorsett und Einlage hinkt etwas, doch beides sind medizinische Hilfsmittel und dienen dem Ziel, Muskelschwäche und die damit verbundene Fehlstellung passiv zu korrigieren. Im Sozialgesetzbuch steht, was alles zum Bereich der Hilfsmittel gehört.[20] Hier eine (unvollständige) Auflistung: Rollstühle und Rollatoren, Hörhilfen, Inkontinenzartikel sowie Körperersatzstücke, also Prothesen und andere Gegenstände. Hilfsmittel sollen Behinderungen ausgleichen oder einer drohenden Behinderung vorbeugen und den Betroffenen das Leben erleichtern. Ein Hilfsmittel ist – wie es der Name schon sagt – eine Hilfe; es ist von den Heilmitteln zu unterscheiden. Heilmittel sollen die Heilung unterstützen. In diese Gruppe fallen zum Beispiel viele Leistungen von Physio- und Ergotherapeuten sowie Logopäden. Sie haben also etwas mit Therapie von Mensch zu Mensch zu tun, mit Behandlung im besten Sinne. Sowohl Heil- als auch Hilfsmittel müssen medizinisch erforderlich sein und werden vom Arzt verschrieben. So soll sichergestellt werden, dass der Einsatz für die Krankenbehandlung erfolgreich ist. Es müsste also auch eine Erfolgskontrolle geben, die jedoch in den meis-

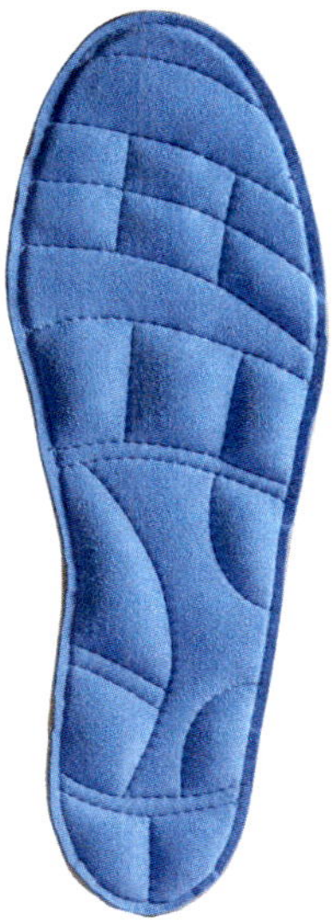

Diese sensomotorische Einlage zeichnet sich durch viele Kammern aus, die je nach Fußbeschwerden vollständig, zur Hälfte oder gar nicht mit Kautschukgranulat gefüllt werden. So werden gezielt die passenden Reize gesetzt.

ten Fällen nicht stattfindet: Der Erfolg oder Misserfolg von Einlagen wird nicht immer überprüft, die Patienten werden oft mit ihren Einlagen und Beschwerden alleingelassen.

Bei vielen Menschen mit Fußproblemen bringen Einlagen nur leichte oder aber gar keine Linderung. Das ist kein Wunder, denn muskuläre Schwächen, Fehlstatik und ein fehlerhafter Gang können niemals nur mit passiven Methoden behoben werden. Vielmehr benötigen die Patienten eine Therapie und aktives Muskeltraining. Nur die Kombination aus diesen Maßnahmen und einer guten Einlage macht Sinn und dann wird auch ein Schuh draus.

Rettung für die Füße

Unsere Füße sind extrem dankbar und reagieren sofort auf die richtigen Reize, das ist Fakt. Es ist häufig noch nicht einmal notwendig, viel zu üben. Wir wissen aus der Praxis, dass bei vielen Patienten bereits fünf bis zehn Minuten regelmäßiges Training Schmerzen reduzieren kann, die Füße vitalisiert werden und dass der ein oder andere wieder mit mehr Leichtigkeit gehen kann. Blättern Sie doch ins dritte Kapitel zum Basistraining (Seiten 159–163) und werden sie gleich aktiv. Vielleicht haben Sie keine Fußprobleme, aber möchten sie vermeiden – umso besser! Prävention sollte immer das oberste Ziel sein. Oder Sie leiden unter einer Fußfehlstellung, Fersenschmerzen oder anderen Fußproblemen – dann werden Sie bitte erst recht aktiv. Auch Polyneuropathie oder Diabetes sind kein Grund, nichts zu tun. Legen Sie los, und wenn Sie nur mit zwei Übungen beginnen, ist das auch schon wertvoll. Nur wenn Sie starke Empfindungsstörungen haben, sollten Sie vorsichtig sein. Lassen Sie sich in diesem Fall vorher beim Arzt Ihres Vertrauens beraten.

Fußschule – wo die Füße wieder laufen lernen

Sie kennen den Begriff Fußschule nicht? Keine Sorge – damit sind Sie nicht allein. Während sich unter der Rückenschule jeder etwas vorstellen kann, herrscht bei dem Wort Fußschule häufig Ratlosigkeit. Uns ist allen klar: Ein Sixpack oder einen starken Rücken bekommt man nicht, indem man nichts tut. Aktives Training ist angesagt, um die Muskulatur zu kräftigen und Koordination und Beweglichkeit zu verbessern. Das gilt auch für die Füße. Wenn Sie Fußprobleme haben, führt an Fußtraining meistens kein Weg vorbei. Passende Übungen finden Sie in vielen Büchern und im Internet – doch mit Fußschule hat das nicht immer viel zu tun: Häufig erlernen Sie lediglich isolierte Fußübungen. Das war's. Viel wichtiger aber ist, dass Sie das Erlernte in den Alltag und in das Gehen integrieren. Was nützen die besten Fußübungen, wenn Sie tagtäglich Tausende von Schritten tun und dabei Ihre Füße falsch belasten? Es gibt ein schönes Sprichwort aus der Mongolei: »Wenn alle hinken, meint jeder, er gehe richtig.« Mit einer guten Fußschule können Sie lernen, wirklich richtig zu gehen. Häufig bilden speziell ausgebildete Physiotherapeuten eine Fußschule an. Das kann in Form eines Einzeltrainings sein, ein fortlaufender Kurs oder ein Workshop.

In einer Fußschule üben Sie sich als Erstes in der Kunst der Selbstwahrnehmung: Wie beweglich ist mein Fuß? An welchen Stellen fehlt die Kraft? Wie belaste ich den Fuß? Sind meine Beine gerade oder eher nicht? Wie setze ich die Füße beim Gehen auf? Nur, wenn Sie selbst spüren, was bei Ihnen abläuft, können Sie es auch verändern. Sonst nicht. Sie spüren, was Ihnen besonders guttut und was weniger. Vielleicht merken Sie, dass bestimmte Bewegungen oder Ausgangsstellungen Ihre Schmerzen reduzieren. Sie erlernen außerdem auch spezielle Übungen für Ihr individuelles Problem, zum Beispiel Gewölbetraining bei Spreizfüßen. Und dann geht es an das eigentlich Entscheidende: an den Transfer in den Alltag und damit ans Gehen. Die Haltung und die Bewegungsabläufe, die Sie trocken erlernt haben, sollen nun auch im Alltag eingenommen werden beziehungsweise ablaufen. Da wir unsere Körperhaltung meist unbewusst einnehmen und auch das Gehen automatisiert ist, kann der Transfer in den Alltag sehr herausfordernd sein. Es ist auf jeden Fall hilfreich, dabei die Unterstützung eines Fußschullehrers an seiner Seite zu wissen.

Es gibt hervorragende Bücher und Websites zum Thema Fußschule, doch unsere Erfahrung ist: Ohne eine Lehrerin oder Therapeutin an der Seite ist es schwierig, komplexe Übungen zu verstehen und nachzumachen. Deswegen empfehlen wir Ihnen den Besuch einer Fußschule und Sie lernen die Kunst des Gehens wieder neu. Doch wo finden Sie eine gute Fußschule? In der Tat ist das nicht immer so einfach, in den größeren Städten gibt es mittlerweile eine oder mehrere Fußschulen, doch auf dem Land sieht das oft noch anders aus und weit und breit ist keine Hilfe in Sicht. Hier erweist sich dann das Internet als nützlich.

Tipp: Wenn Sie bei sich vor Ort keine Fußschule finden, gönnen Sie sich ein Onlinetraining. Dazu vereinbaren Sie mit einer Fußschullehrerin oder einem Fußschullehrer einen Termin und verbinden sich über Ihre Computer. Sie trainieren dann vor dem Bildschirm, erhalten aber trotzdem gezielte Tipps und Übungen für Ihr individuelles Fußproblem.

Eine Onlinefußschule ist auf jeden Fall besser, als gar nicht erst mit dem Training anzufangen. Denn online per Videoverbindung kann der Therapeut Ihre Füße sehen und individuell auf Ihre Bedürfnisse eingehen. Generell empfehlen wir Fußschulen, die auf dem Konzept der Spiraldynamik basieren, denn damit werden Fußprobleme wirksam behandelt und Sie bekommen Hilfe zur Selbsthilfe. Die Spiraldynamik bietet den Betroffenen viel Know-how und Körpererfahrung, sodass Sie wirklich eine Chance haben, etwas zu verändern. Wenn Sie über eine Suchmaschine die Schlagworte Fußschule und/oder Spiraldynamik zusammen mit Ihrem Wohnort eingeben, werden Sie vielleicht fündig. Ansonsten können Sie auf der Spiraldynamikwebsite nach einer Fachkraft in ihrer Nähe suchen. Im Anhang (Seite 233) finden Sie die Adresse der Website und auch einige Informationen zu Fußschulen im deutschsprachigen Raum. Wie auch immer Sie es angehen, die Hauptsache ist, dass Sie sich auf den Weg machen. Alles andere ergibt sich dann beim Gehen.

Was ist Spiraldynamik?

Die Spiraldynamik ist ein anatomisch-funktionell begründetes Konzept menschlicher Haltungs- und Bewegungskoordination. Sie beschäftigt sich mit dem Wie der Bewegung, also mit den Gesetzmäßigkeiten. Jede Bewegung hat ihre eigene Gesetzmäßigkeit, die es gilt, wieder zu erlernen. Das verbessert die Bewegungskoordination und beugt so Schäden am Bewegungsapparat vor. Spiraldynamik wird oft als Gebrauchsanweisung für den eigenen Körper bezeichnet.[21] Wer sich damit beschäftigt, erlernt genau das wieder, was der Körper eigentlich bereits weiß, weil es in uns angelegt ist: anatomisch begründete Haltung und Bewegung. Diese sind effektiv, harmonisch und gelenkschonend. Das Bewegungs- und Therapiekonzept der Spiraldynamik wird nicht nur von Physiotherapeuten und Ärzten angewendet, sondern findet auch breiten Anklang in der Yogaszene, bei Tänzern und Körpertherapeuten beziehungsweise überall dort, wo es um Bewegung geht.

Wie der Name schon sagt, spielt bei der Spiraldynamik das Prinzip der Spirale eine wichtige Rolle. Spiralen sind ein universelles Funktions- und Konstruktionsprinzip. Wir finden Sie überall in der Natur. Wind und Wasser verwirbeln spiralförmig, Schneckenhäuser sind spiralig angelegt und auch in der Pflanzenwelt sind Spiralformen zu beobachten, zum Beispiel bei Farnen. Bei

In den unendlich vielen spiraligen Formen der Natur zeigt sich, dass die Spirale ein universelles Funktions- und Konstruktionsprinzip ist, wie bei diesem Farnblatt.

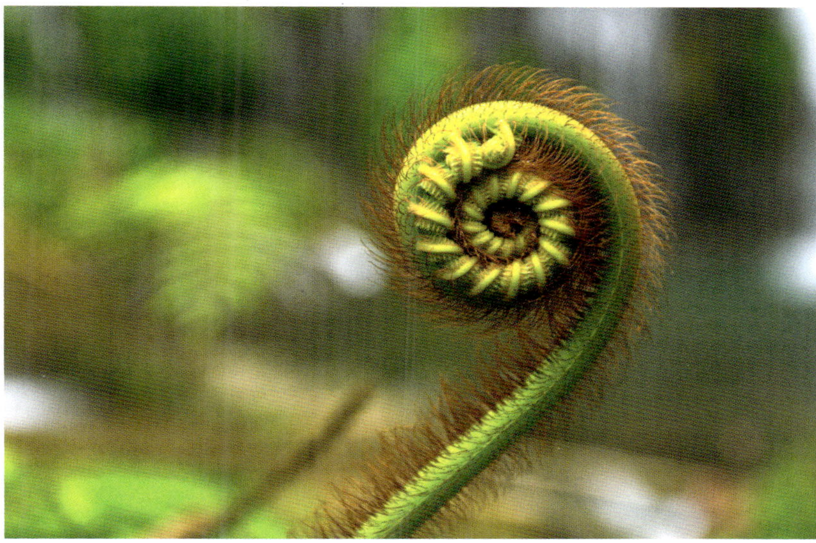

uns Menschen ist das Erbgut beeindruckend spiralig in der Doppelhelix hinterlegt. Die Spiralform ist genial: Sie verleiht sowohl Stabilität als auch Mobilität, zwei Faktoren, die essenziell für uns Menschen sind. Bei jedem Schritt sollen wir stabil auf dem einen Bein stehen, während das andere Bein dabei nach vorn schwingt. Dabei geht es immer um das rechte Maß, denn sowohl ein Zuviel als auch ein Zuwenig von dem einen oder anderen bringt unseren Körper aus der gesunden Mitte. Mobilität und Stabilität müssen sich in einer gesunden Balance befinden. Dazu ist dann noch die richtige Dosis an Kraft nötig, damit wir von der Stelle kommen.

Privat oder gesetzlich versichert?

Das deutsche Gesundheitswesen zeichnet sich unter anderem dadurch aus, dass nicht alle Versicherten die gleichen Leistungen bezahlt bekommen. Auch wenn es immer wieder heißt, jede medizinisch notwendige Behandlung würde von den Krankenkassen übernommen, haben viele Menschen doch andere Erfahrungen gemacht. In unseren Fußgesundworkshops sehen wir immer wieder folgende Situation: Die Teilnehmer mit Fußproblemen haben sich für den Workshop angemeldet, ihn aus eigener Tasche bezahlt und hoffen auf Hilfe. Ab und an gibt es auch Teilnehmer, die präventiv daran teilnehmen, das ist aber tatsächlich die Ausnahme. Auf die Frage hin, wer von den Anwesenden für seine Fußprobleme Physiotherapie oder andere aktive Therapien verschrieben bekommen hat, meldet sich von 14 Teilnehmern oft niemand, manchmal zeigen drei Personen auf, selten mehr als drei Kursteilnehmer. In jedem Workshop sind immer mehrere Teilnehmer dabei, die unter gravierenden Fußschmerzen leiden, die zu einer deutlichen Einschränkung im Alltag führen. Und auch diese Teilnehmer haben teilweise noch nie eine Therapie für die Füße verschrieben bekommen. Woran liegt das? Warum werden bei Fußproblemen stets Einlagen als medizinisch notwendig angesehen, aber nur in seltenen Fällen Physiotherapie?

Immer wieder ist zu hören, dass unser Gesundheitssystem eines der besten der Welt sei. Interessant zu wissen wäre allerdings, welche Kriterien in diese Bewertung einfließen. Wir möchten an dieser Stelle nicht das deutsche Gesundheitswesen infrage stellen, sondern lediglich beschreiben, dass es für die Versicherten einen großen Unterschied macht, ob sie in der gesetzlichen Krankenversicherung (GKV) oder bei einer privaten Krankenversicherung (PKV) versichert sind. Naturheilkundliche Behandlungen werden nur bedingt von den gesetzlichen Krankenkassen bezahlt, wenn überhaupt. Sollte mal Physiotherapie nötig sein, werden üblicherweise vier bis sechs Behandlungen aufgeschrieben. Privatpatienten hingegen müssen die Heilpraktikerrechnungen oft nicht komplett selbst bezahlen und bekommen häufig schon im Vorfeld mehr Physiotherapiestunden und sogar zuzügliche andere Leistungen verschrieben. Warum diese Unterschiede?

Es ist bekannt, dass Ärzte und Ärztinnen, die gesetzlich Versicherten Physio- und Ergotherapie oder andere Heilmittel verordnen, Gefahr laufen, in Regress genommen zu werden. Dahinter verbirgt sich ein kompliziertes System, das für die Verordner durchaus zum Problem werden kann: Verordnet ein Arzt oder eine Ärztin in einem Quartal zu häufig bestimmte Heilmittel, muss er beziehungsweise sie letztendlich die Kosten für die Therapien selbst bezahlen. Man wird in Regress genommen.

In der Onlinebefragung »Die ärztliche Sicht auf Heilmittelregresse« von 2020, durchgeführt durch die Tal-gGmbH, kann man Folgendes nachlesen: »Ärzte und Ärztinnen in der ambulanten Versorgung sind allein durch Berichterstattungen für das Thema Heilmittelregresse sensibilisiert und passen ihr Verordnungsverhalten an, unabhängig ob sie selbst schon von einem Regressverfahren betroffen waren oder nicht. Obwohl nur 16 % der Befragten bisher Regresszahlungen leisten mussten, sehen sich 93 % der Befragten in ihrem Verordnungsverhalten beeinflusst.« sowie: » Ärzte und Ärztinnen entwickeln unterschiedliche Strategien, um ein Mindestmaß an Regresssicherheit zu erlangen. 40 % der Befragten verordnen nach Möglichkeit ein günstigeres Heilmittel, 25 % stellen zur Minimierung des Regressrisikos keine Heilmittelverordnungen aus und 38 % versuchen, die Verordnung auf andere Fachbereiche zu verlagern.«[22] Diese Zeilen beschreiben die Problematik gut. Zwei Paar Einlagen stellen kein finanzielles Risiko dar, aber bei Physiotherapie oder manueller Therapie sieht das schon ganz anders aus. Erinnern Sie sich: Einlagen sind Hilfsmittel, Physiotherapie fällt unter die Heilmittel.

Damit Sie wissen, welche Konsequenzen das für die privat und gesetzlich Versicherten haben kann, lesen Sie nachfolgend zwei Fallbeispiele aus der Physiotherapiepraxis.

Fall 1: Patient privat versichert

Ein Patient, Jahrgang 1933, klagt über mittelstarke Vorfußbeschwerden, sodass er nicht mehr gut laufen kann. Er kommt mit einem Rezept über sechsmal Krankengymnastik in die Praxis. Bereits bei der zweiten Behandlung berichtet der Patient, dass die Schmerzen weg sind – wie gesagt, manchmal geht es einfach – und die verbleibenden Termine werden genutzt, um seinen Füßen und ihm insgesamt noch etwas Gutes zu tun.

Fall 2: Patientin gesetzlich versichert

Eine junge Patientin (gesetzlich versichert), Jahrgang 2008, kommt in Begleitung ihrer Mutter. Sie haben eine fast zweistündige Autofahrt hinter sich, denn sie wohnen weit entfernt. Die Tochter hat starke Knick-, Platt- und Spreizfüße. So stark, dass sie bereits Schmerzen beim Gehen hat. Und das mit elf Jahren! Außerdem wird bei der Untersuchung deutlich, dass die Rotationsfähigkeit ihrer Hüftgelenke stark eingeschränkt ist, was die Sache zusätzlich erschwert. Die engagierte Mutter, die mit ihrer Tochter bereits im Alter von vier Jahren aufgrund der problematischen Füße einen Orthopäden aufgesucht hatte, berichtet, dass damals Einlagen verschrieben worden sind, die das Kind auch getragen hat. Zwei Jahre später wurde von einem anderen Facharzt eine Operation angeraten, was die Mutter abgelehnt hat, da ihr die Risiken zu hoch erschienen. Auf eigene Faust und per eigenem Geldbeutel wurden alle Alternativen getestet. Bemerkenswert an diesem Fall ist, dass in all den Jahren kein einziger der behandelnden Fachärzte Krankengymnastik verordnet hat. Das arme Kind steht nun auf völlig deformierten Füßen und die Frage ist, wie es damit die nächsten 70 oder 80 Jahre durchs Leben gehen soll.

Vielleicht ist unser Gesundheitssystem eines der besten der Welt. Doch diese Aussage sagt weder etwas über die gerechte Verteilung der vorhandenen Mittel aus noch darüber, ob den Versicherten tatsächlich immer das verschrieben wird, was medizinisch notwendig ist. Nun gut, immerhin übernehmen die gesetzlichen Krankenversicherungen die Kosten für Einlagen und Operationen. Das ist besser als in vielen anderen Ländern dieser Welt, in denen Menschen teilweise noch nicht einmal krankenversichert sind.

Dennoch: Klafft zwischen der Versorgungssituation der privat Versicherten und der gesetzlich Versicherten nicht eine deutliche Lücke? Werden medizinisch notwendige Therapien wirklich immer verordnet?

Wenn nichts mehr geht: Fußoperationen

Bis heute ist nicht ganz klar, warum sich Füße verändern. Angenommen wird eine genetische Prädisposition. Hinzu kommt, dass sich das Bindegewebe vor allem bei Frauen verändert – bedingt durch Schwangerschaft und Wechseljahre. Hormone wie Östrogen und Progesteron sind verantwortlich für die Elastizität des Bindegewebes. Selbst bei Patienten mittleren Alters, die sehr versiert in Sachen Fußmuskeltraining sind, entwickeln sich Fußveränderungen im Sinne eines *Hallux valgus* oder Hammer- und Krallenzehen. Männer erfahren ebenfalls hormonelle Umstellungen und entwickeln Fußdeformitäten, allerdings in deutlich geringerer Häufigkeit. Sie sind eher von Arthrosen des Großzehengrundgelenks betroffen. Nicht belegt ist übrigens, dass *Hallux valgus* durch falsches Schuhwerk hervorgerufen wird.

Fußoperationen stehen hoch im Kurs. Das ist kein Wunder, denn in vielen Fällen sind sie notwendig und geben den Patienten ein Stück Lebensqualität zurück. Doch wenn ein operativer Eingriff ansteht, sind die Betroffenen häufig zunächst einmal ängstlich und möchten ihn unbedingt vermeiden. Das ist verständlich, aber natürlich nicht in allen Fällen möglich. Häufig liegt es daran, dass einfach schon zu lange gewartet worden ist. Vergessen Sie nicht, dass eine Operation auch ein Segen sein kann: Denn wenn Sie dadurch keine Beschwerden mehr haben und wieder mit Leichtigkeit gehen können, werden Sie froh sein, den Eingriff haben durchführen zu lassen. Eine Operation kann tatsächlich die letzte Rettung für Ihre Füße sein.

Operationen an Füßen werden in vielen deutschen Kliniken oder auch ambulant in Operationszentren durchgeführt. Die Gesundheitsberichterstattung des Bundes belegt, dass es immer mehr dieser Operationen gibt. Die meisten betreffen den Vorfuß, also die Mittelfußknochen (*Metatarsalia*) und Zehen (*Phalangen*). Im Jahre 2005 lag die Anzahl dieser Eingriffe noch bei knapp unter 100 000. Zehn Jahre später waren es schon rund 155 000. Das ist eine Steigerung um mehr als 50 Prozent.

Vorfußoperationen sind sogar häufiger als gängige Blinddarmoperationen, die etwa 120 000-mal im Jahr durchgeführt werden.[23]

Was vor und nach einer Fußoperation wichtig ist

Angenommen, Sie leiden unter starken Fußschmerzen und haben alle möglichen Therapieoptionen ausgeschöpft. Da der Leidensdruck entsprechend hoch ist, entschließen Sie sich nun zu einem operativen Eingriff. Dann sollten Sie mehrere Dinge beachten, denn den Erfolg einer Operation können Sie mitbestimmen:

- Informieren Sie sich gründlich über das Operationsverfahren!
- Suchen Sie sich einen Arzt, dem Sie vertrauen!
- Achten Sie auf eine gute Vor- und Nachsorge!

Wenn Sie einfach blind vertrauen und womöglich kein gutes Gefühl haben, steigt die Wahrscheinlichkeit, dass das Ergebnis nicht zufriedenstellend sein wird. Informieren Sie sich daher im Vorfeld über die Möglichkeiten und Behandlungsansätze, holen Sie gegebenenfalls eine Zweitmeinung ein. Achten Sie darauf, dass möglichst ein funktions- und gelenkerhaltender Eingriff durchgeführt wird und kein intaktes Gelenk versteift oder entfernt wird. Da Füße genauso wie Hände recht komplexe Körperteile sind, sollten Sie unbedingt ausgewiesene Fußchirurgen aufsuchen. Die finden Sie zum Beispiel auf den Onlineauftritten der Deutschen Assoziation für Fuß und Sprunggelenk e. V. (DAF) oder bei der Gesellschaft für Fuß- und Sprunggelenkchirurgie e. V. (GFFC). Vereinbaren Sie einen Aufklärungstermin und seien Sie kritisch. Auf folgende Punkte sollten Sie im Gespräch mit der Operateurin oder dem Operateur Wert legen:

- Nimmt man sich ausreichend Zeit für Sie? Können Sie alle Fragen stellen, die Ihnen wichtig sind?
- Werden nicht nur die Füße, sondern Sie als ganzer Mensch gründlich und manuell untersucht?
- Wird Ihnen eine Nachbetreuung für mehrere Wochen nach der Operation zugesichert?

Werden Sie hellhörig, wenn Operationsrisiken heruntergespielt werden oder behauptet wird, dass Sie schon nach einigen Wochen wieder ohne Einschränkungen gehen könnten. Ja, Sie können in den meisten Fällen tatsächlich nach einer Operation und nach einigen Wochen wieder gehen. Aber bis sich der operierte Fuß richtig gut anfühlt, braucht es Zeit. Gönnen Sie sich Ruhe, lassen Sie sich verwöhnen und legen Sie den Fuß vor allem in den ersten zwei Wochen nach der Operation hoch, damit sich die Wunde komplikationslos schließen kann. Hören Sie unbedingt auf Ihren Fuß: Schwillt er an oder pocht, haben Sie ihn zu stark belastet. Schalten Sie dann einen Gang herunter. Wenn Sie sich darauf schon im Vorfeld einrichten, sind sie später nicht enttäuscht.

Narben können bis zu einem halben Jahr, manchmal sogar ein ganzes Jahr irritieren. Gegebenenfalls muss das Material, also zum Beispiel Schrauben, entfernt werden, um Narbenschmerzen von Materialirritationen unterscheiden zu können. Bei einer Studie mit 308 Patienten mit *Hallux-valgus*-Problematik hatten 6 Monate nach einer Operation immerhin noch 71 Prozent leichte Restschmerzen, die nach 18 Monaten vollständig verschwanden.[24] Je besser die Vorsorge vor einer Operation ist, desto einfacher gestaltet sich auch die Nachsorge. Ideal ist es, wenn Sie schon vor dem Eingriff mit aktivem Training beginnen. Bei Knie- und Hüftoperationen weiß man schon seit Langem, dass die Patienten den Eingriff besser verkraften und schneller aus dem Krankenhaus entlassen werden, wenn sie vor der Operation trainierten. Prehabilitation oder kurz Preha heißt das im Fachjargon.

Tipp: Machen Sie sich bereits vor einer Fußoperation mit Ihren Füßen vertraut und beginnen Sie mit aktivem Fußtraining. Besuchen Sie eine Fußschule oder kaufen Sie sich ein gutes Übungsbuch.

Frühzeitiges Training mit Entlastungsschuh

Neben dem aktiven Fußtraining sollten Sie auch das Gehen an Gehstützen üben – und zwar vor der Operation. Der Grund dafür ist, dass Sie nach der Operation einige Wochen lang ausschließlich mit einem sogenannten Entlastungsschuh gehen werden. Wenn Sie das vorher nicht geübt haben, kann es später zu einem Schongang kommen, der Ihren Fuß allerdings nicht wirklich schont. Besorgen Sie sich den entsprechenden Entlastungsschuh daher unbedingt bereits vor dem Eingriff. Es gibt unterschiedliche Modelle; Ihr Operateur wird Ihnen das für Sie richtige Modell verschreiben. Suchen Sie daraufhin zu Hause nach Schuhen, die von ihrer Höhe her zu dem Entlastungsschuh passen, damit ein Beckenschiefstand vermieden wird. Immer wieder entwickeln Patienten, die das nicht gemacht haben, nach der Fußoperation massive Rückenschmerzen, weil sie frisch operiert in ungleich hohen Schuhen gehen müssen. Tun Sie sich das nicht an! Zum Höhenausgleich geeignet sind (Turn-) Schuhe mit kräftiger Sohle oder Plateausohle. Betrachten Sie sich mit Entlastungs- und gewähltem Konfektionsschuh im Spiegel. Schauen Sie auf Taille und Becken. Sie werden sofort erkennen, ob sie schief stehen. Vergleichen Sie, wie sich unterer Rücken und Hüften anfühlen, wenn Sie den Konfektionsschuh tragen oder eben nicht tragen. Denken Sie auch an einen Hausschuh, falls Sie den Straßenschuh nicht zu Hause tragen wollen.

Wenn Sie sich unsicher sind, ob die ausgewählten Schuhe passen, fragen Sie Ihren Arzt. Erkundigen Sie sich zudem nach sinnvollen Hilfsmitteln wie Fersenkeilen und Schuherhöhungen, um Rückenschmerzen vorzubeugen. Eine spezielle Sohle, die unter Ihrem Schuh angebracht wird, können Sie auf Rezept erhalten. Beherzigen Sie diese Tipps unbedingt, dann sind Sie auf Ihre Fußoperation bestens vorbereitet.

Aber nicht nur körperlich, sondern ebenso mental sollten Sie sich auf Ihre Operation vorbereiten. Spitzensportler wissen es schon längst: Gewonnen wird im Kopf. Mit der mentalen Arbeit können Sie sich übrigens nicht nur gut auf die Operation einstimmen, sondern auch hinterher den Heilungsprozess unterstützen. Zu diesem Thema gibt es zahlreiche gute Bücher. Suchen Sie sich ein Mentaltraining, das zu Ihnen passt, im Anhang finden Sie zwei Buchempfehlungen (Seite 231). Wir alle sollten diese Kräfte nutzen, die tief in uns schlummern!

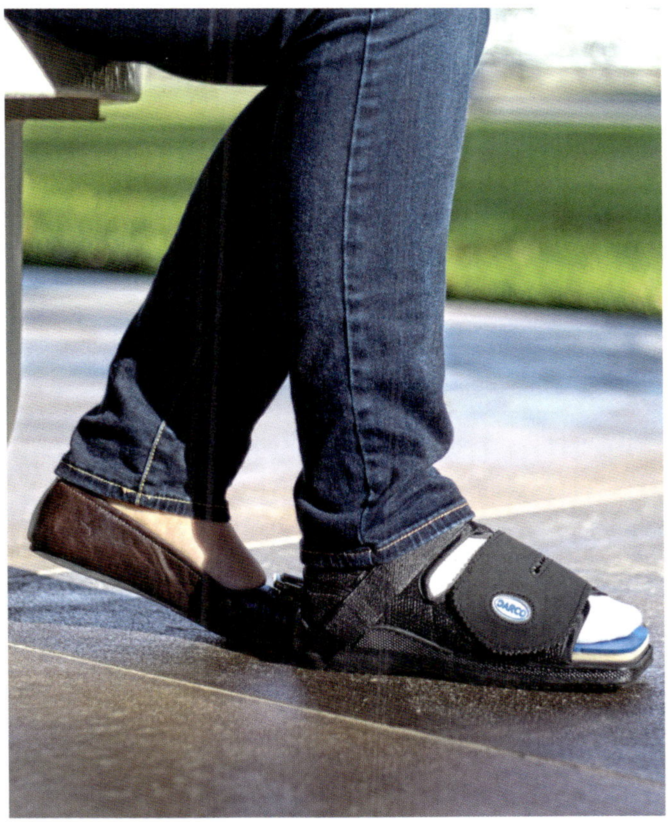

Ein Entlastungsschuh hat die Aufgabe, einen definierten Teil des Fußes, zum Beispiel den Vorfuß, zu entlasten, damit der Fuß heilen kann.

Fußhygiene vor einer Operation

Gute Fußhygiene ist leider nicht selbstverständlich. Früher sind die Patienten bereits am Tag vor der Operation ins Krankenhaus gekommen. Dort sind dann, falls nötig, die Füße gründlich gereinigt und für die Operation vorbereitet worden. Heute kommen die Patienten direkt zur Operation, da die Liegezeiten aus finanziellen Gründen gekürzt wurden oder einige Operationen ambulant durchgeführt werden. Oft sind die Patientenfüße dann in einem hygienisch mangelhaften Zustand. Abgesehen davon, dass dies nicht besonders ansprechend für den Operateur ist, steigt natürlich auch das Infektionsrisiko deutlich. Um dieses zu minimieren, empfiehlt sich vor einer Fußoperation Folgendes:

- Schneiden Sie stets Ihre Zehennägel kurz.
- Entfernen Sie Kunstnägel, Nagel- und Schellacke.
- Sehen Sie möglichst von einer Fußoperation ab, während Sie unter Nagel- oder Hautpilz an den Füßen leiden.
- Sollten Sie Haare an den Füßen haben, rasieren Sie sie bereits eine Woche vor der Operation, also nicht direkt vor der Operation, da offene Haarfollikel und Hautverletzungen das Infektionsrisiko erhöhen.
- Behandeln Sie regelmäßig Schwielen und Hornhaut, damit sie weicher werden, oder besuchen Sie vor der Operation einen Fußpfleger.
- Cremen Sie Ihre Füße regelmäßig – am besten vor dem Schlafengehen – mit Ringelblumensalbe oder einer anderen Fettsalbe ein und ziehen Sie darüber Baumwollstrümpfe an. So leisten Sie einen Beitrag für optimale, hygienische und weiche Hautverhältnisse.
- Waschen Sie am Abend und am Morgen vor der Operation den Fuß, auch zwischen den Zehen, und die Nägel gründlich mit antimikrobieller Flüssigseife.

Mit Vitamin D den Operationserfolg unterstützen

Einer Operation an Knochen sollte man sich nur mit einem ausgewogenen Vitamin-D-Spiegel unterziehen. Die Studienlage dazu ist eindeutig: Ein ausreichend hoher Vitamin-D-Spiegel ist für viele Prozesse im Körper wichtig, unter anderem für die Knochenregeneration.

Tipp: Lassen Sie drei Monate vor einer Fußoperation Ihren Vitamin-D-Haushalt überprüfen, damit Sie dann gegebenenfalls Zeit haben, eine Unterdosierung auszugleichen.

Der optimale Vitamin-D-Wert liegt bei circa 80 ng/ml (bei einem Referenzwert von 30 bis 150 ng/ml). Je nach Labor variieren die Referenzwerte, deswegen können wir keine allgemeingültige Aussage treffen. Achten Sie bei der Einnahme darauf, dass Sie sich stets auf die gleiche Maßeinheit beziehen. Vitamin D können Sie über Tabletten oder Tropfen zuführen. Die Kombination mit Vitamin K_2 ist sehr sinnvoll, es gibt viele gute Präparate, die beide Vitamine kombinieren. Eine tägliche Dosis Vitamin D zwischen 3000 und 5000 IE ist pauschal gut – für genauere Angaben sprechen Sie bitte mit Ihrem Arzt. Vitamin D ist fettlöslich und wird deswegen auch am besten mit Fett aufgenommen. Entweder nehmen Sie die Tablette also zusammen mit etwas Olivenöl ein oder direkt als Vitamin-D-Öl. Leider wird weder die Bestimmung des Vitamin-D-Spiegels noch die Behandlung eines Vitamin-D-Mangels von den gesetzlichen Krankenkassen bezahlt.

Die Wund- und Knochenheilung optimieren

Nach einer Fußoperation braucht es Zeit und Ruhe, damit Lymphe abfließen kann, Schwellungen zurückgehen, Narben schön verheilen und sich der Fuß regenerieren kann. Die ersten zwei Wochen nach dem operativen Eingriff muss jeder Fuß konsequent auf Herzhöhe hochgelagert werden, damit die Wunde nicht unter Spannung steht. Nach Abschluss der Wundheilung kann der Fuß entsprechend der ärztlichen Vorgaben langsam belastet werden, zunächst mit Teilbelastung. Bitte bedenken Sie, dass jede Operation an Knochen mindestens sechs, eher acht Wochen Heilungszeit benötigt. Knochen heilen nur unter Ruhe und mit kontrollierter Belastungssteigerung. Sie werden deshalb mindestens sechs Wochen lang einen Entlastungsschuh tragen müssen. Nach dieser Zeit werden Sie in der Regel wieder normales Schuhwerk anziehen können. Doch der operierte Fuß wird noch für eine gewisse Zeit die Neigung haben anzuschwellen, vor allem gegen Abend. Das wird zwar von Tag zu Tag besser, kann aber bis zu einem halben Jahr andauern.

Trotz Schonungsgebot empfiehlt es sich nach der Operation, den Fuß und das Sprunggelenk schon früh und funktionell zu bewegen, auch um den Lymphabfluss zu fördern. So können Sie auf die Heilungsprozesse in Ihrem Körper gezielt Einfluss nehmen. Während Sie auf dem Sofa oder im Bett liegen, um sich von dem Eingriff zu erholen, sollte Ihr Fuß regelmäßig aktiv werden. Führen Sie jede Stunde für einige Minuten gezielte Bewegungen wie das Luftfahrradfahren (Seite 130) durch.

Übung: Luftfahrrad fahren

Fahren Sie möglichst jede Stunde zwei bis drei Minuten mit den Beinen in der Luft Fahrrad. Dazu liegen Sie auf dem Rücken und bewegen Ihre Beine in der Luft und beugen und strecken diese, als ob Sie Fahrrad fahren würden.

Üben Sie außerdem, die Zehen so gut wie möglich zu bewegen und die Sprunggelenke zu kreisen. Dabei können die Beine auch abgelegt sein.

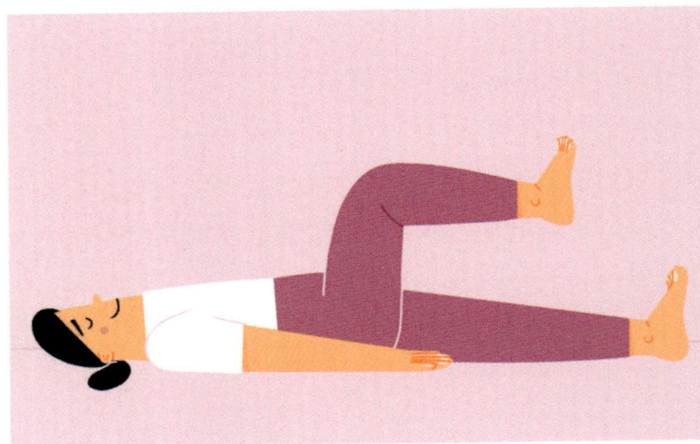

Sie können auch naturheilkundliche Medizin oder homöopathische Mittel, zum Beispiel Arnika, einnehmen, um die Heilung zu verbessern. Empfehlenswert sind etwa Globuli in der Potenz D12. Nehmen Sie direkt nach dem Eingriff fünf Globuli Arnika D12 und ab dann stündlich bis zum Ende des Tages jeweils fünf Kügelchen. An den darauffolgenden Tagen nehmen Sie drei- bis fünfmal täglich je fünf Arnikakügelchen. Das sollten Sie je nach Heilungsverlauf fünf bis sieben Tage lang wiederholen.

Bitte nehmen Sie vor der Operation keine Arnika ein, da das möglicherweise die Blutung fördert. Achtung: Verwenden Sie Arnika nicht in höheren Potenzen (C30 oder C200) oder in niedrigeren als C6 oder D6, weil das ebenfalls möglicherweise die Blutung fördert.

Häufig helfen nach einer Operation Lymphdrainage und eine spezielle Bandagierung des Fußes beziehungsweise der Zehen. Bei *Hallux-valgus*-Operationen hat sich besonders der Kompressionszügelverband gut bewährt.

Nach Ausheilung der knöchernen Situation ist es wichtig, sich einen etwaig angewöhnten Schongang wieder abzutrainieren. Hierbei ist Physiotherapie angeraten. Gleichzeitig können Sie hilfreiche Übungen zur Kräftigung der Fußmuskulatur erlernen. Schließlich wollen Sie ein möglichst optimales

Diese Narbe ist schön verheilt, ohne Verdickungen oder Rötungen (zehn Wochen nach der Operation).In den meisten Fällen ist das mit einer guten Nachsorge möglich.

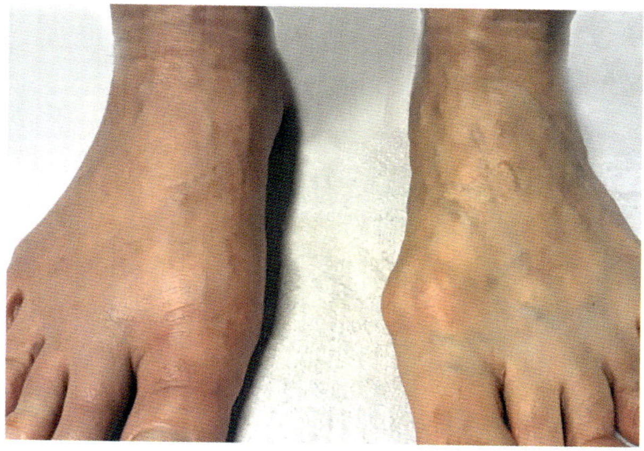

Ergebnis erzielen. Doch selbst wenn die Nachsorge manchmal schwierig ist und Sie Rückschläge erleben: Geben Sie nicht auf, bleiben Sie am Ball! Es wird sich für Sie bezahlt machen.

Die *Hallux-valgus*-Operation

Niemand entscheidet sich leichtfertig für eine *Hallux-valgus*-Operation und tatsächlich sollte ein solcher Schritt gut überlegt sein. Viele Patienten fragen sich, wann wohl der richtige Zeitpunkt ist. Muss es jetzt sein oder kann ich noch abwarten? Verpasse ich den richtigen Zeitpunkt, wenn ich noch länger warte? Was kommt auf mich zu, wenn ich mich operieren lasse? Über diese und viele weitere Fragen wird meist sehr lange gegrübelt. Hinzu kommt, dass vielfach behauptet wird, *Hallux-valgus*-Operationen würden nicht zu einem zufriedenstellenden Ergebnis führen. Die Korrekturoperation des *Hallux valgus* ist mit 23 Prozent der häufigste Eingriff unter den Fußoperationen.[25] Damit Ihnen die Entscheidung für oder gegen eine *Hallux-valgus*-Operation leichter fällt, haben wir einen kleinen Fragenkatalog für Sie zusammengestellt. Die Reflexion hilft Ihnen bestimmt:

- Denke ich oft an meinen Fuß? Wird er mir häufig schmerzhaft bewusst?
- Suche ich – manchmal schon verzweifelt – nach neuen Schuhen, die dann doch wieder nicht gut passen und drücken?
- Habe ich häufig Druckstellen, Hühneraugen oder Ähnliches an den Füßen?
- Trage ich schon länger Einlagen, aber meine Schmerzen sind dadurch nicht deutlich weniger geworden?

- Kann ich nicht mehr ohne größere Beschwerden so viel gehen, wie ich gerne möchte?
- Habe ich mir bereits einen Schongang angewöhnt oder humple ich sogar schon?
- Habe ich durch »unrundes Gehen« bereits an anderen Stellen des Körpers Beschwerden?
- Überkommt mich ein ungutes Gefühl, wenn ich daran denke, mit meinen Füßen, die so schmerzen, älter zu werden?
- Erschreckt mich der Gedanke, dass ich eventuell irgendwann keine konventionellen Schuhe mehr tragen kann und stattdessen orthopädische Schuhe benötige?
- Verformen sich der zweite Zeh oder die übrigen Zehen zu einem Hammer- oder Krallenzeh?
- Habe ich im Vorfuß neben der Großzehe Schmerzen?
- Schmerzt die Großzehe in Höhe des Ballens innen oder bei Bewegung des Gelenks, vor allem nach unten?

Diese Fragen sollen Ihnen helfen, ein Gespür dafür zu bekommen, ob Ihr Fuß möglicherweise von einer Operation profitieren wird oder nicht. Sie sollten aber nicht nur darauf vertrauen, sondern zusätzlich die Meinung eines Fußchirurgen einholen. Das ist wichtig, denn es gibt noch andere Kriterien, zum Beispiel bildgebende Verfahren, die bei der Meinungsbildung eingesetzt werden sollten.

Wer erkrankt an einem *Hallux valgus* und wieso?

Die Schiefstellung der Großzehe ist eine weitverbreitete Fußdeformität und betrifft längst nicht nur erwachsene Frauen. Der *Hallux valgus* gehört mit 35 Prozent bei Menschen über 65 Jahren und mit 25 Prozent bei den 8- bis 65-Jährigen zu den häufigsten Vorfußerkrankungen.[26, 27]

Eine starke familiäre Disposition ist durch Studien belegt. 63 Prozent aller *Hallux-valgus*-Patienten haben eine familiäre Neigung zu dieser Deformität. Einige Studien

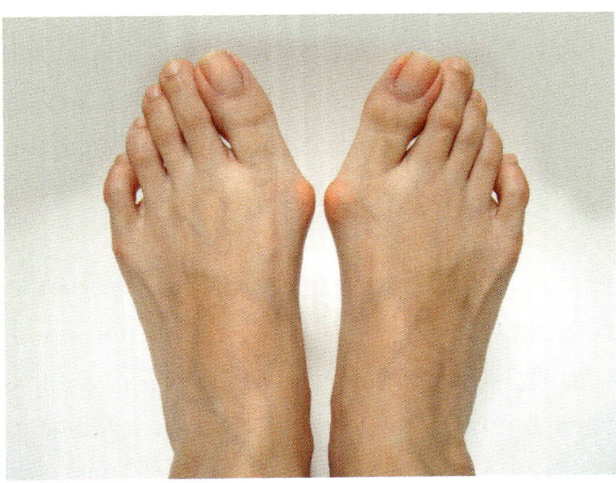

Trotz des gepflegten Zustands dieser Füße schmerzen sie wahrscheinlich aufgrund des deutlichen Hallux valgus *und sind therapiebedürftig.*

berichten sogar von einer Disposition bis zu 72 Prozent. Dabei sind Frauen mit 88 Prozent deutlich überrepräsentiert.[28]

Wann ist eine *Hallux-valgus*-Operation sinnvoll?

Auf einer schiefgestellten Großzehe gehen viele Menschen jahrelang beschwerdefrei. Doch in den meisten Fällen entwickeln sich über kurz oder lang Schmerzen im Vorfußbereich und/oder an den übrigen Zehen. Häufig schmerzt früher oder später auch die Großzehe selbst. Die Gründe für eine Operation sind also Schmerzen und eine deutliche Einschränkung der Mobilität. Rein ästhetische Gründe rechtfertigen indes keinen operativen Eingriff. Das Ziel ist stets Schmerzfreiheit und eine bessere Beweglichkeit. Dadurch erlangen Patienten wieder mehr Lebensqualität. Mit geeigneten Operationsverfahren ist bei etwa 85 Prozent ein sehr gutes oder gutes Ergebnis, bei weiteren 10 Prozent ein befriedigendes Ergebnis zu erzielen.[29]

Wird lange mit der Operation gewartet, zeigen sich in der Regel neben deutlichen Vorfußbeschwerden beginnende oder teilweise fortgeschrittene Arthrosen des Großzehengrundgelenks und der beiden winzigen Sesambeinchen. Sie liegen unter dem Großzehengrundgelenk und verbessern die Sehnenführung der Großzehe. Um den Schweregrad eines *Hallux valgus* beurteilen zu können, spielen der Zustand und die Lage der Sesambeinchen eine wichtige Rolle. Durch sie kommt es häufig zu Fehlbelastung, Ermüdungsfrakturen an den Mittelfußknochen, Gelenkentzündungen und so weiter. All das sollte unbedingt vermieden werden. Denn es führt, wie gesagt, dazu, dass Sie eine Fehlhaltung und einen Schongang entwickeln, der sich ungünstig auf andere Gelenke des Körpers auswirkt. Durch ihn werden Schmerzen in Kniegelenken, Hüfte und Wirbelsäule weitergeleitet. Sie haben also bald nicht mehr »nur« ein Problem mit Ihrem Fuß, sondern auch weitere Probleme an anderen Stellen im Körper. Das gilt es unbedingt zu vermeiden. Bleiben Sie also im Kontakt mit Ihrem Arzt, damit Sie nicht den richtigen Zeitpunkt für eine Operation verpassen.

Kann durch konservative Therapie eine Operation vermieden werden?

Auf die Frage, ob eine Operation durch alternative Behandlungen vermieden werden kann, gibt es keine allgemeingültige Antwort. Dies hängt von vielen Faktoren ab, zum Beispiel davon, wie Ihre Schmerzsituation ist, ob durch einen Schongang bereits andere Strukturen in Mitleidenschaft gezogen worden sind und wie sich das Fußproblem auf Ihre Lebensqualität auswirkt. Die Größe des Inter-

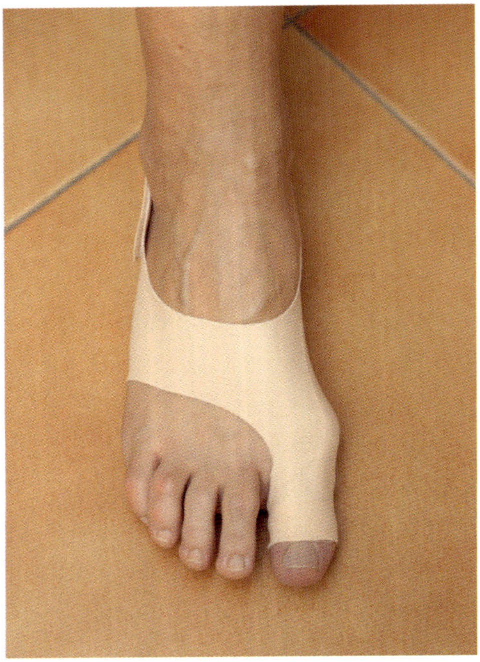

Es gibt viele unterschiedliche Arten von Zehenspreizern und andere Hilfsmittel für die Zehen. Gut verträglich sind längst nicht alle Produkte. Probieren Sie aus, mit welchen Produkten Sie am besten zurechtkommen.

metatarsalwinkels – IM-Winkel, der Winkel zwischen dem ersten und dem zweiten Mittelfußknochen – ist ebenfalls ein entscheidendes Kriterium, dazu mehr ab Seite 138.

Wenn Sie eine Fußoperation mit konservativer Therapie umgehen möchten, sollten Sie ausreichend Zeit einplanen, um zu einer endgültigen Beurteilung zu kommen. Als ungefähre Richtlinie gilt ein mindestens sechsmonatiger Versuch. Zur konservativen Therapie gehören eine bettende Einlage zur Schmerzreduktion, sensomotorische Einlagen und Fußschule zur Stärkung der Fußbinnenmuskulatur, also der kurzen Fußmuskeln, sowie zur Dehnung der Zehengelenke, ferner Hilfsmittel wie Zehenspreizer und Lagerungsschienen. Bessern sich Ihre Beschwerden nach einer intensiven Phase der konservativen Therapie nicht, sollten Sie eine Operation ernsthaft in Erwägung ziehen. Sie ist immer dann der richtige Schritt, wenn die schmerzhafte Fehlstellung das Gehen erschwert und sich diese Fehlstellung weder durch anderes Schuhwerk noch durch Einlagen und auch nicht durch konsequentes Fußtraining therapieren lässt.

Der optimale Zeitpunkt für eine *Hallux-valgus*-Operation

Aus Sicht der Operateure ist der beste Zeitpunkt für eine *Hallux-valgus*-Operation relativ früh: nämlich schon dann, wenn die Fehlstellung der Großzehe noch keine weiteren Beschwerden an den anderen Zehen oder im Vorfußbereich hervorgerufen hat. Je weniger Nebenbeschwerden vorliegen, desto einfacher ist die Operation durchzuführen und desto zufriedener sind die Patienten mit dem Ergebnis. Die Operation kann zudem auf die Großzehe reduziert werden, was zu deutlich besseren Langzeitergebnissen sowie weniger Narben und Schmerzen führt. Angrenzende Zehen müssen dabei nicht versteift, Mittelfußknochen nicht gekürzt werden.

Warten Sie länger ab und haben sich zusätzliche Zehenverformungen und Entzündungen oder schwere Druckstellen gebildet, gestaltet sich die Operation deutlich aufwendiger, denn diese Zehen müssen operativ mitversorgt und teilweise auch versteift werden. Chirurgen müssen dann am ersten Mittelfußknochen statt nur einer Osteotomie (*osteo* bedeutet »Knochen«, *tomie* steht für »Schnitt«) mehrere Osteotomien durchführen, im schlimmsten Fall sogar eine Versteifung. Das bedeutet für Sie längere Schnitte und damit mehr Risiko. Denn je aufwendiger und schwieriger die Operation ist, desto länger dauert die Heilung und die Chancen auf einen reibungslosen Verlauf verringern sich. Das erklärt die Aussagen all derjenigen, die mit ihren Operationsergebnissen unzufrieden sind. Sie haben einfach oft viel zu lange gewartet. Lassen Sie sich also durch schlechte Erfahrungen anderer nicht demotivieren. In der Regel findet sich immer eine Lösung.

Die endgültige Entscheidung zur Operation sollten Sie gemeinsam mit Ihrem Arzt treffen, und zwar unter Abwägung aller Risiken, etwa Ihres gesundheitlichen Allgemeinzustands. Der passende Zeitpunkt sollte außerdem mit Ihrer persönlichen Lebensplanung vereinbar sein. Sie sollten auch bedenken, dass es außerdem einige Voraussetzungen gibt, die gegen eine Operation sprechen, beispielsweise eine schlechte Durchblutungssituation des Fußes. Diese liegt bei der arteriellen Verschlusskrankheit (Schaufensterkrankheit), bei ausgeprägten Krampfadern oder bei offenen Stellen am Fuß vor. Auch Hautveränderungen wie Hautpilz sprechen dagegen. Einer Operation vorangestellt werden sollte eine Therapie der genannten Erkrankungen. Erst bei guter Durchblutungssituation, intakter Haut und gesunden Zehennägeln empfiehlt sich der operative Eingriff.

Das richtige Operationsverfahren finden

Es gibt unterschiedliche Möglichkeiten, einen *Hallux valgus* zu operieren. Um das für Sie beste Operationsverfahren zu finden, bedarf es einer gründlichen körperlichen Untersuchung. Optimal ist es, die Füße und den restlichen Körper als Ganzes zu betrachten und auch die Beinachsen, das Becken und die Wirbelsäule bis zum Nacken hinauf zu checken. Denn der Körper ist von Fuß bis Kopf vernetzt nach dem Prinzip: Schmerzt der Fuß, hinkt der ganze Mensch. Darüber hinaus sollten einige Tests gemacht werden wie Einbein- und Zehenstand, um die Funktionalität der Sehnen unter die Lupe zu nehmen. Auch neurologische Untersuchungen gehören dazu. Denn es müssen Muskellähmungen und Taubheitsgefühle ausgeschlossen werden. Sodann erfolgt die gezielte Untersuchung des schmerzhaften Fußes im Sitzen, im Stand und am hängenden Fuß. Er wird dabei an allen Gelenken bewegt, also auch am Sprunggelenk. Diese Bewegungen erfolgen sowohl aktiv, also durch

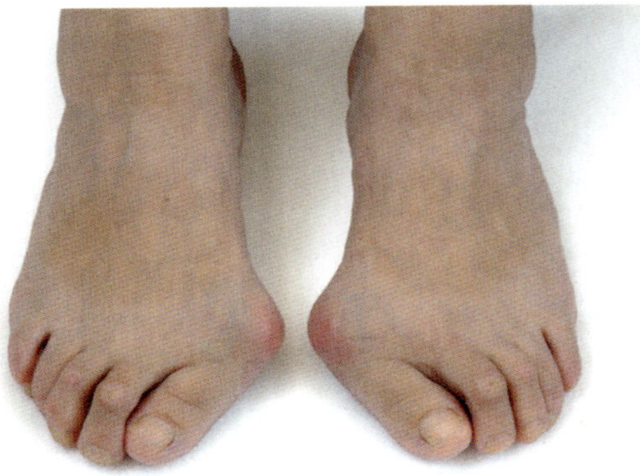

Die Operation dieser beiden sehr deformierten Füße hätte schon längst stattfinden müssen.

den Patienten selbst, als auch passiv durch den Arzt. Geprüft wird dabei die Gelenkmobilität, der Zustand der Kapsel, Sehnen und Muskelaktivität.

Im Stand wird beobachtet, in welcher Höhe der erste Zehenstrahl, also der große Zeh, in seiner Deformität abweicht. Patienten mit extrem flexiblem und weichem Bindegewebe in Kombination mit Fehlstellungen des Fußes benötigen in der Regel ein stabilisierendes Verfahren, um eine Wiederkehr der Fehlstellung zu vermeiden.

Auch Ihr Gangbild muss gründlich untersucht werden. Mittels einer Pedografie, also einer Ganganalyse, werden Fehlbelastungen und Druckspitzen grafisch dargestellt. Diese Informationen helfen bei der Operationsplanung. Druckspitzen sind von außen meist an der Beschwielung der Fußsohlen erkennbar, die sich mit der Ganganalyse häufig decken. Unterschiedliche Gewichtsverteilungen rechts und links sowie vom Vor- und zum Rückfuß sind messbar und werden bei der Operation berücksichtigt. Dabei wird auf die Schrittlänge, die Geschwindigkeit, die Bewegung in den Gelenken, das Aufsetzen der Ferse und auf viele andere Dinge geachtet.

Neben der körperlichen Untersuchung sind bildgebende Verfahren notwendig, insbesondere Röntgenaufnahmen, um den Fuß genau beurteilen zu können und somit das passende Operationsverfahren zu finden.

Aufgrund ihrer Beschwielung, von Hühneraugen und anderen Druckstellen lässt natürlich auch die Fußsohle selbst Rückschlüsse auf Fehl- und Druckbelastungen zu.

Tipp: Wenn Sie vor einer Fußoperation einen Termin mit Ihrer Operateurin oder Ihrem Operateur haben, sollten Sie mindestens drei Wochen vorher keine Fußpflege mehr durchführen lassen. Der Grad der Beschwielung Ihrer Füße hilft bei der Diagnostik und Indikationsstellung. Die tägliche Pflege und Reinigung der Füße sollten Sie aber natürlich beibehalten.

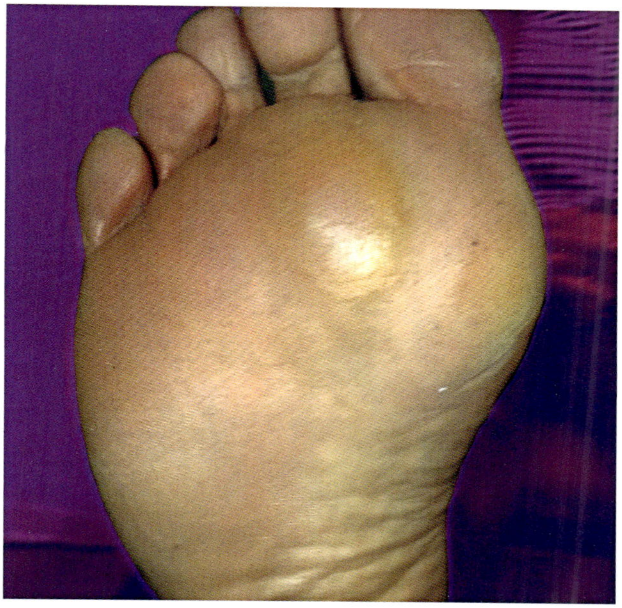

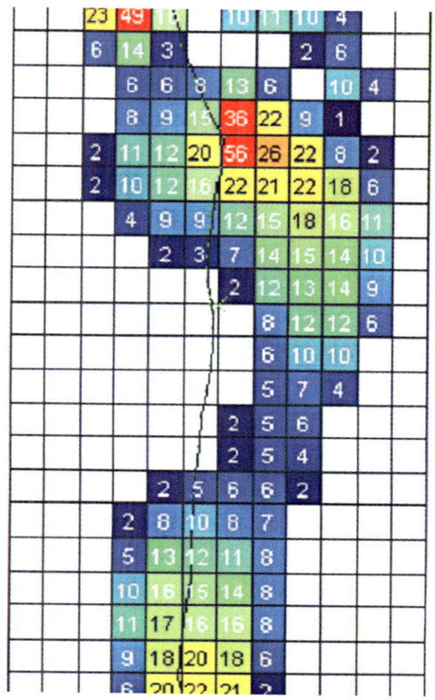

Hier zeigt sich eine sehr starke Druckstelle im Vorfuß aufgrund von Fehlbelastung, wie sie häufig beim Hallux valgus *oder der Metatarsalgie vorkommt.*

Schuhe als Zeugen einer Fehlbelastung

Ihre Schuhe sollten bei einer Befundung berücksichtigt werden. Sieht man sich einen oft getragenen Schuh an, lassen sich erste Rückschlüsse auf das Gangbild des Patienten schließen. Wie ist die Sohle abgelaufen? Wie verändert ist die Form des Schuhs? Wo liegen Druckstellen vor? Die Innensohle zeigt die Druckbelastungen des Vorfußes ebenfalls an: durch Verfärbungen oder Ausdünnungen bis hin zu Löchern, besonders häufig in Höhe des zweiten und dritten Mittelfußknochens beziehungsweise der Grundgelenke. Liegt ein *Hallux valgus* vor, übernehmen diese Grundgelenke die Belastung. Die Folgen sind Hornhautbildung an der Fußsohle und Verformungen der Zehen. Es ist daher sehr sinnvoll, ein lange oder häufig getragenes Paar Schuhe zur Untersuchung mitzubringen. Diese Schuhe erzählen, was die Füße verschweigen, und sind Zeugnis langjähriger Fehlbelastungen und eingeschlossener Füße.

Knöcherne Korrekturverfahren bei *Hallux valgus*

Entsprechend des Schweregrads der *Hallux-valgus*-Deformität werden auch die Operationsverfahren in drei Kategorien eingeteilt, nämlich: mild, moderat und schwer. Bei allen Verfahren wird der erste Mittelfußknochen auf unterschiedliche Art und Weise zersägt und wieder neu zusammengesetzt. Häufig kommt bei der Operation zudem die sogenannte Akin-Osteotomie zum Einsatz. Dabei wird das Grundglied der Großzehe durchtrennt, die Stellung des Knochens korrigiert und dieser dann mit einer Schraube fixiert. Dadurch soll die Parallelität der ersten beiden Mittelfußknochen wiederhergestellt werden.

Milde *Hallux-valgus*-Fehlstellungen werden mit einer distalen Korrektur (*distal* bedeutet »weiter vom Rumpf entfernt befindlich«), also nahe am Großzehengrundgelenk, operiert. Sie findet Anwendung bei Fehlstellungen, bei denen der IM-Winkel zwischen 11 und 15 Grad beträgt. Das Operationsverfahren nach Chevron, die sogenannte L-Osteotomie, die Osteotomie nach Scarf und das Austinverfahren fallen in diese Kategorie. Das sind Operationsverfahren, bei denen der erste Mittelfußknochen unterhalb des Köpfchens in einer speziellen Technik durchtrennt und verschoben wird. Der durchsägte und korrigierte Knochen wird meistens mit einer Schraube, mit Draht oder mit einer Klammer fixiert. Die Verfahren unterscheiden sich hinsichtlich der Durchführung nur marginal.

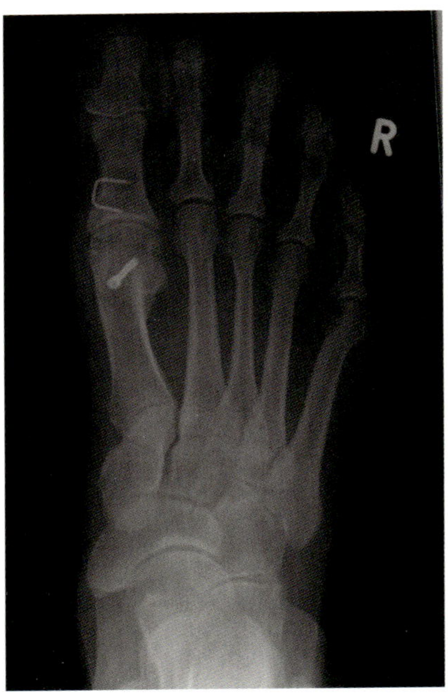

Bei moderaten Fehlstellungen mit einem IM-Winkel zwischen 16 und 20 Grad wird eine proximale Osteotomie (*proximal* bedeutet »zum Rumpf hin gelegen«) am Schaft des Mittelfußknochens beziehungsweise an der Basis durchgeführt, also schon etwas weiter entfernt vom Großzehengrundgelenk geschnitten, um einen größeren Winkel korrigieren zu können. Eine Schraube allein reicht hier nicht mehr zum Fixieren. Stattdessen wird mit einer winkelstabilen Platte in Kombination mit Schrauben und Klammern gearbeitet. Häufige Verfahren sind die proximale V-Osteo-

Je schwächer ausgeprägt der Schiefstand der Großzehe ist, desto weniger invasiv ist das Operationsverfahren. Das lässt sich an diesem Röntgenbild gut erkennen.

Deutlich lässt sich hier der vermehrte Einsatz von Material erkennen, das benötigt wird, um die mittelschwere Fehlstellung der Großzehe zu korrigieren.

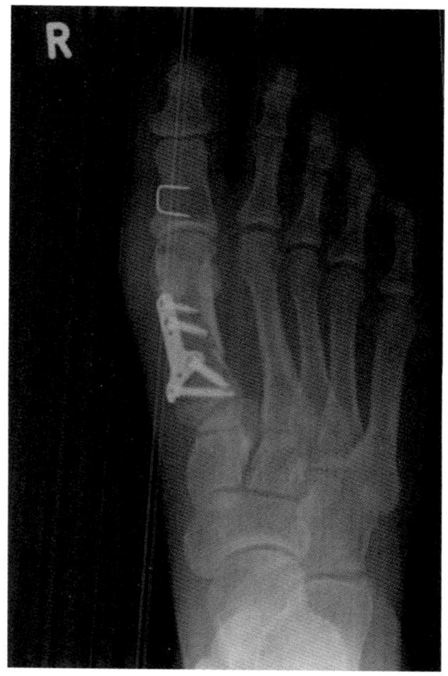

tomie, Open-Wedge-, Closed-Wedge-Osteotomie und die Kreisbogenosteotomie. Die Operationsmethoden unterscheiden sich lediglich in der Form der Durchtrennung. Das Verfahren der V-Osteotomie beschreibt die v-förmige und die Kreisbogenosteotomie die halbkreisförmige Durchtrennung des Knochens. Bei der Open-Wedge-Osteotomie wird der durchtrennte Knochen keilförmig aufgeklappt, während bei der Closed-Wedge-Technik ein Keil des Knochens entnommen wird. Alle vier Verfahren haben das gleiche Ziel, nämlich eine moderate (mittelschwere) Fehlstellung des ersten Mittelfußknochens zu beheben.

Von einer starken Fehlstellung spricht man, wenn der IM-Winkel mehr als 20 Grad beträgt. Dann ist die Großzehe meist nicht nur schief, sondern häufig zusätzlich verdreht, und der Nagel liegt nicht mehr parallel zum Boden, sondern zeigt in Richtung Körpermitte. In solch schweren Fällen wird das Operationsverfahren nach Lapidus eingesetzt. Bei der Lapidus-Arthrodese muss das Tarsometatarsal-Gelenk, welches in den meisten Fällen noch völlig intakt ist, versteift werden. Hierzu wird zur Korrektur des fehlgestellten Winkels das Gelenk zwischen dem ersten Mittelfußstrahl und dem ersten Keilbein (Tarsometatarsalgelenk) mit Keilentnahme entfernt. Das Ziel ist, dass der

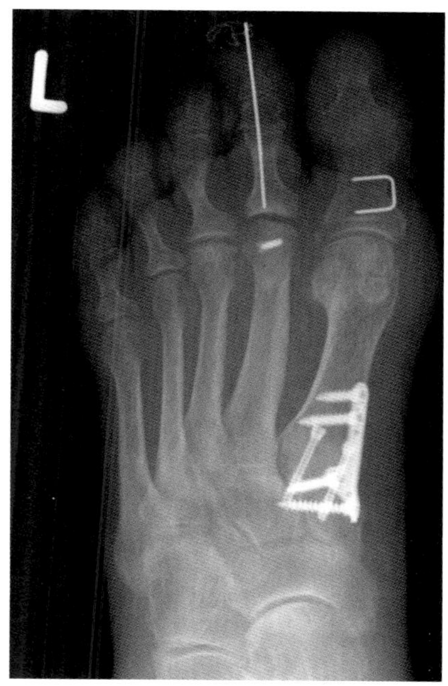

Eine Lapidus-Arthrodese ist ein schwerer Eingriff in die Mechanik des Fußes. Es bedarf einer guten Nachsorge und viel Training, damit das Ergebnis hinterher zufriedenstellend ist.

erste und zweite Mittelfußknochen bei erhaltenem Großzehengrundgelenk wieder parallel zueinander stehen. Die Operation erfolgt in Kombination mit einer Chevron- oder Akin-Osteotomie, wenn die vorgenommene Korrektur nicht ausreichen sollte.

Sie können sich folgende Faustregel merken: Je weiter entfernt vom Großzehengrundgelenk (und damit näher zur Körpermitte beziehungsweise zum Rumpf hin) der Mittelfußknochen zersägt wird, desto aufwendiger ist die Operation und langwieriger wird die Nachbehandlung sein.

Der minimalinvasive Eingriff an der Großzehe

Bei dieser Art von Operation werden große Schnitte vermieden. Stattdessen wird durch mehrere kleine Zugänge hindurch operiert. Meistens beschränkt sich diese auf zwei kleine Stiche mit einer Länge von gerade einmal 3 bis 4 Millimetern und einen längeren Schnitt von etwa einem Zentimeter. Die Narben sind dadurch erheblich kürzer und die Wundheilung dauert entsprechend weniger lange.

Minimalinvasive Operationen sind also sehr vorteilhaft, können jedoch nur bei milden und moderaten Veränderungen durchgeführt werden. Wichtig zu wissen ist, dass dieses Verfahren den Chirurgen viel Wissen und Erfahrung abverlangt. Außerdem sind während der Operation zahlreiche Röntgenaufnahmen notwendig, da die Ärzte ausschließlich auf diese Weise überprüfen können, wo gesägt und wie das Implantat verankert wird. Sehnen zu verlagern, ist mit dieser Technik nicht möglich. Bei einer aktuellen Befragung unter Chirurgen gaben lediglich 7 Prozent an, minimalinvasive *Hallux-valgus*-Chirurgie durchzuführen.[30, 31, 32, 33, 34] Es ist jedoch zu erwarten, dass diese Operationsmethoden in den nächsten Jahren verstärkt angewandt werden.

Körper- und Narbenpflege nach einer Fußoperation

In der Zeit der Wundheilung, bei einliegenden Fäden oder einem Draht, der aus der Haut herausragt, etwa nach der Operation eines Hammerzehs, sollte der Fuß auf keinen Fall nass werden. Unsere Haut ist übersät mit den unterschiedlichsten Bakterien, die beim Duschen über die Fäden beziehungsweise den Draht tief in die Wunde gelangen und Infektionen auslösen können. Am gefährlichsten sind Darmbakterien, die während des Duschens über das Bein nach unten laufen und gefährliche Infekte hervorrufen können. Daher ist es wichtig, den Fuß vor dem Duschen optimal zu schützen: Ziehen Sie eine Tüte über den operierten Fuß und kleben Sie sie mit Klebeband zu. Wickeln Sie danach ein Handtuch darum und befestigen Sie dann eine weitere Tüte mit Tape um Fuß und Unterschenkel. Sollte die äußere Tüte undicht werden, läuft das Wasser ins Handtuch und die zweite Tüte schützt den Fuß. Baden Sie gerne, lassen Sie den operierten Fuß aus der Wanne heraushängen. Trocknen Sie sich ab, bevor Sie aufstehen, damit kein Wasser zum Fuß hinunterlaufen kann.

Die Narbenbildung und die Reparationsphase der Narbe sind individuell unterschiedlich. Die Heilung der Narbe ist erst dann abgeschlossen, wenn sie nur noch in Form eines weißen Strichs sichtbar ist. Pflegen Sie Ihre Narbe regelmäßig mit Ringelblumensalbe oder einer anderen guten Narbensalbe. Untersuchungen zeigen, dass sich Narben noch bis zu einem Jahr nach der Operation verändern können. Es kann daher sehr lohnenswert sei, sich über einen langen Zeitraum um die Narben zu kümmern.

Ausfallzeiten nach der Operation

Wie lange Sie den Fuß nach der Operation schonen müssen und wann Sie ihn wieder voll belasten dürfen, hängt vom gewählten Operationsverfahren und vom Heilungsprozess ab. Halten Sie sich unbedingt an die Anweisung der Operateure, wir können Ihnen an dieser Stelle nur allgemeine Hinweise geben.

In den ersten beiden Wochen sollten Sie möglichst wenig gehen, den Fuß überwiegend hochlegen und in Ruhe heilen lassen. Bevor meistens nach 14 Tagen die Fäden gezogen werden, ist es wichtig, dass die Schwellung abklingt und die Operationswunde nicht nass wird. Viele Patienten tragen nach einer *Hallux-valgus*-Operation in der Regel sechs Wochen lang einen Entlastungsschuh (Seiten 126/127). Damit können Sie gehen, ohne dass der operierte Fuß im vorderen Bereich belastet wird. Dieser Schuh muss sowohl zu Hause als auch unterwegs getragen werden.

Bei einem einfachen Eingriff ist manchmal schon direkt nach der Operation oder nach zwei Wochen eine Vollbelastung des Fußes erlaubt. Sobald Sie den operierten Fuß voll belasten dürfen und er nicht mehr allzu stark geschwollen ist, können Sie wieder Ihre normalen Schuhe tragen. Wählen Sie jedoch keine völlig ausgetretenen Schuhe, denn der Fuß würde hierdurch wieder in seine alte Position gedrückt.

Zu beachten ist, dass Autofahren in den ersten sechs bis acht Wochen nach der Operation nicht erlaubt ist. Denn mit dem operierten Fuß würden Sie mit Druck, den Sie ja vermeiden müssen, auf das Gas- und das Bremspedal oder die Kupplung treten. In beiden Fällen wird dadurch das Bremsverhalten gestört. Ausnahme: Fahren Sie ein Automatikfahrzeug und Ihr linker Fuß ist operiert worden, steht dem Autofahren natürlich nichts im Wege, vorausgesetzt, Sie setzen den linken Fuß nicht regelwidrig zum Bremsen ein.

Wann Sie wieder zur Arbeit gehen dürfen, hängt vom Beruf und von Ihrem Transportmittel ab. Bei sitzender Tätigkeit können Sie Ihre Arbeit je nach Schwellung nach rund drei Wochen wieder aufnehmen. Sollten Sie jedoch einem eher stehenden Beruf nachgehen, fallen Sie bis zu zehn Wochen aus, manchmal sogar länger.

Die *Hallux-valgus*-Operation bei Kindern und Jugendlichen

Der *Hallux valgus* bei Kindern bis 10 Jahren und Jugendlichen bis 18 Jahren unterscheidet sich deutlich von der Form, unter der Erwachsene leiden, denn Kinderfüße sind meist flexibler. Oft haben sie bereits »verkippte« Gelenkwinkel am Mittelfuß, was bei Erwachsenen mit einem erworbenen *Hallux valgus* seltener vorkommt. Aber wodurch entsteht das Verkippen bei Kindern und worum handelt es sich? Bei Kindern sind die Wachstums- beziehungsweise Epiphysenfugen noch offen. Diese Fugen sind der Teil am Ende des Knochens, aus dem heraus das Wachstum erfolgt. Sie verknöchern nach Ende der Pubertät, sodass dann kein Wachstum mehr möglich ist. Entwickelt die Großzehe bei einem Kind, das noch offene Wachstumsfugen hat, eine Schiefstellung, werden im Großzehengrundgelenk die Knorpelflächen der angrenzenden Knochen ungleich belastet. Dies beeinflusst die Form der Knochen – genauer gesagt, des ersten Mittelfußknochens und der Grundphalanx, also der Zehenknochen beziehungsweise der Zehenglieder, des großen Zehs – negativ. Es kommt zum Verkippen. Insbesondere Mädchen sind vom *Hallux valgus* betroffen. Oft gibt es eine hochgradige familiäre Vorbelastung, wobei die meisten Patienten die Fehlstellung von ihrer Mutter erben.

Der Fuß erreicht seine endgültige Größe deutlich früher als die restliche Extremität. Bis zum fünften Lebensjahr wachsen die Füße relativ schnell, danach deutlich kontinuierlicher. Das Fußwachstum beträgt bei Mädchen bis zum 12. und bei Jungen bis zum 14. Lebensjahr rund 0,9 Zentimeter pro Jahr. Danach ist es weitgehend abgeschlossen.[35, 36, 37]

Kinderfüße, die noch nicht ausgewachsen sind, können mithilfe der Wachstumslenkung über Klammerimplantation am Fuß operiert werden. Das ist deutlich schonender als eine herkömmliche Operation, da der Knochen nicht durchtrennt werden muss. Die Klammerimplantation am Kniegelenk wird bei X- und O-Beinstellung schon lange praktiziert. Um die Achsen im Gelenk zu korrigieren, werden genau die Stellen der Wachstumsfugen gezielt blockiert, an denen das Wachstum zu ausgeprägt ist. Das wirkt wiederum stimulierend auf die anderen Stellen der Wachstumsfugen, an denen bisher zu wenig Wachstum stattgefunden hat. Gerade im Bereich des Sprunggelenks und des Fußes haben sich in den letzten Jahren neue wachstumslenkende Therapiemöglichkeiten entwickelt. Suchen Sie unbedingt Spezialisten für diese Art der Therapie auf, am besten operativ tätige Kinderchirurgen.

Bakterien, Pilze und Hautveränderungen am Fuß

Wenden wir unsere Aufmerksamkeit für einen Moment ab von den Füßen und hin zu einer Gruppe von Lebewesen, ohne die es uns gar nicht gäbe. Wir brauchen sie für unser Leben wie die Luft zum Atmen. Abgesehen davon bilden sie ein äußerst spannendes und interessantes Völkchen. Die Rede ist von den Mikroben. »Mikrobe« ist die Abkürzung für Mikroorganismus. Die Vorsilbe mikro- (von Griechisch *mikrós*) steht für klein und besagt, dass Mikroben mit ihrem Durchmesser von weniger als etwa 0,1 Millimeter extrem winzig sind. Mit bloßem Auge können wir sie nicht erkennen. Meistens handelt es sich bei ihnen um einzellige beziehungsweise winzigzellige Lebewesen, also zum Beispiel Bakterien, Viren, Archaeen und Pilze. Mikroorganismen haben uns Menschen einiges voraus und besiedeln die Erde schon sehr lange – länger als der Mensch. Es gibt seit rund 3,4 Milliarden Jahren Leben auf der Erde. Während 1,5 Milliarden bestand dieses Leben nur aus den sogenannten Archaeen, der ältesten Lebensform, die wir kennen. Die Archaeen wurden früher zur Gruppe der Bakterien gezählt, werden aber heutzutage aufgrund einiger besonderer Eigenschaften gesondert betrachtet.

Mikroorganismen sind überall in der Luft und im Wasser. Sie sind wahre Überlebenskünstler, denn sie können sich an die extremsten Umweltbedingungen anpassen. Um die Gesellschaft auf die große Bedeutung der Mikroben aufmerksam zu machen, wird von der Vereinigung für Allgemeine und Angewandte Mikrobiologie seit 2014 jeweils eine Mikrobe des Jahres ernannt. »Wenn die Menschheit eine Zukunft haben soll, müssen wir uns mit denen zusammentun, die diese Welt geschaffen haben – effektive Mikroorganismen«, ist auf der Website des deutschen Vereins EM e. V. in Bremen zu lesen.[38] Wir tun gut daran, uns über diese kleinsten Lebewesen zu informieren und sie sinnvoll zu unterstützen, statt sie einfach nur zu bekämpfen. Mikroben sind DIE Garantie für Leben und machen auch heute noch schätzungsweise mehr als die Hälfte der gesamten Biomasse der Erde aus. Allein in einem Teelöffel Blumenerde kommen ungefähr zehntausend verschiedene Mikrobenarten vor; wohlgemerkt: Arten und nicht einzelne Lebewesen. Die Artenvielfalt im Mikrokosmos der Mikroben ist viel höher als bei Tieren oder Pflanzen. Auf einem Quadratzentimeter menschlicher Haut befinden sich mindestens 100 000 Mikroorganismen. Dabei hat jeder Mensch seine eigene, ganz individuelle Mikrobenwolke, die ihn umgibt und die sich auch in der Umgebung niederschlägt. Auch unsere Darmflora ist ein Ausbund an Lebendigkeit: Sie beherbergt rund 100 000 Billionen Bakterien – mehr als ein menschlicher Körper Zellen hat. Insgesamt sind über tausend verschiedene Bakterienarten bekannt, die auf und vor allem im Menschen siedeln. So, wie viele Milliarden Menschen den Planeten Erde besiedeln, wird der einzelne Mensch von einer riesigen Anzahl Mikroben bewohnt.

Die Mikroorganismen wirken als eine Gemeinschaft zusammen. Ist die Gemeinschaft in Balance, gibt es keine gefährlichen Mikroben. Erst durch Einseitigkeit können Mikroben auch gesundheitsgefährdend werden. Die Idee, wir müssten uns gegen bestimmte Mikroben zur Wehr setzen, entstammt dem dualistischen Denken, das gerade in der Medizin immer noch vorzufinden ist. Der französische Biologe Antoine Béchamp (1816 bis 1908) war der Auffassung, dass der Keim längst nicht alles ist, sondern dass auch das Terrain über Krankheit und Gesundheit mitentscheidet. Das Terrain ist in unserem Fall der Mensch selbst und seine Umgebung. Béchamps Forschungen wiesen schon damals in die Richtung der Ganzheitsmedizin, die den Menschen als Einheit betrachtet, bei der sich alles

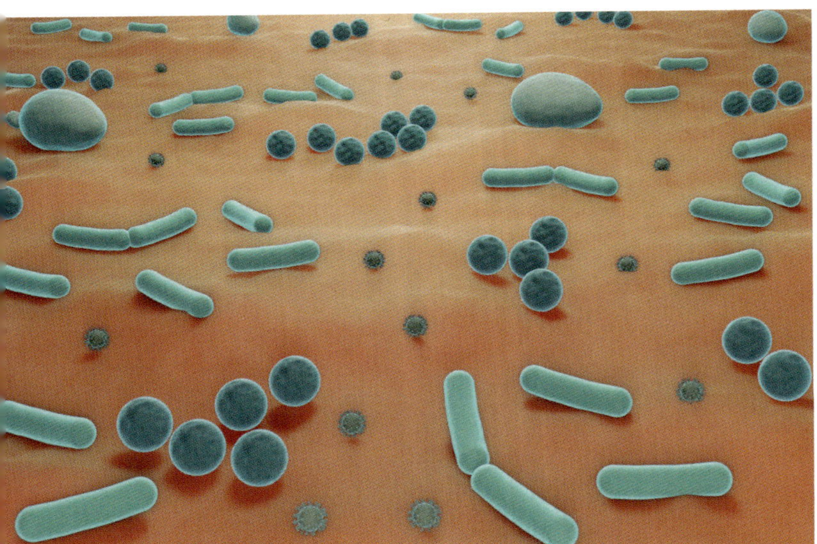

Das Reich der Mikroben ist unüberschaubar vielfältig. Ohne diese Kleinstlebewesen gäbe es den Menschen und andere entwickelte Formen des Lebens nicht.

gegenseitig beeinflusst. Béchamp hatte einen berühmten Gegenspieler, Louis Pasteur (1822–1895), französischer Wissenschaftler und Pionier auf dem Gebiet der Molekularbiologie. Er vertrat die Meinung, dass nur der Erreger verantwortlich für Krankheit ist und auf jeden Fall bekämpft werden muss. Er entschied den Wettstreit mit Béchamp für sich. So geht es in der modernen Schulmedizin leider häufig nicht um ein Miteinander aller Faktoren, sondern um ein Gegeneinander, bei dem potenziell krank machende Keime nicht im Gesamtzusammenhang betrachtet, sondern lediglich eliminiert werden.

Die meisten Keime sind nicht nur harmlos, sie sind sogar unentbehrlich für uns. Nur dank der Bakterien im Darm können wir unsere Nahrung in verwertbare Substanzen verwandeln. Die Mikroben helfen auch, Krankheitserreger fernzuhalten oder das Immunsystem zu trainieren. Von der immensen Geschäftigkeit dieser kleinen Lebewesen merken wir nichts. Es sei denn, es läuft etwas schief. Wenn unser Mikrobiom – die Gesamtheit aller Mikroorganismen (Bakterien, Archaeen, Viren, Pilze und Protozoen), die einen Makroorganimus (Mensch, Tier, Pflanze) besiedeln – nicht mehr im dynamischen Gleichgewicht ist, hat das negative Auswirkungen. Dann bekommen wir Ausschlag, Durchfall, einen grippalen Infekt oder andere, teilweise sehr üble Erkrankungen. An den Füßen zeigen sich die Auswirkungen eines gestörten Mikrobioms zum Beispiel als Pilz oder Schweißfüße.

Was tun bei Schweißfüßen, Fußpilz, Warzen und Hühneraugen?

Nicht wenige Menschen leiden unter Schweißfüßen, unter einem resistenten Nagelpilz oder Warzen. All diese Erkrankungen können mit Mikroben zu tun haben. Doch gegen jedes Leiden ist auch ein Kraut gewachsen beziehungsweise gibt es für fast jedes Problem bewährte und vielversprechende Therapieoptionen.

Schweißfüße (*Hyperhidrosis pedis*)

Der Begriff *Hyperhidrosis* kommt von *hyper*, was sich als »noch mehr«, »über« oder »hinaus« übersetzen lässt, sowie von *hidros*, dem Schweiß. *Pedis* ist der Fuß. Wenn Sie etwas riechen, egal, ob angenehm oder unangenehm, hat das meistens etwas mit Bakterien zu tun. Viele Gerüche und Aromen wie jene von Käse oder Wein werden von Bakterien hergestellt. Sogar der Regen verdankt seinen Geruch Bakterien. Bei Schweißfüßen ist das nicht anders. Der Körper produziert Schweiß; aber erst, wenn dieser von Bakterien zersetzt wird, fängt er an zu müffeln. Umgangssprachlich wird von Schweißfüßen gesprochen, wenn ein Fuß unangenehm riecht. Medizinisch betrachtet ist das jedoch nicht ganz korrekt, denn da versteht man unter einem Schweißfuß einen Fuß, der mehr Schweiß produziert, als es normalerweise der Fall ist. Es handelt sich um ein ernst zu nehmendes Krankheitsbild. Für die Schweißproduktion sind die ekkrinen (*ekkrin* bedeutet »nach außen hin absondernd«) Schweißdrüsen des Fußes beziehungsweise der Fußsohle verantwortlich. Der echte Schweißfuß ist nicht auf mangelnde Hygiene zurückzuführen, sondern ausschließlich auf die vermehrte Schweißproduktion. Der Schweiß wird, so wie es immer der Fall ist, von Bakterien abgebaut und dann fängt die ganze Sache an zu riechen.

Es werden die primäre und die sekundäre Hyperhidrosis unterschieden. Bei der primären Hyperhidrosis ist keine körperliche Ursache zu erkennen. Es wird davon ausgegangen, dass es sich um eine Fehlfunktion des autonomen Nervensystems handelt (diesen Teil des Nervensystems können wir nicht willentlich beeinflussen) und die Betroffenen dann in stressigen Situationen oder bei starken Emotionen deutlich vermehrt schwitzen. Das betrifft meistens nicht den ganzen Körper, sondern nur bestimmte Areale, wie beispielsweise die Hände, Füße oder Achseln. Die sekundäre Hyperhidrose tritt oft als Folge oder in Begleitung einer anderen Erkrankung auf, etwa bei Infektionserkrankungen, Überfunktion der Schilddrüse, Übergewicht, Tumorerkrankungen. Das Schwitzen ist also eine Art Nebeneffekt und betrifft meist den ganzen Körper.

Menschen, die unter Hyperhidrosis leiden, erfahren erhebliche Einschränkungen im sozialen und beruflichen Umfeld, haben häufig einen hohen Leidensdruck und suchen nach Lösungen. Leider sind die Ursachen für die primäre Hyperhidrose nicht geklärt. Man geht aber davon aus, dass auch genau die Faktoren, die uns normalerweise schwitzen lassen, eine Rolle spielen:

- Emotionen und Stress
- bestimme Gewürze
- körperliche Anstrengung
- Hitze
- Medikamente, zum Beispiel Parasympathomimetika (Wirkstoffe, die die Effekte des Parasympathikus, eines Anteils des autonomen Nervensystems, verstärken), Opioide, Nitrate oder Kalziumkanalblocker

Gerade auf der emotionalen Ebene können Betroffene ansetzen und versuchen, den Schalter umzulegen und so das übermäßige Schwitzen in den Griff zu bekommen.

Egal, ob Sie an einer primären oder an einer sekundären Hyperhidrosis leiden: Durch die vermehrte Schweißproduktion kann die Hornhaut an den Fußsohlen aufweichen und Bakterien können sich in diesem herrlich feuchtwarmen Milieu leicht vermehren. Sie fühlen sich dort so richtig wohl. Und als ob nicht schon der Geruch schlimm genug wäre, können sich durch die schweißige Situation leider auch andere Erkrankungen viel leichter einstellen. Schweißfußpatienten neigen generell vermehrt zu Hauterkrankungen und Ekzemen im Bereich der Füße.

Tipp: Salbei hat eine schweißhemmende Wirkung. Geben Sie ihn als Zusatz in ein warmes Fußbad und baden Sie Ihre Füße 10 bis 15 Minuten lang darin.

Fußpilz (*Tinea pedis*)

Schätzungsweise 70 Prozent der Bevölkerung macht einmal im Leben Bekanntschaft mit Fußpilz. Glücklicherweise verläuft diese Erkrankung normalerweise harmlos und kann gut behandelt werden. Meistens ist die Haut zwischen zwei Zehen betroffen, also die sogenannte Schwimmhaut. Denn dort ist es besonders schön warm und feucht. Die Haut kann jucken, rissig und unansehnlich werden und sich in großen Schuppen ablösen. Der Pilz kann sich auf die Nägel ausbreiten, selten auch auf andere Hautstellen.

Vorbeugen ist bekanntlich besser als Therapieren. Wie können Sie sich also am besten vor Fußpilz schützen? Am wichtigsten ist, dass Sie auf eine gute Fußhygiene achten und die Füße nach dem täglichen Waschen gut abtrocknen, vor allem auch zwischen den Zehen. Wenn Sie meinen, dass Sie ein Kandidat für Fußpilz sind, föhnen Sie Ihre Füße morgens und abends. Je trockener die Füße sind, desto schwerer hat es der Pilz, sich dort anzusiedeln und zu vermehren. Und wie bei allen Erkrankungen hat auch bei Fußpilz die Ernährung einen großen Einfluss. Nehmen Sie vor allem basische Lebensmittel zu sich, also Gemüse und Obst, und vermeiden Sie stark säuernde Lebensmittel wie Fleisch, Milchprodukte, Back- und Teigwaren, Zucker, Kaffee und Ähnliches. Je naturbelassener Ihre Lebensmittel sind, desto besser sind diese für Ihre Gesundheit und die Abwehrkräfte.

Um eine Ansteckung mit Fußpilz zu vermeiden, ist es sinnvoll, in Schwimmbädern oder Saunen Badeschlappen zu tragen. Wechseln Sie Ihre Socken täglich und waschen Sie sie bei mindestens

60 Grad. Baumwollsocken sind die beste Wahl und sollten Synthetiksocken unbedingt vorgezogen werden. Achten Sie auf gesundes Schuhwerk. Tragen Sie keine Plastik- oder Gummischuhe, denn hier ist der Feuchtigkeitsstau vorprogrammiert. Baumwolle und Leder sind die besten Materialien. Schuhe sollten Sie zweimal täglich wechseln und gerade nicht gebrauchte Paare ausreichend lange trocknen lassen (circa 24 Stunden). Gönnen Sie Ihren Füßen zudem ein Sonnenbad, wenn es sich ergibt. Ihre Füße werden es lieben, die Pilze dafür umso weniger.

Sind Sie bereits an Fußpilz erkrankt, ist das kein Grund zum Verzweifeln. Es gibt eine Vielzahl bewährter Behandlungsmöglichkeiten. Allerdings sollten Sie diese nicht mischen nach dem Motto »viel hilft viel«, sondern konsequent bei einer oder zwei Therapieformen bleiben. Sie können Ihr Glück zum Beispiel mit den frei verkäuflichen Mitteln aus der Apotheke versuchen. Dort finden Sie Cremes, Gels und Sprays, die alle einen Wirkstoff aus der Gruppe der Allylamine oder Azole enthalten, der das Wachstum der Pilze hemmt oder sie abtötet. Die meisten Präparate aus der Apotheke werden über einen Zeitraum von drei bis sechs Wochen angewendet. Wir sind jedoch Freundinnen von den sanfteren, naturheilkundlichen Therapien, von denen keine oder weniger unerwünschte Nebenwirkungen zu erwarten sind. Die Naturheilkunde bietet viel Hilfe bei Hauterkrankungen und so auch bei Fußpilz. Zum Beispiel haben sich Soleeinreibungen sehr bewährt. Sole, also eine salzhaltige Lösung, ist leicht selbst herzustellen, kann für viele unterschiedliche Therapien angewendet werden und kostet nicht viel. Salz ist ein Baustein des Lebens, wir alle haben uns als Embryos in der einprozentigen Wasser-Salz-Lösung des Fruchtwassers sehr wohlgefühlt. Auch bei unserem Blut handelt es sich um eine einprozentige Kochsalzlösung. Leben ist untrennbar mit Salz verbunden, doch Salz ist nicht gleich Salz. Für die Herstellung der Sole benötigen Sie unbehandeltes Steinsalz. Natürliche Salze sind niemals so weiß wie Kochsalz, sondern eher gräulich oder rosa. Achten Sie beim Kauf also auch auf die Farbe. Steinsalz oder Himalayasalz ist oft rosa und auch in Brocken erhältlich. Um eine achtprozentige Sole herzustellen, vermischen Sie 25 Milliliter der gesättigten Sole mit 100 Millilitern Wasser. Reiben Sie die betroffenen Hautstellen zweimal täglich damit ein und lassen Sie die Haut dann an der Luft trocknen. Innerhalb von sechs bis acht Wochen sollte der Pilz seine Siebensachen gepackt haben und auf Nimmerwiedersehen verschwunden sein.[39]

Sie können Ihren Fußpilz auch mit sogenannten effektiven Mikroorganismen (EM) behandeln. Diese sehr hilfreiche Mischung von Bakterien wird seit vielen Jahrzehnten mit großem Erfolg in der Landwirtschaft und in vielen anderen Bereichen des täglichen Lebens eingesetzt, zum Beispiel auch im Haushalt: Geben Sie 10 Milliliter effektive Mikroorganismen (Bezugsquellen finden Sie im Anhang ab Seite 234) auf circa 100 Milliliter Wasser und sprühen Sie die Zehenzwischenräume und die gesamten Füße täglich zwei- bis dreimal nach dem Waschen ab.

Wenn Sie den Fußpilz nur lokal behandeln, kann es sein, dass Sie mit der Therapie keinen Erfolg haben werden. Denn sehr häufig ist Fuß- und auch Nagelpilz ein Symptom für ein komplexes Krankheitsgeschehen im Körper. Ein geschwächtes Immunsystem ist nicht mehr in der Lage, angemessen auf einen Pilzbefall zu reagieren. Der Hefepilz *Candida albicans* tummelt sich bei uns Menschen ganz natürlicherweise in den Schleimhäuten im Mund, im Verdauungstrakt und im Genitalbereich. Erst wenn sich dieser Pilz stark vermehrt, weil das Immunsystem nicht richtig funktioniert, spüren die Betroffenen Symptome wie eine erhöhte Anfälligkeit für Infektionen, Hautausschläge, Verdauungsstörungen, Müdigkeit und weitere Pilzerkrankungen. Stärken Sie Ihr Immunsystem, dann haben Pilze weniger Chancen bei Ihnen.

Nagelpilz (*Onychomykose*)

Während Fußpilz relativ harmlos und leicht zu behandeln ist, handelt es sich beim Nagelpilz um ein deutlich komplexeres Geschehen. Wenn Sie Nagelpilz vermeiden möchten, sind gute Fußhygiene und eine gesunde Ernährung unumgänglich. Denn hat sich ein Nagelpilz erst einmal an Ihren Füßen etabliert, dauert es oft Monate bis Jahre, bis er erfolgreich behandelt ist. Nagelpilz ist extrem anhänglich. Hat man ihn sich eingefangen, findet man ihn zu 80 Prozent an den Fußnägeln und nur zu 20 Prozent an den Händen. Pilze lieben feuchtwarmes Klima und das ist nun mal an unseren Füßen eher anzutreffen. Häufig haben Menschen Fuß- und Nagelpilz gleichzeitig. Fachleute gehen davon aus, dass die Nagelpilzinfektion häufig die Folge der Fußpilzinfektion ist. Deswegen sollten Sie unbedingt schon den relativ harmlosen Fußpilz vermeiden.

Beim Nagelpilz sind meist die Nägel der großen Zehen betroffen. Die Nägel verfärben sich und verlieren ihr gesundes Aussehen. Die Verfärbung reicht von weißlich oder gelblich bis bräunlich. Oft werden die Nägel brüchig, verdicken sich und verändern ihre Form. Meistens ist das nicht mit Schmerzen verbunden, aber es gibt auch Fälle, bei denen Schmerzen auftreten. Die Infektion geht selten von der Nagelwurzel aus, sondern eher vom vorderen oder seitlichen Nagelrand. Als weißen, oberflächigen Nagelpilz bezeichnet man den Pilz, bei dem sich auf der Oberfläche des Nagels weiße Flecken zeigen. Sie sind punktförmig, können sich aber auch ausbreiten.

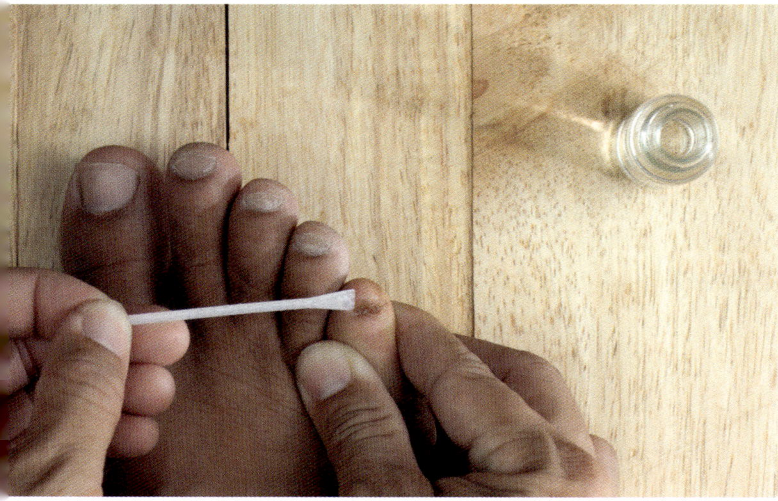

Häufig wird Nagelpilz mit speziellen Lacken behandelt. Die Therapie ist langwierig und nicht immer erfolgreich. Probieren Sie auch alternative Heilmethoden.

Bei einem Nagelpilz handelt es sich häufig um Hautpilze (*Dermatophyten*). Diese ernähren sich vom Hornmaterial in Nägeln, Haut und Haaren. Doch es können in seltenen Fällen auch Hefe- oder Schimmelpilze für den Nagelpilz verantwortlich sein. Hefepilze treten vor allem an den Fingernägeln auf. Doch egal, welcher Pilz nun genau die Erkrankung verursacht, die Therapie von Nagelpilz ist eine echte Herausforderung. Welche Faktoren eine Nagelpilzinfektion begünstigen, ist insgesamt nicht gut erforscht. Als Risikofaktoren gelten:

- ein geschwächtes Immunsystem,
- familiäre Veranlagung,
- eine Fußpilzinfektion,
- häufiger Kontakt mit Pilzerregern, zum Beispiel in Schwimmbädern oder Saunen,
- Verletzungen der Nägel,
- zu enge Schuhe,
- Hautkrankheiten wie Schuppenflechte,
- Durchblutungsstörungen in den Beinen, etwa aufgrund von Diabetes oder einer peripheren arteriellen Verschlusskrankheit.

Nagelpilz ist sehr ansteckend. Sollten Sie betroffen sein, teilen Sie auf keinen Fall mit anderen Menschen Kleidungsstücke oder gar Ihre Schuhe. Auch Bettwäsche oder Handtücher sollten Sie nicht gemeinsam nutzen. Und denken Sie an den sogenannten Fahrstuhleffekt: Sie können sich selbst an Körperteilen oberhalb Ihrer Füße anstecken. Ziehen Sie also erst die Socken an und dann die Unterwäsche.

Vor der Behandlung des Pilzes sollte eine klare Diagnose stehen und der Erreger identifiziert sein. Lassen Sie dafür einen mikroskopischen und kulturellen Erregernachweis durchführen. Das ist gerade auch für Psoriasispatienten wichtig, um eine Pilzerkrankung auszuschließen. Die Psoriasis (Schuppenflechte) ist eine chronische, schubweise verlaufende gutartige Hauterkrankung. Diese Erkrankung geht mit verstärkter Schuppung der Haut einher und ist nicht immer ohne Laborbefund von einem Pilzbefall zu unterscheiden.

Die Behandlung von Nagelpilz ähnelt in vielen Punkten der Behandlung von Fußpilz, nur dass Sie beim Nagelpilz sehr viel mehr Durchhaltevermögen benötigen. In der Apotheke gibt es Mittel zum Auftragen (topische Therapie) und zum Einnehmen (systemische Therapie). Die systemische Therapie kommt beim Befall von mehreren Nägeln sowie bei schwerem Befall eines Nagels zum Einsatz. Informieren Sie sich über mögliche Nebenwirkungen, bevor Sie mit dieser Therapie beginnen, denn diese sind nicht unerheblich – und häufig helfen bereits die Mittel zum Auftragen.

Lieben Sie es eher naturheilkundlich, kommen hier noch einige Tipps: Geben Sie zweimal täglich 100-prozentiges Teebaumöl auf die betroffenen Nägel. Damit haben viele Betroffene gute Erfahrungen gemacht. Essigwickel über Nacht angebracht können ebenfalls hilfreich sein: Reiben Sie die Haut um den befallenen Nagel herum mit einer fettenden Creme ein. Falten Sie dann aus Küchenpapier ein kleines Kissen und tränken Sie es in Apfelessig. (Achten Sie beim Essig auf Bioqualität und vermeiden Sie unbedingt Essigessenz, die viel zu scharf ist.) Legen Sie das Kissen auf den Nagel und verbinden Sie den Zeh. Morgens nehmen Sie den Verband ab und reinigen den Nagel – aber bitte ohne Seife, denn Pilze lieben Seife.

Hühneraugen (*Clavi*)

Sie können sicher sein: Wenn der Schuh oder irgendetwas anderes eine zu lange Zeit beziehungsweise zu stark am Fuß drückt oder reibt, bilden sich Druckstellen oder Schwielen. Diese sind in der Regel nicht schmerzhaft, können sich aber früher oder später zum sogenannten Hühnerauge entwickeln. Auch eine Fehlbelastung des Fußes führt nicht selten zu Hühneraugen. Der wirksamste Weg, um diese lästigen und schmerzhaften Stellen am Fuß gar nicht erst zu bekommen, ist also, auf jeglichen Druck zu verzichten. Doch das ist nicht immer möglich. Oft merkt man erst nach dem Stadtbummel, dass die neuen Schuhe doch nicht so gut sitzen, wie man beim Kauf gedacht hat. Dann ist es manchmal schon zu spät.

Hühneraugen sind meist rundliche, scharf abgegrenzte Hornhautverdickungen. Aufgrund der dicken Hornhautschicht erscheinen sie gelblich. Die Hornhaut bildet in der Mitte einen mehr oder weniger tief in die Haut hineinreichenden Hornhautkegel. Je nachdem, wie tief dieser Kegel geht und wogegen er drückt, kann so ein kleines Hühnerauge sehr große Schmerzen auslösen. Hühneraugen sitzen sehr häufig an den Zehen, besonders gerne an Hammer- und Krallenzehen, aber auch an den Fußsohlen sind sie anzutreffen.

Es gibt mehr oder weniger hilfreiche Mittel, um sie selbst zu entfernen, zum Beispiel Hühneraugenpflaster oder andere salicylhaltige Präparate. Diese weichen das Hühnerauge auf, sodass dieses nach einiger Zeit abgetragen werden kann. Die bessere und sicherere Methode, vor allem bei tief sitzenden Hühneraugen, ist jedoch, das Hühnerauge von medizinischen Fußpflegern oder Podologen mechanisch entfernen lassen. Verzichten Sie dann in Zukunft auf zu enge Schuhe und unternehmen Sie etwas gegen eventuell vorhandene Fußfehlhaltungen, werden Sie höchstwahrscheinlich nie wieder ein Hühnerauge an einem Ihrer Füße vorfinden. Bei immer wiederkehrenden Hühneraugen aufgrund fehlgestellter Zehen ist es empfehlenswert, sich bei einem Fußchirurgen vorzustellen.

Warzen (*Verrucae*)

Die gute Nachricht zuerst: Warzen sind in den seltensten Fällen gefährlich. Allerdings sehen sie unschön aus und können auch Schmerzen bereiten. Die meisten Warzentypen entstehen durch eine Infektion mit dem Humanen Papillomavirus, auch als Herpesvirus bekannt. Dieses dringt durch kleinste Verletzungen in die Haut ein und vermehrt sich dann in der ersten Hautschicht. Es gibt verschiedene Arten von Warzen, an den Füßen ist vor allem die Dornwarze (*Verruca plantares*) vertreten. Oft entsteht sie an einer Stelle mit einer zu großen Druckbelastung. Warzen sind meistens rund und grenzen sich deutlich von der umliegenden Haut ab. Ihre Oberfläche ist graubräunlich und weist kleine schwarze Punkte auf. Die Warze entwickelt einen Dorn, der nach innen wächst und höllisch wehtun kann.

Da Warzen durch Viren hervorgerufen werden, macht es Sinn, das Immunsystem zu unterstützen und zu stärken. Damit machen Sie nichts verkehrt, und selbst wenn die Warzen dadurch nicht weggehen, haben Sie sich selbst einen guten Dienst erwiesen. Die Schulmedizin bekämpft Warzen mit verschiedenen Methoden: Vereisen, Verätzen, Ausschaben und Lasern – all das hört sich mehr nach Krieg an als nach einer hilfreichen Behandlung. Und in der Tat bringen diese Methoden die Warzen zwar zum Verschwinden, doch häufig kommen sie wieder und dann fängt man von vorn an. Der Griff zum Messer ist oft die letzte Hoffnung: Relativ großflächig und vor allem tief wird unter einer Lokalanästhesie die Dornwarze entfernt. Das ist jetzt das Ende der Warze, sind Sie überzeugt. Doch da liegen Sie falsch: Häufig lässt selbst dieser massive Eingriff die Warzen nicht endgültig verschwinden. Zwar ist dort, wo vorher die Warze war, ein tiefer Krater, doch nach einigen Wochen erscheint die Warze wieder, als wäre nie etwas passiert. Greifen Sie in diesem Fall doch zu einer Methode aus der Volksmedizin. So recht mag man nicht an den Erfolg glauben, dennoch hat es schon bei vielen gewirkt und schmerzhafte Dornwarzen sind auf immer verschwunden: Reiben Sie Ihre Warze bei Vollmond gegen Mitternacht mit der Innenseite von Bohnenschoten ein und vergraben Sie die Schoten dann. Nach ungefähr vier Wochen könnte die Warze verschwunden sein. Ein Wunder? Oder einfach nur Placebo?

Es gibt zahlreiche andere Methoden und Riten, die angeblich wirksam gegen Warzen helfen, etwa das Besprechen, eine uralte heilsame Behandlung bei Warzen. In der Klinik für Psychosomatik und Psychotherapie an der Justus-Liebig-Universität Gießen werden mit dieser Methode Warzen behandelt – mit Erfolg. Dort wird die Warze noch zusätzlich mit Kochsalzlösung bestrichen. Die Erfolgsrate der Klinik liegt bei 60 bis 70 Prozent, ganz ohne teure Medikamente oder Eingriffe mit Nebenwirkungen. Gebräuchliche Formeln sind: »Warze, fort mit dir!« oder »Warze alt, Warze kalt, Warze ab!« Probieren Sie es aus.

Wenn Ihnen diese Methoden gar nicht zusagen, vertrauen Sie auf eines der vielen Hausmittel: Reiben Sie die Warze regelmäßig mit Zitronensaft oder Teebaumöl ein. Auch ein Bananenpflaster wirkt gut. Dafür wird die Innenseite einer Bananenschale über mehrere aufeinanderfolgende Nächte auf die Warze gelegt. Homöopathisch wird bei Warzen oft Medorrhinum D200, Thuja D4 oder Causticum Hahnmanni D4 verschrieben. Wollen Sie sich den Gang zu einem Homöopathen schenken und sich selbst behandeln, dann betupfen Sie die Warze mehrmals täglich mit der Urtinktur Thuja D4. Auch die Behandlung mit effektiven Mikroorganismen hat sich bei War-

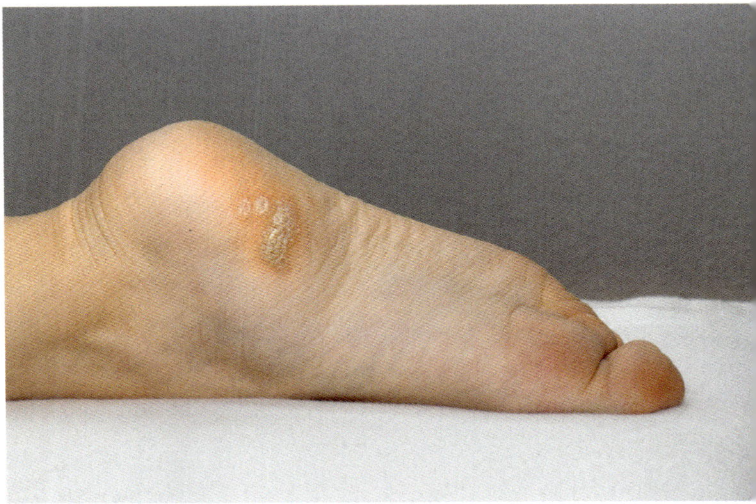

An der Ferse können Warzen besonders wehtun, denn hier entsteht beim Gehen viel Druck. Diese Dornwarzen sind leider häufig sehr hartnäckig.

zen als hilfreich erwiesen. Beträufeln Sie hierfür mehrere Wochen lang ein Pflaster mit diesen und kleben Sie es über Nacht auf die Warze. Diese sollte nach vier bis sechs Wochen verschwunden sein. Viele Warzen bilden sich in den ersten drei Monaten von allein zurück. Haben Sie Geduld und geben Sie Ihren Warzen ausreichend Zeit zum Verschwinden – egal, ob mit oder ohne Behandlung.

Gesundheitsmedizin hat den ganzen Menschen im Blick

Nun haben wir uns auf vielen Seiten mit Krankheiten und Fußproblemen beschäftigt. Genau das ist ein typisches Merkmal unseres Gesundheitswesens: Ständig wird der Fokus auf das Problem beziehungsweise die Krankheit gelenkt, sei es der gebrochene Knochen, die Warze, der gefährliche Keim oder was auch immer. Wir haben verlernt, das Ganze im Blick zu haben. Die Schuldigen werden gesucht, dann »beißt man sich fest« und währenddessen wird übersehen, dass alles mit allem verbunden ist. Wir plädieren hingegen für eine Gesundheitsmedizin, eine Medizin also, die nicht spaltet, sondern verbindet. Eine Medizin für die Menschen und ihre körperliche, seelische und geistige Gesundheit. Diese drei Aspekte des menschlichen Seins machen den Menschen nicht nur aus, sondern sie interagieren auch untereinander. Das bedeutet zum Beispiel, dass ein Mensch aufgrund eines seelischen Problems körperliche Beeinträchtigung erfahren kann. Die Zeit ist reif, dass wir uns endlich diesen komplexen Zusammenhängen öffnen und sie in die Diagnostik und Therapie miteinbeziehen.

Wir möchten dieses zweite Kapitel nicht ohne einige hoffnungsvolle Worte beenden. Denn wir sind uns ziemlich sicher, dass unter Ihnen einige Leser sind, die bereits vieles versucht haben, aber nicht den erhofften Erfolg sehen. Deswegen haben wir uns im dritten Kapitel auf eher unbekannte, ungewöhnliche Behandlungsmethoden konzentriert. Sie wissen, dass der Mensch eine Einheit aus Körper, Geist und Seele ist. Doch was sind die Konsequenzen daraus? Es gibt spannende neue Forschungsfelder, die hoffentlich nicht nur zu einem Umdenken in der Medizin, sondern auch zu einem Umhandeln und damit zu neuen Therapiekonzepten führen werden. Eines dieser Gebiete ist die Psychoneuroimmunologie, kurz PNI. Forscher in diesem Bereich sehen es als erwiesen an, dass zwischen Körper und Gefühlen eine untrennbare Verbindung besteht. In dem spannenden Buch *Das Unsichtbare hinter dem Sichtbaren* werden die Leser auf die Reise in das Universum mitgenommen, das in uns selbst liegt.[40] Oder nehmen Sie die Epigenetik. Dieser Wissenschaftszweig beschreibt molekulare Mechanismen, die zu einem stärkeren oder schwächeren Ablesen von Genen führen, ohne dass die dort gespeicherte Information verändert wird. Einfacher ausgedrückt: Man weiß heute, dass wir den Genen nicht ausgeliefert sind und dass es durch bestimmte Faktoren gelingt, das Ein- und Ausschalten von Genen zu regulieren. Diese Faktoren sind unter anderem unsere Stimmungen, Überzeugungen und Gedanken.

Immer wieder erleben wir verzweifelte Patienten, die vor Schmerzen nicht mehr richtig gehen können und die deswegen ihr Leben nicht wie gewohnt leben können. Ihnen allen möchten wir Mut zusprechen, denn das, was Sie in diesem Buch bisher über die Füße und den Körper gelesen haben, beschreibt nur einige Therapiemöglichkeiten von vielen. Was ist zu tun? Geben Sie nicht auf. Glauben Sie an Ihre Gesundheit. Besser noch: Wissen und spüren Sie, dass Sie wieder gesund werden können. Es kann sein, dass Sie einfach noch nicht die passende Therapie für sich gefunden haben oder dass Sie die wahre Ursache für Ihre Beschwerden noch nicht kennen. Wir alle müssen Gesundheit und Krankheit völlig neu denken – das wird uns neue Perspektiven der Heilung aufzeigen.

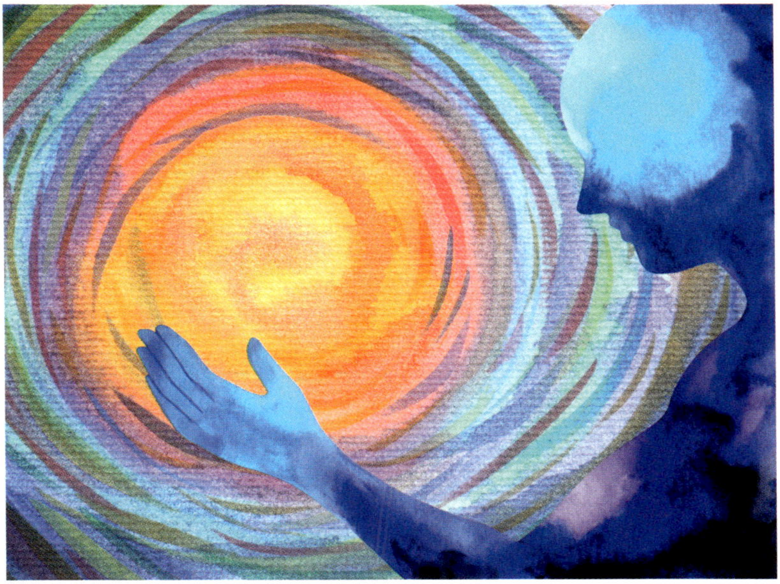

Der Mensch ist eine Einheit aus Körper, Seele und Geist. Das sollte in der Medizin stärker berücksichtigt werden, denn nur so ist wirkliche Gesundheit möglich.

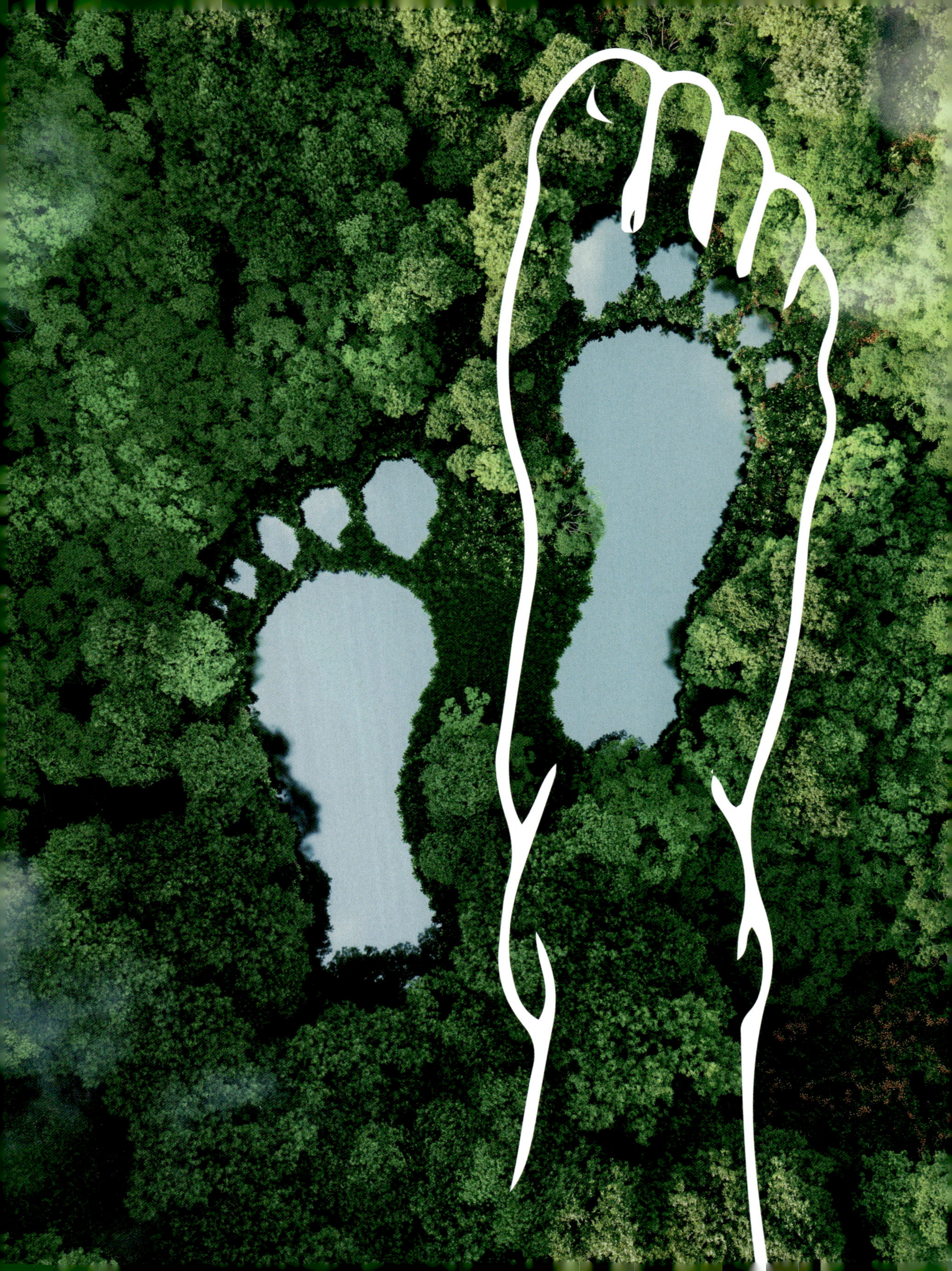

Kapitel 3

AKTIVIERUNG DER SELBSTHEILUNGSKRÄFTE UND UNGEWÖHNLICHE BEHANDLUNGSANSÄTZE

Jetzt betrachten wir den Menschen in seiner ganzen Komplexität. Wir wenden uns den Ebenen unserer Gesundheit zu, die »weich« und nicht immer direkt greifbar sind. Es geht um die Zusammenhänge, die oftmals nicht logisch wissenschaftlich erklärbar sind und häufig auch nicht bewiesen werden können. Menschen, die auf wissenschaftliche Beweisbarkeit Wert legen, kommen hier vielleicht an ihre Grenzen. Doch hat es nicht auch etwas Gutes, dass wir nicht alles belegen können und dass auch nicht alles rational abgeleitet werden kann? Das Leben wäre sonst sehr armselig. Wir Menschen sind keine Maschinen oder funktionieren wie ein Uhrwerk. Auf den folgenden Seiten möchten wir Ihren Blick auf das richten, was Sie möglicherweise bisher nicht gesehen oder gewusst haben und Ihnen vielleicht beim Heilungsprozess Ihrer Füße helfen kann.

Fußproblemen aus dem Weg gehen

»Jedes Ding hat drei Seiten: eine, die du siehst, eine, die ich sehe, und eine, die wir beide nicht sehen«, lautet ein Sprichwort aus dem Buddhismus. Und genau diese Tatsache gibt uns allen Grund zu hoffen. Immer kommen Menschen in unsere Praxen, die – auf den ersten Blick – unter nicht erklärbaren Fußproblemen leiden. Da ist die Patientin um die 60, die einfach nur mal etwas stärker umgeknickt ist und eine Bänderzerrung hatte. Die Verletzung ist gut verheilt und auch die bildgebenden Verfahren zeigen einige Wochen später einen Fuß, der in Ordnung ist. Doch die Frau hat immer noch Beschwerden beim Gehen. Oder eine andere Patientin Mitte 40, die sich mit geschwollenen Füßen vorstellte. Bei Schwellungen hilft in der Regel Lymphdrainage, doch in diesem Fall nicht. Nach einem 15-minütigen Gespräch bricht die Patientin in Tränen aus. Es ist klar, dass sie mit ihrem Leben unzufrieden ist, sie fühlt sich wie gefesselt, insbesondere auch durch ihr Elternhaus. Als der Begriff »energetische Fußfessel« fällt, fühlt sich die Patientin verstanden und sagt, dass es sich für sie genauso anfühlt. Solche Erlebnisse gibt es in der Physiotherapie häufiger und für diese Menschen besteht Aussicht auf Hilfe. Dafür ist es jedoch notwendig, über den Tellerrand zu schauen und sich für ungewöhnliche Behandlungsmethoden zu öffnen.

Stellen Sie sich einen Eisberg vor. Sie können nur den Teil des Eisbergs erkennen, der mit seiner Spitze aus dem Wasser ragt, doch alles, was unter der Oberfläche ruht, können Sie nicht sehen. Dieser untere Teil ist aber der weitaus größere Bereich. Wenn wir den Menschen mit dem Eisberg vergleichen, dann ist das Bewusste, das Offensichtliche, das Körperliche, das wir sehen, spüren und messen können, die Eisbergspitze. Alles andere – und das ist ein riesiges Feld – ist verdeckt, also unbewusste oder auch vergessene Gefühle, Gedanken, Ereignisse, Traumata und so weiter. Dazu gehören natürlich auch all die Millionen von Stoffwechselprozessen, die in jeder Sekunde in unserem Körper ablaufen. Wir bekommen davon nichts mit. Gleichzeitig geht nichts verloren. Unser Geist vergisst, doch der Körper speichert alles. Wir neigen dazu, physische Probleme ernst zu nehmen und psychische, emotionale Geschehnisse als nicht so entscheidend abzutun. Wir trennen unser Menschsein auf in Körper und Psyche. Professor James L. Oschmann, ein Pionier auf dem Gebiet der Energiemedizin, schreibt, dass jedes Trauma als eine Veränderung innerer Strukturen registriert werde. Der Körper reagiere sowohl auf emotionale Malheurs als auch auf chronisch psychische Veränderungen, als seien es physische Ereignisse. Für unseren Körper bestünden jedoch keine

Unterschiede.[41] Was wir denken und fühlen, bewusst oder unbewusst, beeinflusst immer unsere physischen Strukturen. Wir sind in unserem Körper regelrecht »verkörpert«. Wir möchten uns dem deutschen Psychologen Robert Betz anschließen, der gesagt hat: »Gesundheit ist keine Glückssache und Krankheit kein Schicksal.«[42]

Starten wir ganz pragmatisch an der Spitze des Eisbergs – in diesem Fall sind das Ihre Füße, die Knochen, Sehnen, Muskeln und Gelenke. Sie haben bereits viel darüber gelesen, was Sie tun können, um Fußprobleme zu vermeiden, sodass sie gar nicht erst auftreten. Zusammengefasst könnte man sagen, dass das oberste Gebot für gesunde Füße – und auch für die meisten kranken Füße – lautet: Abwechslung. Das ist genau das, was jeder Fuß benötigt. Unter anderem bedeutet das, dass Sie ab heute auf gar keinen Fall mehr den ganzen Tag lang in dem gleichen Paar Schuhe laufen sollten. Das ist Gift für die Füße. Wechseln Sie Ihre Schuhe alle paar Stunden. Wenn Sie Einlagen tragen und bisher nicht gemerkt haben, dass diese Ihnen guttun, dann laufen Sie doch einmal ein paar Stunden ohne Einlagen. Sie können sie danach wieder in Ihre Schuhe legen. Sorgen Sie für Abwechslung, wann immer es geht. Auch wenn Sie mit Ihren Einlagen zufrieden sind: Probieren Sie trotzdem aus, ohne diese Hilfsmittel zu gehen. Vielleicht läuft das besser, als Sie dachten. Fordern Sie sich und Ihre Füße immer wieder heraus.

Tipp: Wenn Sie die Möglichkeit haben, ziehen Sie zwischendurch mal die Schuhe aus, kreisen Sie die Füße in beide Richtungen, rollen Sie sie auf einem Ball und dehnen Sie Ihre Waden (Übung Seiten 160/161). Das belebt die Füße!

Das Basistraining für gesunde Füße

Trainieren Sie Ihre Füße! Denn egal, wie viel sie barfuß gehen: Da wir meistens über ebene Böden laufen und viele Muskeln dabei nicht gefordert werden, ist ein Zusatztraining für die Füße sehr sinnvoll. Nehmen Sie sich ein paarmal in der Woche einige Minuten Zeit. Mit wenig Aufwand können Sie viel erreichen. Die folgenden Basisübungen haben sich bewährt.

Übung: Faszien-Fit

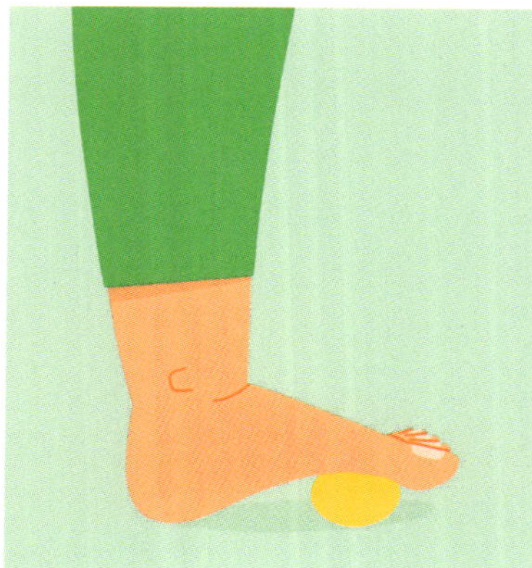

Nehmen Sie einen möglichst kleinen Flummi, um den besten Effekt zu erzielen. Bis zu Schuhgröße 40/41 ist ein Flummi mit 30 Millimetern Durchmesser ideal, größere Füße kommen mit einem 40-Millimeter-Flummi zurecht. Legen Sie im Stand einen Fuß auf den Flummi und beginnen Sie, den Fuß mit Druck darüberzurollen. Das tut meistens sehr weh, löst aber auf die Dauer die faszialen Verklebungen. Der Druck sollte stark sein, aber noch im Bereich des Wohlwehs. Lassen Sie Ihre Füße relativ nah beieinanderstehen, damit Sie ausreichend Druck aufbauen können. Dauer: Führen Sie diese Übung pro Fuß 2 bis 3 Minuten lang aus. Achtung, sparen Sie jedoch schmerzende Gelenke oder Schmerzpunkte an den Fersen aus. Diese Übung ist einfach und dennoch mit das Beste, was Sie für Ihre Füße tun können, weil sich sehr viel lösen kann und auch das Gleichgewicht verbessert wird.

Übung: Die Kraft stärken

Stellen Sie sich mit beiden Vorfüßen auf die unterste Treppenstufe und halten Sie sich fest. Das Gesicht zeigt in Richtung treppauf. Je nach Treppe können Sie diese Übung barfuß oder in Schuhen durchführen. Beides ist in Ordnung. Lassen Sie Ihre Fersen so tief wie möglich hinter der Kante absinken. Dann drücken Sie sich nach oben, sodass die Fersen hochkommen. Ohne Pause lassen Sie die Fersen wieder sinken. Wiederholen Sie diese Übung im Anschluss auch einfüßig. Das gibt nicht nur Kraft, sondern verbessert auch Ihre Koordination und hilft der Achillessehne, wieder geschmeidiger zu werden. Wiederholen Sie die Übung anfangs nur wenige Male und steigern Sie sich im Laufe der Zeit auf 15-mal pro Seite.

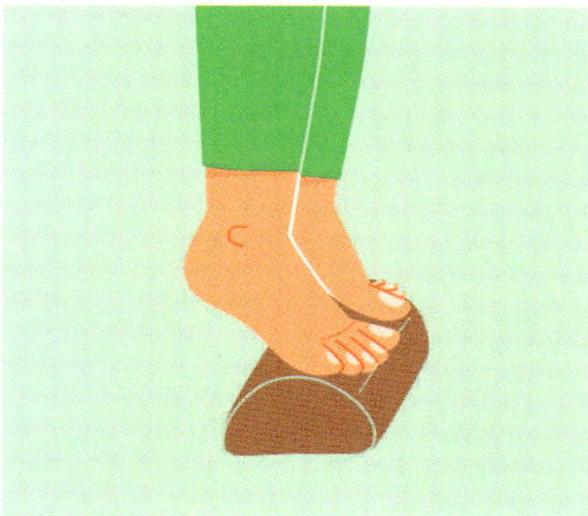

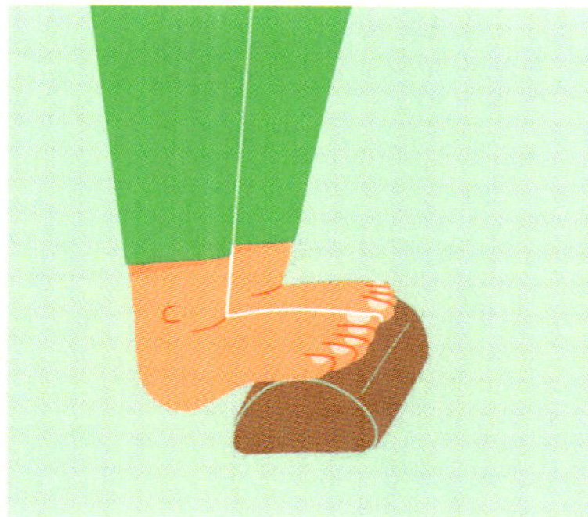

Übung: Zehenbeweglichkeit

Diese Übung können Sie im Stehen oder im Sitzen ausführen. Legen Sie einen Fuß mit der Fußsohle auf einem Ball ab, zum Beispiel einem Tennisball. Die Zehen sollten keinen Kontakt zum Ball haben und locker hängen. Ziehen Sie die Zehen nun langsam hoch und beugen Sie sie dann wieder nach unten. Wenn Sie spüren, dass die Beweglichkeit eingeschränkt ist, atmen Sie an der jeweiligen Endposition zweimal ein und aus und halten diese. Stellen Sie sich vor, dass die Bewegung ganz groß wird. Ziehen Sie dabei Ihre Zehen weiter in die gewünschte Richtung. Nach einiger Zeit werden Ihre Zehen beweglicher werden. Wiederholen Sie die Übung 10- bis 15-mal pro Fuß.

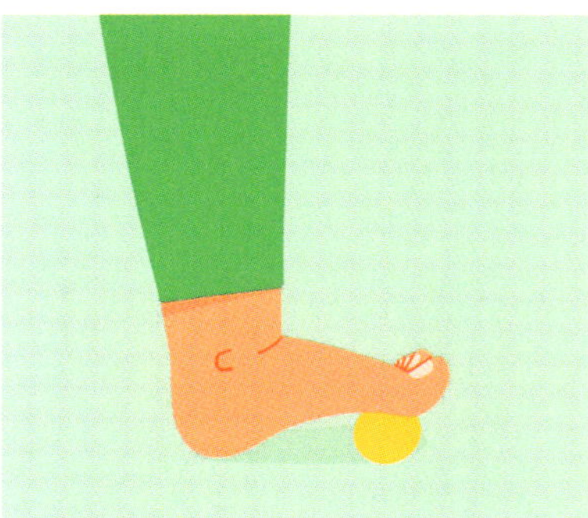

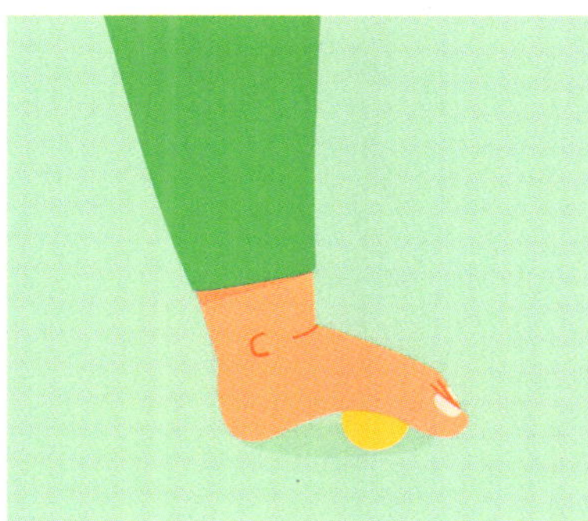

Übung: Zehenkontrolle

Setzen Sie sich auf einen Stuhl und stellen Sie die Fußsohlen auf dem Boden ab. Konzentrieren Sie sich auf einen Fuß. Bewegen Sie nur die Großzehe dieses Fußes nach oben und zurück nach unten. Alle anderen Zehen bleiben am Boden. Dann lassen Sie die Großzehe auf dem Boden und ziehen Sie die Zehen zwei bis vier hoch und senken Sie wieder ab, der kleine Zeh bleibt ebenfalls am Boden. Falls diese Übung nicht klappen sollte, können Sie die Zehen, die am Boden bleiben sollen, am Anfang auch mit der Hand fixieren. Geben Sie nicht auf. Sie möchten schließlich die Kontrolle über Ihre Muskeln wiedererlangen. Führen Sie die Übung pro Fuß 2 bis 3 Minuten lang aus.

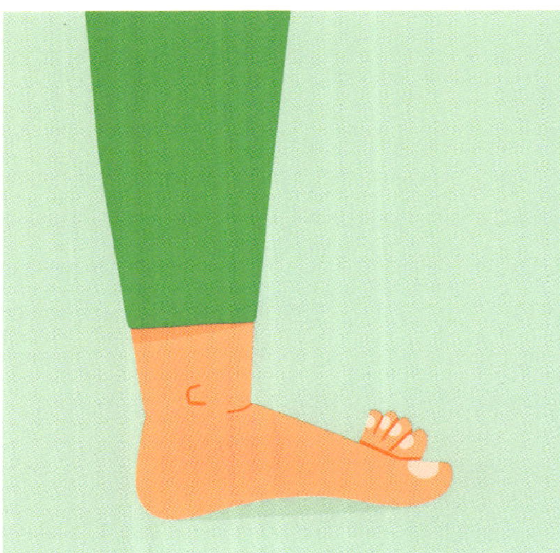

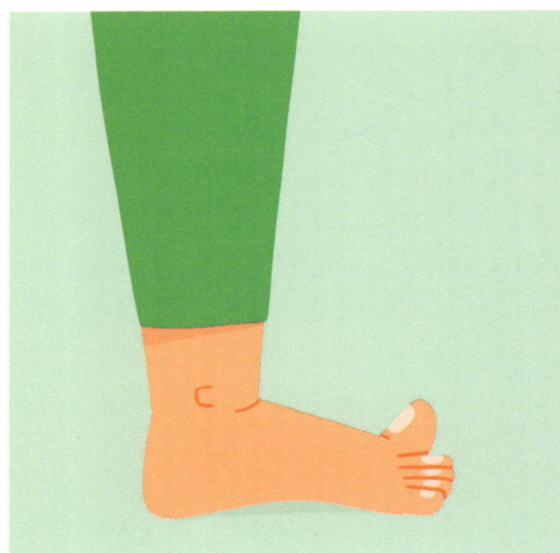

Übung: Dehnung der Fuß- und Zehenheber

Führen Sie aus dem Stand mit einem Bein einen großen Schritt nach vorn aus und klappen Sie den hinteren Fuß so um, dass der Fußrücken Richtung Boden und die Sohle noch oben zeigen. Spüren Sie die Dehnung am Fußrücken? Bleiben Sie ungefähr eine Minute in dieser Position und genießen Sie die Dehnung. Wenn Sie einen Krampf bekommen, wechseln Sie die Seite. Sollten Sie unsicher stehen, halten Sie sich mit einer Hand an der Wand fest. Wiederholen Sie die Übung im Anschluss mit dem anderen Fuß.

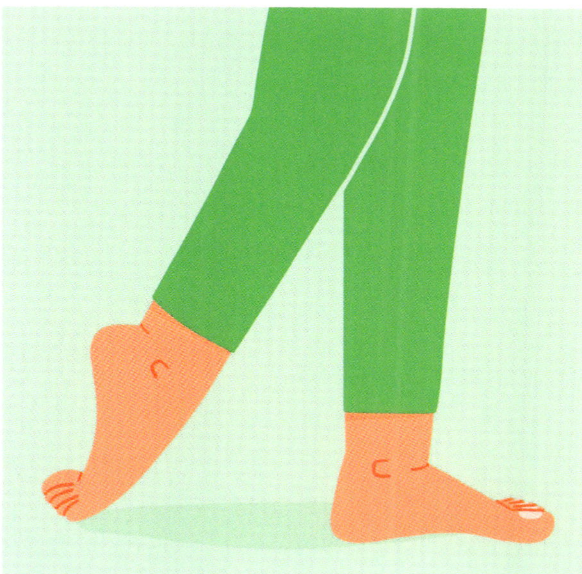

Durch diese einfachen Übungen konnten schon viele Menschen die Gesundheit und Beweglichkeit ihrer Füße verbessern. Aber nicht nur Fußschmerzen lassen sich dadurch reduzieren, sondern bisweilen sogar Rückenschmerzen. Nächtliche Wadenkrämpfe werden seltener und das Gehen wird insgesamt erleichtert.

Faszien – die Reparaturwerkstatt des menschlichen Körpers

Kennen Sie das auch: Ein Fremdkörper im Schuh, ein kleines Steinchen in der Socke und sofort fühlt sich der Fuß gestört und das Steinchen kommt einem riesig vor. Dann gibt es nur zwei Möglichkeiten: Entweder Sie schütteln den Schuh und die Socke aus oder Sie gehen dem Schmerz aus dem Weg, indem Sie eine andere Haltung einnehmen und den Fuß etwas anders belasten. Die letztere ist oft die bequemere Variante. Sie nehmen also eine Schonhaltung ein und marschieren weiter. Im Verlauf dieses Kapitels werden Sie erfahren, warum das meist keine gute Idee ist.

25 Prozent aller Rezeptoren des menschlichen Körpers sind verteilt auf Füße, Hände und Mund. Im Vergleich zur übrigen Hautfläche befinden sich an diesen Stellen also überdurchschnittlich viele Rezeptoren. Diese nehmen unterschiedliche Empfindungen auf: Über Schmerzrezeptoren registrieren wir Schmerz, über Thermorezeptoren Temperaturreize und über Mechanorezeptoren werden Berührungen, Druck und Vibrationen wahrgenommen. Die von einem Rezeptor erkannten Reize werden über eine Nervenfaser direkt an das Zentralnervensystem, das Gehirn, weitergeleitet.

Rezeptoren sind periphere Boten, Sender aus der Ferne in die Zentrale, also zu unserem Gehirn, und geben Informationen über den Stand der Dinge, zum Beispiel Muskelspannung, Stellung des Körpers, Körperhaltung oder Schmerzen. Das Gehirn gilt als zentraler Sammelpunkt aller Informationen, es verlangt ständig nach Informationen, denn es möchte lernen und Bewegungsabläufe optimieren. Vergleichbar mit der Software eines Computers benötigt das Gehirn ständig ein Update, muss also lernen, um aufzurüsten und zu perfektionieren, damit die Hardware, Knochen, Muskeln, Sehnen und Faszien, also der gesamte Bewegungsapparat, langlebig ohne einen Befall durch Viren, Hardware- und Softwaredefekte oder Treiberstörungen funktionieren kann und keinen Absturz erleidet. Diese Rezeptoren, auch als Ruffini-, Golgi- und Paccinikörperchen bezeichnet, sind in das Fasziengewebe integriert und befinden sich insbesondere an der Fußsohle.

Vielfältige Aufgaben des Fasziensystems

Um besser zu verstehen, wie die Faszien so viele unterschiedliche Aufgaben im menschlichen Körper umsetzen können, ist es hilfreich zu wissen, was Faszien überhaupt sind und wie man sie sich vorstellen kann. Der Begriff »Faszien« kommt aus dem Lateinischen und bedeutet so viel wie »Band« oder »Bündel«. Und genau diese Begriffe beschreiben die Struktur der Faszien sehr gut, denn es handelt sich bei diesen um ein bandförmiges, reißfestes Gewebe, das zwischen 0,5 und 3 Millimeter dick ist. Faszien stellen die Weichteilkomponenten unseres Bindegewebes dar. Stark vereinfacht kann man Faszien auch dem Bindegewebe gleichsetzen. Fasziengewebe besteht hauptsächlich, nämlich zu 95 Prozent, aus Wasser sowie aus Kollagenfasern und unterschiedlichen Klebstoffen. Diese Kombination der Bestandteile sorgt für die besonderen Fähigkeiten der Faszien, die unserem Körper Stabilität, Elastizität und Gleitfähigkeit verleihen.

Wie kann man sich eine Faszie vorstellen? Dazu passt das Bild von einem Tropfen flüssigen Klebstoffs zwischen Daumen- und Zeigefinger: Ziehen wir Daumen und Zeigefinger auseinander, entsteht ein zäher Faden. Wird diese Bewegung jedoch zu schnell ausgeführt, erfolgt zu abrupt oder ist die Entfernung zu weit, reißt der Klebstofffaden. Genau das passiert bei einer Verletzung beim Sport oder durch eine falsche Bewegung. Es kommt zu einer Beschädigung des Fasziennetzes in Form eines Lochs, eines Risses oder einer Verdrehung. 80 Prozent aller Sportverletzungen sind Faszienverletzungen. Legen wir nun Daumen und Zeigefinger wieder aufeinander, so kann sich ein neuer Klebstofffaden bilden. Nach diesem Prinzip funktioniert auch unser Körper. Das Fasziennetzwerk passt sich den Zug- und Druckspannungen immer wieder neu an. Es verformt sich, kann auch reißen und sich dann wieder selbst reparieren. Auch mit einer aufgeschnittenen Orange kann unser Fasziensystem verglichen werden. Sie kennen die weißliche Haut unter der Schale. Diese Haut, auch Saftschlauch genannt, durchzieht die gesamte Frucht, sie bildet die Außenhülle, sepa-

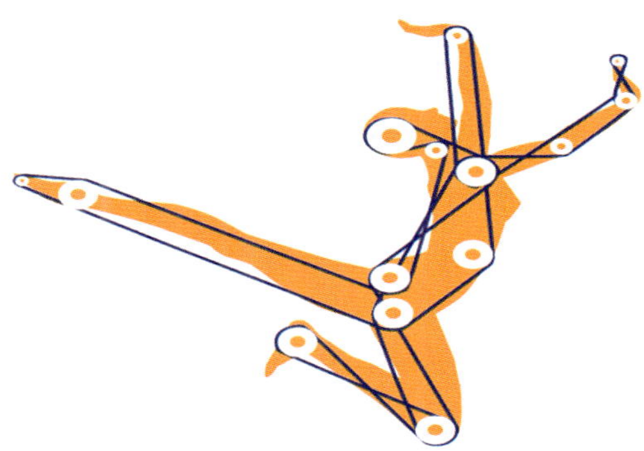

Unser Knochengerüst wird ausschließlich durch die Druck- und Zugkräfte des myofaszialen Systems, also der Muskeln und Faszien, aufrecht gehalten. Dieses Prinzip kommt auch in der Architektur zum Tragen.

riert die Fruchtstücke und setzt sich bis in jedes einzelne Fruchtsegment fort. Die weiße Haut ist auf ein Netz aus Fasern reduziert (*reticulata* bedeutet »netzartig«). Das gleiche Prinzip finden wir in der Architektur, etwa bei einer Brücke: Nur durch das Zusammenspiel statischer und dynamischer Elemente kann eine Brücke den enormen Belastungen standhalten. Jeden Moment, jeden Tag und über viele Jahrzehnte hinweg ist eine Brücke permanenter Zug- und Druckspannung ausgesetzt, genau wie unsere Knochen und unser gesamter Körper. Das Wirkprinzip von Druck- und Zugspannung wurde von dem Architekten Richard Buckminster Fuller bereits in den 1940er-Jahren als das Tensegritymodell (*tension* bedeutet »Spannung«, *integrity* bedeutet »Zusammenhalt«) beschrieben und hat bis heute Gültigkeit.

Knochen bestehen nicht einfach aus einer einheitlichen Masse, sondern aus einer kräftigen Schale, der sogenannten *Corticalis*, und im Inneren aus einem Netzwerk aus Knochenzellen, der *Spongiosa*. Der Knochen als Ganzes ist eingehüllt in Knochenhaut (*Periost*) und von einem Faszienbeutel umhüllt. Dieser Faszienbeutel wiederum ist verbunden mit Bändern, Sehnen, Muskeln und Gelenkkapseln. All diese Strukturen sind – wie bei einer Orange – ummantelt, eingehüllt und durchsetzt von Fasziengewebe. Sie werden in Faszienbeuteln gehalten und sind aufgehängt im Fasziennetz. Wäre das nicht so, würden sie im Bauch herumpurzeln.

Wenn ein menschlicher Körper so präpariert wird, dass nichts anderes als das Fasziensystem übrig bleibt, dann wird man anhand des Fasziensystem immer noch eindeutig den Körper erkennen. Unser Fasziensystem ist eine Art zweites Skelett. Würde man aus einem Körper die Faszien entfernen, bleiben die Organe, Knochen et cetera, aus denen der Körper besteht, übrig und lägen in einer großen Lache von Zellflüssigkeit. Erst durch das Fasziengewebe, durch dieses zweite Skelett, kann ein zusammenhängender Organismus entstehen.

Früher sprachen Mediziner und Therapeuten immer nur vom Bindegewebe. Doch bereits in den 1960er- und 1970er-Jahren machten viele von ihnen bei bestimmten Behandlungen besondere Erfahrungen. Sie folgten ihrer Intuition und ahnten, dass das Bindegewebe weit mehr sein muss als nur Füll- und Stützgewebe. Basierend auf bestimmten Behandlungen und deren Resultaten mutmaßten sie, dass es sogenannte Myofaszien – Faszien mit Bezug zur Muskulatur – geben müsste. Von diesen Anfängen bis zum ersten Faszienkongress 2007 verging viel Zeit. Seitdem sind Faszien ein wichtiges und viel diskutiertes Thema. Heute wissen wir, dass das Fasziensystem viele und vor allem sehr wichtige Aufgaben hat.

Formgebung und Bindefunktion

Über die Form unseres Körpers denken wir meistens nicht viel nach. Es kann sein, dass wir uns zu dick oder zu dünn, zu groß oder zu klein finden, aber wir machen uns keine Gedanken darüber, was genau die Form unseres Körpers ausmacht. Fakt ist, dass wir ohne das Fasziensystem keinen zusammenhängenden Körper hätten. Erst durch die Faszien bekommt der Körper die Form, die er hat. Die Formgebung ist eine ganz entscheidende Aufgabe unserer Faszien. Sie ist eng verbunden mit der Bindefunktion. Sie erinnern sich vielleicht: Faszien und Bindegewebe sind nur zwei unterschiedliche Wörter für die gleiche Sache. Das Bindegewebe verbindet über seine Fasern alle Strukturen des Körpers. Insofern macht es seinem Namen alle Ehre. Nichts funktioniert für sich allein. Der Muskel mit seiner Sehne fungiert nicht als einzelnes Objekt, sondern richtet seine Funktion und Spannung nach der Zug- und Druckspannung des gesamten Bewegungsapparats aus. Stellen Sie sich vor, etwas zieht an Ihrem Hosenbein, zum Beispiel ein Hund, dann werden Sie das Ziehen nicht nur in Höhe des Knöchels spüren, sondern auch am Hosenbund. Und genau nach diesem Prinzip arbeitet das Fasziensystem.

Reparaturmechanismen

Permanent ist unser Körper mit Reparaturen beschäftigt. Meist bekommen wir dies nicht bewusst mit, es passiert sozusagen nebenbei. Dies gilt nicht nur für Knochenbrüche, sondern auch für das Fasziengewebe. Nimmt ein Mensch eine Schonhaltung ein, etwa nach einer Verletzung, oder verharrt jemand immer wieder in der gleichen Körperhaltung, verkleben die Faszien und sie bilden ein verfilztes Netzwerk. Dies kommt häufiger vor, als uns lieb ist. Nötige Reparaturen können dann nicht gut ablaufen. Sind Faszien durch Verletzungen, Verklebungen, Fehlbelastungen oder auch Überlastungen geschädigt, so können Bewegungsstörungen und Schmerzen auftreten, die jedoch nur durch die Regulation der gestörten Faszie wieder behoben werden kann. Doch in diesen Fällen kann sich die Faszie nicht selbst heilen, sondern ist sozusagen auf Hilfe von außen angewiesen. Eine defekte oder verklebte Faszie ist wie ein defektes Stromkabel: Es fließt nichts mehr hindurch und das System ist lahmgelegt. Das bekommen Patienten nach Operationen immer wieder zu spüren, wenn Narben nicht frühzeitig behandelt werden. Die Narbe heilt schlecht, ist lange Zeit gerötet, verdickt und kann schmerzen. Die Heilung einer Wunde erfolgt über Narbenbildung und ist das Ergebnis der Arbeit des Fasziensystems. Größere Defekte der Haut werden nicht durch den Verschluss der Haut repariert, sondern über die Fähigkeit des Fasziengewebes zu hypertrophieren, das heißt, sich auszudehnen und damit den Defekt mit Bindegewebe aufzufüllen. Die Heilung eines Muskels erfolgt ebenfalls durch Ausbildung von Narben- und damit Bindegewebe. Selbst bei einem Knochenbruch ist die Knochenheilung Aufgabe der Reparaturwerkstatt Faszie. Ohne das Faszienorgan bräuchten wir ständig neue Ersatzteile, doch dank der Faszien heilt der menschliche Körper in den meisten Fällen wieder gut aus. Obwohl sich das Fasziensystem um die Heilung anderer Körperteile kümmert, kann es sich nicht selbst heilen. Es ist also entscheidend, dass wir die Faszien gesund und geschmeidig erhalten.

Stoßdämpfer und sensomotorischer Informant

Über spezielle Druck- und Vibrationsrezeptoren fungieren die Faszien sowohl als Stoßdämpfer des Körpers als auch als sensomotorischer Informant. Bestes Beispiel dafür ist die Plantarfaszie, die Sehnenplatte unter dem Fuß. Gäbe es diese Sehnenplatte nicht, würde sich das Laufen anfühlen, als hätten wir Socken an, die ständig rutschen. Die Plantarfaszie gibt Halt und verbindet mechanisch betrachtet die Sehnen und Muskeln mit dem Fettgewebe und der Haut des Fußes. Es ist auch das Fasziensystem, das uns informiert, falls etwas nicht stimmt. 60 000 Rezeptoren in unserer Plantarfaszie fungieren als eine der wichtigsten Faszienzentralen für das Gehirn. Erst durch sie spüren wir, wie der Körper zum Raum steht oder welchen Druck und Zugspannungen der Körper ausgesetzt ist.

Ohne die Plantarfaszie würden wir bei geschlossenen Augen einfach umfallen. Fuß und Kopf sind aufgrund der Plantaraponeurose (Plantarfaszie) in ständiger Kommunikation. Ein Mensch, der an den Füßen nichts fühlt, und versucht, mit geschlossenen Augen zu gehen, wird scheitern. Es funktioniert einfach nicht. Menschen mit einer Polyneuropathie, also einem Taubheitsgefühl an den Füßen, häufig Diabetiker, können das bestätigen. Auch der Einbeinstand mit geschlossenen Augen wird unmöglich, und zu gehen, ohne dabei zu den Füßen zu schauen, birgt dann große Unsicherheit und verursacht Gleichgewichtsstörungen bis zum Sturz.

Ohne unsere Faszien würden wir völlig außer Form geraten, wären schwergängig, träge, grobmotorisch, bräuchten Unmengen von Energie und hätten nicht die feinmotorischen Eigenschaften, die unser Gangbild ausmachen. Dieses wäre stockend und holprig, ein Fortbewegen undenkbar. Ständig würden wir uns Verletzungen zuziehen. Es gäbe weder einen Stoßdämpfer unter der Haut, der das gesamte Muskelsystem ummantelt, noch die Übergangszonen am Knochen und um den Knochen, an denen Sehnen ansetzen und Gelenke geschützt werden. In der Folge käme es häufiger zu knöchernen Verletzungen und Frakturen.

Unterstützer des Immunsystems

Das Fasziensystem ist auch an der Abwehrfunktion beteiligt und bildet einen Teil des Immunsystems. Dabei spielen vor allem die oberflächigen Fasern eine wichtige Rolle. Einerseits bilden sie eine mechanische Blockade für Fremdkörper und hindern diese, in den Körper einzudringen, andererseits beinhaltet und transportiert das oberflächige Fasziensystem die Fresszellen des Immunsystems. Diese Zellen werden Makrophagen genannt. Ihre Aufgabe ist es, krank machende Keime oder auch Gewebetrümmer aufzulösen und somit unschädlich zu machen. Faszien spielen also unter anderem bei der Abwehr von Bakterien und Viren eine wichtige Rolle.

Folgen des Schmerzmittelkonsums für Körper und Faszien

Kennen Sie das auch? Sie wollen morgens aus dem Bett springen, doch der Körper macht nicht mit, ist steif, schmerzt vielleicht auch an der einen oder anderen Stelle und es dauert eine Weile, bis Sie in Gang kommen? Oft hilft es in so einem Fall, einige Muskeln zu dehnen und zu stretchen. Danach fühlt man sich gleich beweglicher. Doch Menschen sind unterschiedlich: Einige machen sich nichts aus Dehnübungen und greifen lieber zu einer Schmerztablette. Dann wird der Schmerz zwar gemildert, aber der Körper verlangt nach ein paar Stunden wieder nach einer Tablette. Die Abstände werden immer kürzer und der Schmerz zur Regelmäßigkeit.

Jedes Medikament kann unerwünschte Nebenwirkungen haben. Schmerzmittel wirken negativ auf andere Organe wie den Magen. Werden häufig Schmerzmittel eingenommen, ist die Gefahr groß, dass der Magen anfängt, gegen diese zu rebellieren. Er beginnt zu brennen und zu schmerzen. Die Antwort darauf ist wiederum nicht selten eine Magenschutztablette, ein klassischer Säure- beziehungsweise Protonenpumpenhemmer.

Unser Körper verfügt über ein hochkomplexes Säure-Basen-System. Säure ist wichtig zur Aufnahme von Mineralstoffen, Kalzium, Vitamin D und anderen Stoffen. Das Säure-Basen-Gleichgewicht im Körper ist essenziell für unsere Gesundheit. Je stärker die Störung des Säure-Basen-Gleichgewichts ausgeprägt ist, desto eher werden schließlich die engen Grenzen des physiologischen pH-Bereichs überschritten. Dann entgleist das System und es können teils gravierende Folgen für unsere Gesundheit entstehen.

Wenn Sie die Magenschutztabletten lange genug einnehmen, werden Sie vielleicht irgendwann feststellen, dass Sie nicht nur Schmerzen im Bewegungsapparat haben, aufgrund derer Sie ursprünglich angefangen haben, Tabletten einzunehmen. Möglicherweise leiden Sie jetzt auch an einem Vitamin-D-Mangel und vielleicht an Osteoporose. Das eine folgt aus dem anderen und die unerwünschten Nebenwirkungen der einen Tablette werden mit einem anderen Medikament »behandelt«. Den Vitamin-D-Mangel möchten Sie mit Vitamin-D-Tabletten beheben und gegen die Osteoporose nehmen Sie Medikamente ein, die die Aktivität der knochenabbauenden Zellen hemmen. Dabei ist leider übersehen worden, dass Sie nicht ursächlich an einem Vitamin-D-Mangel leiden, sondern dass dieser durch den Säurehemmer für den Magen entstanden ist. Nun kommt auch der Darm ins Spiel, denn er kann aufgrund der vielen Medikamentenwirkstoffe nicht mehr richtig verdauen. Sie antworten mit einer Tablette, die die Darmtätigkeit lähmt oder fördert. Das wiederum führt zu einem Anstieg des Cholesterinspiegels. Zum Glück gibt es dagegen Cholesterinsenker, die Sie künftig einnehmen. Ihr Körper meldet nun nicht nur Schmerzen, sondern auch Schlafstörungen. Sie greifen zur Schlaftablette. Am nächsten Morgen fühlen Sie sich wie gerädert und nach einiger Zeit werden Sie leicht depressiv. So kann es endlos weitergehen.

Auf den Beipackzetteln der Antidepressiva, Osteoporosemedikation oder Cholesterinsenker ist zu lesen, dass Muskel-, Sehnen- und Gelenkschmerzen häufige Nebenwirkungen seien. Spätestens jetzt, wahrscheinlich aber schon deutlich früher, befindet sich Ihr Fasziensystem in maximaler Alarmbereitschaft. Ursprünglich wollten Sie eigentlich die Schmerzen des Bewegungsapparats mit einer Schmerztablette behandeln, erinnern Sie sich? Nun sind Sie in einem Teufelskreis gefangen.

Das aufgeführte Beispiel hört sich vielleicht übertrieben an, aber wir erleben diese Situation täglich in der Praxis. Nicht selten nehmen Patienten jeden Tag zehn oder mehr unterschiedliche Medikamente ein. Wie soll das gut gehen? Wer da aussteigen möchte, braucht eine sinnvolle Anleitung und Durchhaltevermögen. Das nachfolgende Beispiel spiegelt die Realität von Millionen von Menschen und beschreibt, wie Sie sich in Abhängigkeit von Medikamenten begeben, ohne dass es Ihnen bewusst ist.

Schmerz ist nicht etwas, was wir ignorieren oder verdrängen sollten. Vielmehr können wir ihn als einen inneren Coach betrachten, der kommunizieren möchte. Der Schmerz möchte uns mitteilen, dass etwas nicht stimmt oder der Körper sich mit den jetzigen Lebensgewohnheiten schwertut. Ursachen für Schmerzen sind in der Regel anhaltender Stress über Wochen, Monate und Jahre, falsche

Ernährung, mangelnde oder einseitige Bewegung, Überlastung, Schlafmangel und andere Dinge. Selten steckt etwas Schlimmes dahinter.

Beim klassischen Rückenschmerz oder diffusen, meist ziehenden, teilweise brennenden Ganzkörperschmerzen ist es ratsam, hinzuhören und den Ursachen auf den Grund zu gehen. Fragen Sie sich, wann die Schmerzen auftreten. Fühlen Sie sich schlapp, unkonzentriert oder gereizt nach der Einnahme bestimmter Lebensmittel? Nehmen sie vielleicht neue Medikamente ein, die eventuell am Schmerzgeschehen beteiligt sein könnten? Vollziehen Sie nach, ob die Schmerzen immer an der gleichen Stelle auftreten oder nicht, ob die Tageszeit eine Rolle spielt und wie sich der Schmerz anfühlt. Schmerzen können stechend, ziehend, drückend oder auch diffus sein. Wenn Sie in sich hineinhören, werden Sie wichtige Antworten erhalten, die Ihnen helfen, das Schmerzgeschehen einzuordnen.

Die Deutschen greifen hingegen gern zu Schmerztabletten. 2021 lag der Schmerzmittelumsatz für die frei verkäuflichen Medikamente in Deutschland bei 551 Millionen Euro. Kein Wunder, denn die Schmerzmedikation gehört noch immer zum Standard in der medizinischen Behandlung. Doch Sie sollten umdenken, denn Schmerzmittel bekämpfen in den meisten Fällen lediglich Symptome, nämlich den Schmerz. Damit betäuben wir den inneren Coach, der sich zu Wort meldet und gehört werden möchte. Die Schmerztablette lässt ihn verstummen, zumindest, so lange sie wirkt. Unser Coach lernt mit der Zeit, das Schmerzmittel zu akzeptieren, und unser Stoffwechsel verdaut es immer schneller. Die Folge ist, dass der Schmerz sich in immer kürzeren Abständen meldet – Sie aber immer noch nicht wissen, was eigentlich die Ursache des Problems ist.

Schmerzverlagerung über die Faszienkette

Täglich beschreiben Zigtausende Patienten ihren behandelnden Ärzten und Therapeuten ihre Beschwerden. Das ist häufig gar nicht so einfach und vor allem nicht eindeutig. Denn gerade die Erkrankungen des Bewegungsapparats geben auch uns immer wieder Rätsel auf. Warum schmerzt ein Tennisellenbogen, ein Fersensporn, der Nacken oder die Lendenwirbelsäule, obwohl der MRT-Befund unauffällig ist? Oder warum schmerzt der Rücken auf der rechten Seite, obwohl der Bandscheibenvorfall links vorgefallen ist? Warum tritt plötzlich ein ziehender Schmerz auf und ist nach ein paar Tagen oder Wochen wieder vollständig verschwunden?

Auch beim Fersensporn beziehungsweise bei der Plantarfasziitis liegt die Ursache oft nicht an der Stelle, an der es schmerzt. Häufig ist die hintere Faszienkette, also Wade, Oberschenkel oder auch der Rücken, bei der Schmerzentstehung an der Ferse beteiligt. Eine Überlastung an einer Stelle des Körpers, etwa in der Nackenregion, oder eine muskuläre Dysbalance triggert Schmerzen, die dann über das Fasziensystem bis zum Fuß weitergeleitet werden.

Das Wissen um das Sinnesorgan Faszie revolutioniert das Verständnis und damit den Erfolg der Behandlung von Schmerzen und Erkrankungen. Das gilt besonders für die Schmerzen des Bewegungsapparats. Untersuchungen im Faszienlabor des Humanbiologen und Diplompsychologen Robert Schleip zeigen, dass Fasziengewebe Flüssigkeit verliert, und zwar als Folge des Alterungsprozesses und aufgrund mangelnder Bewegung. Es trocknet aus, verfilzt, wird rissig und ist nicht mehr so elastisch. Dies äußert sich in ziehenden, brennenden oder stechenden Schmerzen. In der Folge verkleben Faszien und bilden sogenannte Crosslinks, was zu Schmerzen in den betroffenen Bereichen führt. Unter Crosslinks versteht man Querverbindungen, die aus Wasserstoffbrücken bestehen und die Beweglichkeit des Fasziengewebes stören.

Training für fitte Faszien

Untersuchungen haben ergeben, dass wir durchschnittlich nur 15 Prozent unserer möglichen Bewegungsspielräume im Alltag nutzen. Wir sitzen bequem auf einem gepolsterten Stuhl, meistens mit Rückenlehne, schlafen auf der Seite mit angewinkelten Beinen, sitzen im Auto, im Büro, auf dem Sofa, richten uns selten auf. Unser Alltag spielt sich überwiegend auf kleinem Raum ab. Betrachtet man den Alltag eines Kinds, sind die Bewegungsabläufe deutlich vielfältiger. Normalerweise klettern, gehen, rennen, sprinten, hüpfen, knien Kinder auf dem Boden, sitzen im Schneidersitz. Aber auch da vollziehen sich seit einigen Jahren leider deutliche Veränderungen. Heidelberger Wissenschaftler haben das Leben von Kindern beobachtet und kamen zu folgendem Schluss: Unter der Woche liegt die mittlere Sitzzeit bei Kindern und Jugendlichen bei etwa 10,5 und am Wochenende bei mehr als 7,5 Stunden pro Tag. Die Tendenz steigt mit der Klassenstufe.[43, 44]

Aufgrund des modernen Lebensstils bleibt kaum noch Zeit für Bewegung, was leider auch schon Kinder erfahren. Ein typischer Arbeitstag gibt durchschnittlich die Möglichkeit, 500 bis 800 Meter zu gehen: morgens der Weg zur Kaffeemaschine, dann zum Auto, ins Büro, wieder zur Kaffeemaschine, zum Auto, zum Abendessen, auf die Couch und ins Bett und vielleicht zweimal wöchentlich ein Besuch im Fitnessstudio. Seitdem die Menschen nicht mehr körperlich arbeiten, ist Sport immer wichtiger geworden. Doch genau daran scheiden sich die Geister. Im Fitnessstudio oder im Yogakurs sieht man meistens dieselben Gesichter. Die bekennenden Bewegungsmuffel wird man dort nicht antreffen. Dabei ist Bewegung, regelmäßiges Training und Anstrengung, eine Grundvoraussetzung für Gesundheit.

Mit zunehmendem Lebensalter verkleben die Faszien, wenn sie nicht gepflegt werden. Der veränderte Stoffwechsel und die mangelnde Bewegung spielen eine große Rolle für diesen Alterungsprozess der Faszien. Doch, liebe Leserinnen und liebe Leser, ist Alter keine Krankheit. Der Alterungsprozess ist etwas Normales, dem wir alle unterworfen sind. Nur Sie entscheiden mit Ihrem Verhalten, ob Sie gesund alt werden und Ihre Faszien in Form halten oder nicht. Die folgenden Seiten enthalten wertvolle Informationen zu diesem Thema.

Rollen als Weg zu gesünderen Faszien

Es gibt vieles, das man selbst tun kann, um die Faszien fit zu halten. Es gibt eine große Zahl an Faszientherapien, die das Zusammenspiel der Muskulatur regulieren, um den Muskeltonus zu senken und damit Schmerzen zu reduzieren. Der Gang zu einem Experten ist immer dann angesagt, wenn Sie selbst nicht in Eigenregie das gewünschte Ziel erlangen.

Wie die Zähne, die Muskulatur und unser gesamter Körper braucht auch unser Fasziensystem regelmäßige Pflege. Werden Faszien gut behandelt, verjüngen sie sich, sprich, sie werden elastischer, geschmeidiger und bereiten weniger Schmerzen. Regelmäßige Bewegung ist dafür essenziell. Aber es muss die richtige Bewegung sein, nicht einfach nur die Gartenarbeit, die Sie so sehr lieben, oder der Golfsport. Faszien wollen gedehnt, gestreckt und gedrückt werden! Das passiert etwa beim Yoga, Pilates, Tanzen oder bei Übungen mit einer Faszienrolle. Dehnen und strecken Sie sich, wie es die Katzen tun. Diese Tiere wissen instinktiv, was ihnen guttut, und machen es auch.

Für die Faszienrolle gibt es vielfältige Übungen, um die Sensomotorik, Mobilität und Stabilität des Körpers zu trainieren. In den Lesetipps (ab Seite 229) sind Bücher und auch Websites gelistet, sodass Sie sich die Übungen genauer anschauen können. An dieser Stelle möchten wir Ihnen lediglich einige allgemeine Tipps mit auf den Weg geben: Wenn Sie auf einer Faszienrolle Ihre Faszien ausrollen möchten, beachten Sie bitte Folgendes: Rollen Sie langsam von Fuß bis Kopf und fühlen Sie sich dabei in die schmerzhaften Punkte und Regionen hinein. Trifft die Rolle auf solch eine Region,

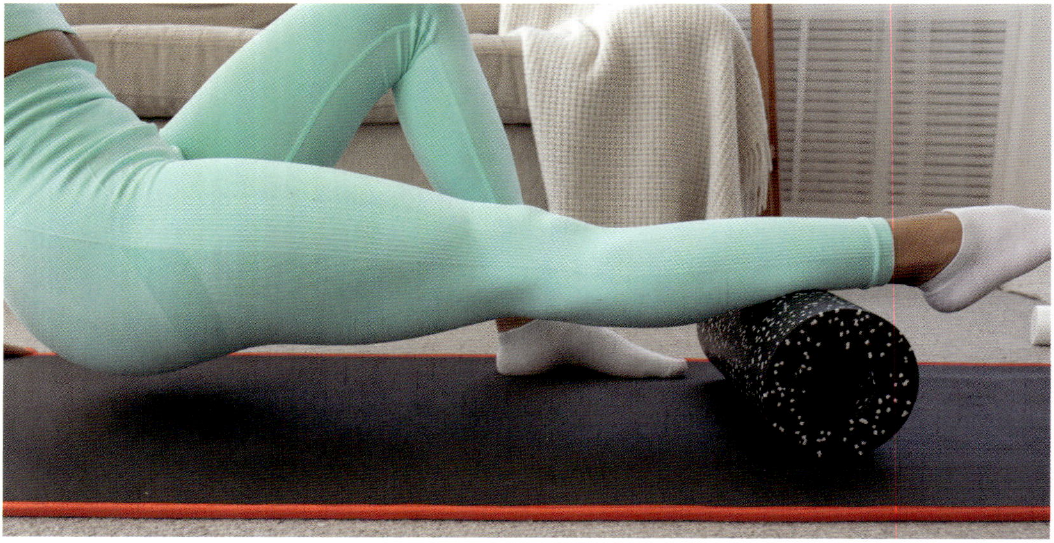

Es gibt eine Vielzahl an Faszienrollen und -bällen. Die Auswahl richtet sich danach, welche Körperregion bearbeitet werden soll und wie empfindlich der Körper ist.

verharren Sie auf dem Bereich, bis der akute Schmerz langsam wegschmilzt. Das kann bis zu 1 Minute dauern, meist setzt der Erlösungsschmerz nach 20 Sekunden schon ein. Die Intensität des Rollens sollte so stark sein, dass es etwas wehtut, aber noch gut auszuhalten ist, Sie also keine Abwehrspannung aufbauen. Verschiedene Firmen (Anhang Seite 234) bieten gute Rollen an, von der Pilatesrolle bis zur klassischen Faszienrolle. In der Regel weist die eingearbeitete Farbe auf den Härtegrad hin. Für den Anfang ist in den meisten Fällen die klassische Standardrolle geeignet. Achtung ist geboten vor den härtesten Rollen, diese sind für die meisten Menschen zu hart und können Gewebe kaputt machen Nach dem Rollen lohnt es sich zu dehnen. Denn häufig sind es genau die Regionen, die nicht ausreichend gedehnt und beweglich sind, die uns Schmerzen bereiten.

Durch das langsame Rollen und das Drücken von Schmerzpunkten lösen sich Verklebungen. Die angestaute Lymphflüssigkeit wird herausgeschoben und die Golgirezeptoren, die im Fasziengewebe liegen, werden stimuliert. Das führt zu einer reflektorischen Entspannung des Gewebes. Wir geben unserem System einen körpereigenen Impuls, sich zu regenerieren und selbst zu reparieren. Das funktioniert nach dem Motto »find it, fix it and leave it alone«, welches bereits der Begründer der Osteopathie, Andrew Taylor Still, im 19. Jahrhundert postulierte.

Faszientraining im Alltag

Das beste Training ist eines, das in den Alltag integriert wird. Bauen Sie wechselnde Bewegungsmuster in Ihren Alltag ein, das ist die beste Prävention. Nutzen Sie Treppen statt des Aufzugs, nehmen sie auch mal zwei Treppenstufen auf einmal. Verändern Sie die Ganggeschwindigkeit von Gehen zu Laufen und legen Sie auch ab und an einen kurzen Sprint ein. Versuchen Sie, dynamisch zu gehen, sodass man Sie nicht hört. Ein leichtfüßiges, leises Gehen ist der beste Stoßdämpfer und ein schönes Training für die Faszien. Fahren Sie mit dem Rad zur Arbeit oder gehen Sie zu Fuß. Nutzen Sie den Arbeitsweg, den Gang in einen anderen Raum, Erledigungen wie Einkäufe oder andere Alltagssituationen als Trainingseinheit, indem Sie sie zu Fuß erledigen.

Wechseln Sie die Sitzposition so oft wie möglich. Verändern Sie auch die Sitzunterlage, nutzen Sie etwa im Laufe des Tages unterschiedliche Stühle, andere Sitzauflagen wie ein luftgefülltes Wackelkissen oder einen großen Gymnastikball. Arbeiten Sie an einem höhenverstellbaren Schreibtisch und stellen Sie sich auf einen weichen, unruhigen Untergrund wie eine Schaummatte, einen Wackelkreisel oder ein Balanceboard. Putzen Sie Zähne auf einem Bein und schließen Sie dabei die Augen, wenn die Balance es zulässt. Legen Sie auch vor dem Waschbecken im Bad, vor dem Spülbecken in der Küche beim täglichen Abwasch oder der Anrichte beim Zubereiten von Speisen einen unruhigen Untergrund hin, zum Beispiel ein Weichschaumkissen. Ein häufiger Wechsel der Schuhe hat ebenfalls einen Trainingseffekt. Der Fuß passt sich gern unterschiedlichen Untergründen an und wird durch unterschiedlichstes Schuhwerk muskulär und in seiner Beweglichkeit gefördert. Einlagen dürfen auch mal weggelassen werden. Gehen Sie barfuß auf weichem, unebenem Boden wie Gras, Sand oder im Wald. Verbannen Sie Hausschuhe aus dem Alltag, durch diese werden die Füße nur bequem und die Fußbinnenmuskulatur verkümmert.

Faszien möchten bewegt werden. Das ist für sie das Beste. Unterbrechen Sie daher Ihre Arbeit am Schreibtisch oder andere einseitige Tätigkeiten stets kurz nach Ablauf von 45 Minuten. Stehen Sie auf, führen Sie ein paar Kniebeugen aus, kreisen Sie die Arme, Hauptsache, Sie verharren nicht zu lange in einer Körperhaltung. Diese Regel gilt auch für alle, die vielleicht bereits zweimal in der Woche zum Yoga oder zum Sport gehen.

Tanzen Sie! Nicht das Leistungstanzen, aber Gesellschaftstanz ist das beste Faszientraining. Hier bekommen die Faszien alles, was sie brauchen: Bewegung, Entspannung, Achtsamkeit und ein wenig Adrenalin. Und Sie werden beim Tanzen angefasst, das tut Ihnen und Ihren Faszien unendlich gut.

Übung: Plantarstretch

Setzen Sie sich auf den Boden und strecken Sie ein Bein aus. Stellen Sie die Ferse des anderen, leicht angewinkelten Beins auf, umgreifen Sie die Zehen und ziehen Sie sie maximal in Richtung Schienbein. Sie sollten nun einen Zug an der Fußsohle spüren. Halten Sie die Dehnung 20 Sekunden. Lassen Sie dann locker und drücken Sie die Zehen 20 Sekunden aktiv in die Hand. Wiederholen Sie danach die passive Dehnung erneut.

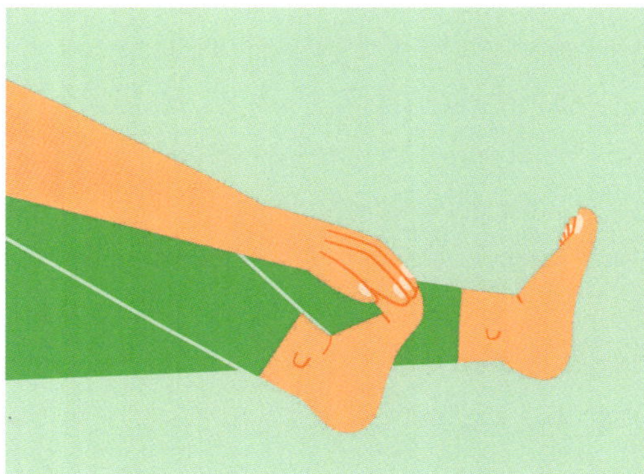

Ernährung und Faszien

Wir wissen schon lange, dass Nahrung eine zentrale Rolle für unsere Gesundheit spielt. »Lass die Nahrung deine Medizin sein und Medizin deine Nahrung!«, konstatierte bereits Hippokrates von Kos. Dass ein Auto mit hochwertigem Motoröl besser funktioniert und länger läuft, ist bekannt. Doch der eigene Körper wird oft nur mit minderwertigen Fetten und Lebensmitteln versorgt und darüber hinaus auch noch unzureichend gepflegt. Hören Sie endlich auf Ihren inneren Coach. Über den Körper und seine Reaktionen spricht er mit Ihnen. Sie selbst spüren am besten, welche Lebensmittel Sie gut vertragen oder nicht. Sie können anhand der Reaktionen Ihrer Haut, Ihrer Verfassung und des restlichen Körpers lernen, was gut für Sie ist und was nicht. Diätbücher, Ernährungsfibeln und Ratgeber möchten Ihnen den richtigen Weg zeigen. Aber Achtung, teilweise wird man auch in die Irre geführt. Da heißt es dann, grüne Smoothies seien gesund. Das stimmt in vielen Fällen, aber nicht jeder verträgt sie gut. Zum Glück sind wir nicht alle gleich, und das zeigt sich auch daran, welche Nahrungsmittel man verträgt oder nicht.

Fasziennahrung – tun Sie sich etwas Gutes

Neben der Frage, WAS Sie essen, ist es vor allem wichtig zu beachten, wie VIEL Sie von einer Sache zu sich nehmen und WIE Sie essen. Das rechte Maß, nicht zu häufig (zwei bis drei Mahlzeiten täglich sind ausreichend) sowie langsames und gründliches Kauen (die Nahrung sollte schon im Mund zu einem Brei verarbeitet werden) ist entscheidend. Wenn Sie diese Tipps beherzigen, kann man auch problemlos ab und an etwas Schokolade genießen, ohne die die meisten von uns nicht gern leben würden.

Ein ausgewogenes Säure-Basen-Gleichgewicht ist essenziell für unsere Gesundheit. Das Säure-Basen-Gleichgewicht unseres Körpers wird in besonderem Maße von unserer Ernährung beeinflusst. Jedes Nahrungsmittel hat einen bestimmen pH-Wert, ist eher sauer oder eher basisch. Magnesium und Kalium spielen in diesem System eine wichtige Rolle. Wenn das Säure-Basen-Gleichgewicht aus der Balance gerät, sind Magnesium und Kalium weitgehend aufgebraucht. Dann ist es kein Wunder, wenn man Muskelkrämpfe oder ziehende Schmerzen verspürt. Sollten Sie nachts zu Wadenkrämpfen oder anderen Krämpfen neigen, nehmen Sie bitte nicht nur Magnesium und Kalium ein, sondern fragen Sie sich, wodurch diese Schmerzen ursprünglich verursacht werden.

Bleibt die Situation unverändert, verschlechtern sich die Bedingungen für Ihren Körper: Unbrauchbare Stoffwechselprodukte, also Abfallprodukte, die nicht abgepuffert werden können, wie etwa Purine (Harnsäure), werden zunächst in nicht lebensnotwendigen Organen abgelagert. Das ist meistens das Bindegewebe, also das Fasziensystem. Ähnlich verhält es sich mit raffiniertem Einfachzucker. Wenn man davon zu viel zu sich nimmt, blockiert Zucker die Enzyme, die Reparationsvorgänge im Körper aktivieren. Somit werden Alterungsvorgänge des Bindegewebes begünstigt. Mit der Zeit verändert sich die Konsistenz des Bindegewebes. Abgelagerte Produkte wie Harnsäurekristalle machen das Bindegewebe porös, Flüssigkeit kann nicht ausreichend abtransportiert werden und staut sich. Das Gewebe verdickt sich und wir verspüren ein Steifigkeitsgefühl oder ziehende Schmerzen. Verdickte Achillessehnen sind häufig darauf zurückzuführen. Im ersten Schritt nimmt die Elastizität der Sehne ab, dann setzen die Schmerzen ein. Über die Faszienverspannung des Fußes wird der Schmerz von der Sehne in die Wade, weiter in die Oberschenkelrückseite und von dort in den unteren Rücken bis zur Halswirbelsäule geleitet. »Schmerzt der Fuß, hinkt der ganze Mensch« ist also eine wahre Aussage.

Lebens- oder Genussmittel?

Grundsätzlich unterscheiden wir zwischen Lebens- und Nahrungsmitteln. Diese Differenzierung geht auf Professor Werner Kollath (1892–1970) zurück, der den Begriff der Vollwerternährung prägte.

Lebensmittel sind …	Nahrungsmittel sind …
unverändert	erhitzt
mechanisch verändert	konserviert
enzymatisch verändert (fermentiert)	präpariert

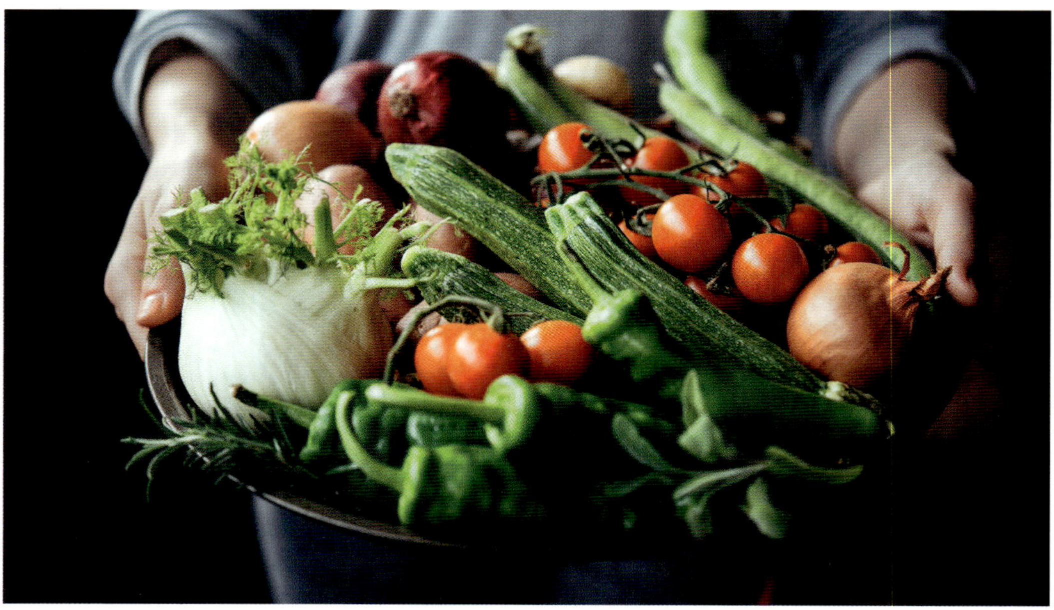

Gesunde Lebensmittel haben meistens eine frische Farbe, sind unverarbeitet, also ursprünglich. Die Natur bietet uns eine unglaubliche Vielfalt an leckeren, gesunden Lebensmitteln. Wir müssen nur zugreifen.

Zu den Lebensmitteln zählen frisches Gemüse, Gärgemüse (zum Beispiel Sauerkraut), Obst, Salate, unter Umständen auch Fleisch, (Wild-)Kräuter, Sprossen, Samen, Nüsse, Hülsenfrüchte, ungesüßte Trockenfrüchte, Gewürze, gute Pflanzenöle, frisches, sauberes (Quell-)Wasser oder Kräutertees. Doch vor allem seit Ende des Zweiten Weltkriegs werden Lebensmittel immer stärker durch Nahrungsmittel ersetzt, die weiterverarbeitet sind. Das sind Produkte, die oft sehr lecker schmecken, die aber nicht überlebensnotwendig sind und unseren Körper stark belasten, zum Beispiel Brot, Brötchen, Marmelade, Fertiggerichte, Wurst, Milch(-produkte), Mehlspeisen, Zucker, Süßigkeiten, Schokolade, Mineralwasser mit Geschmack, Limonaden, Energydrinks, Früchtetees und Alkohol. Je mehr wir uns mit naturbelassenen Lebensmitteln ernähren, desto besser ist dies für unseren Körper, für unser Wohlbefinden und natürlich auch für die Faszien.

Fleischgenuss und Faszien

Fleisch und andere tierische Produkte enthalten neben wichtigen Eiweißen auch sogenannte H-Protonen, und zwar in einer fünffach höheren Konzentration als pflanzliche Produkte. Unter einem H-Proton versteht man ein positiv geladenes Wasserstoffatom, das durch seine Ladung ganz andere Eigenschaften bekommt. Nehmen wir zu viel Fleisch zu uns, lagern sich diese H-Protonen im Bindegewebe ab und hindern den Körper daran, Wasser zu binden. Der Mensch besteht zu einem großen Teil aus Wasser. Säuglinge bestehen zu etwa 70 bis 75 Prozent aus Wasser, doch dieser Wert sinkt im Laufe des Lebens. Im Erwachsenenalter liegt der Anteil nur noch bei circa 50 bis 60 Prozent, denn mit zunehmendem Alter nimmt die Fähigkeit der Wasserspeicherung ab. Der Körper benötigt jedoch für alle Stoffwechselprozesse Wasser: für den Antransport von Nährstoffen und Sauerstoff und für den Abtransport von Abfallprodukten. Dabei spielt das Lymphsystem eine wichtige Rolle. Das Lymphgefäßsystem ist sozusagen unsere Müllabfuhr. Es sieht aus wie ein zweites Blutgefäßsystem mit großen Gefäßen, die sich in die Peripherie hin immer weiter verästeln. Zwischen der Lymphe und dem Blut werden bestimmte Stoffe ausgetauscht. Auch dafür braucht der Körper Flüssigkeit. Zu viele H-Protonen blockieren jedoch das Fasziensystem. Die Folge ist, dass der Körper immer stärker austrocknet und die Mobilität und Elastizität des Fasziengewebes abnimmt. Auch der Austausch von Stoffen zwischen Blut- und Lymphsystem ist dann beeinträchtigt.

Hinzu kommt eine hormonelle Umstellung im Laufe des Lebens. Östrogene und Progesteron sowie Testosteron produzieren körpereigenes Hyaluron, das dem Bindegewebe ausreichend Flüssigkeit zur Verfügung stellt, indem es Wasser bindet. Im Laufe der Jahre zeigt uns der Blick in den

Spiegel, dass unser Körper immer weniger Wasser enthält, indem wir Falten bekommen. Kommt dazu eine ungünstige Ernährungssituation, zu viele Medikamente, Stress, Schlaf- und Bewegungsmangel, kann der Körper diesen Zustand nicht mehr kompensieren und meldet Alarm. Ein zu hoher Fleischkonsum trägt maßgeblich dazu bei, dass das Bindegewebe austrocknet, rissig wird, verklebt und Schmerzen bereitet. Die Empfehlung der Deutschen Gesellschaft für Ernährung liegt bei 300 bis 600 Gramm Fleisch pro Woche. Wir sind der Meinung, dass das jedoch immer noch zu viel ist und dass man auch ohne viel Fleisch gesund leben kann. Wenn Sie auf Fleisch nicht verzichten wollen, essen Sie es nicht täglich, sondern nur alle paar Wochen. Gönnen Sie sich dann gern ein schönes Stück à 200 Gramm in Bioqualität, nicht minderwertige Ware aus Massentierhaltung, und genießen Sie es in vollen Zügen. Ihr Körper und Ihre Faszien werden Ihnen einen verringerten Fleischkonsum und gute Qualität danken.

Auf das richtige Fett kommt es an

Fette sind für uns sehr wichtige Energielieferanten. Wir benötigen Fett, um zu überleben. Maximal 30 Prozent des täglichen Energiebedarfs sollten Jugendliche und Erwachsene über Fette aufnehmen, wobei die Art der Fette auch eine wichtige Rolle spielt.

Es gibt tierische und pflanzliche Fette, ungesättigte und gesättigte Fettsäuren. Lassen Sie uns klären, was gesättigte und ungesättigte Fettsäuren sind und was es mit Omega-6- und Omega-3-Fettsäuren auf sich hat. Um es gleich vorwegzunehmen: Die unterschiedlichen Fettsäuren sollten sich in unserem Körper im Gleichgewicht befinden, denn sie alle sind wichtig für uns.

Gesättigte Fettsäuren

Gesättigtes Fett ist ein Fett, bei dem die Fettsäureketten überwiegend Einfachbindungen aufweisen. Die meisten gesättigten Fette, etwa Butter, sind bei Raumtemperatur fest. Gesättigte Fettsäuren befinden sich überwiegend in Milchprodukten und Käse, in rotem Fleisch sowie in einigen Schweinefleisch- und Hühnerprodukten und in vielen Fertigprodukten, wie etwa Pizza. Gesättigte Fettsäuren sind für den Körper nicht essenziell, denn er kann sie aus bestimmten Stoffen auch selber herstellen. Eine Ernährung mit einem zu hohen Anteil an gesättigten Fettsäuren kann den Cholesterinspiegel des Low-Density-Lipoproteins (LDL) erhöhen und somit das Risiko für Herzerkrankungen und Typ-2-Diabetes steigern. LDL transportiert vom Körper selbst gebildetes Cholesterin von der Leber zu den Geweben und zirkuliert im Blut für circa fünf Tage. Cholesterin wird vor allem als Bestandteil von Zellmembranen und als Vorstufe von Gallensäuren und Steroidhormonen benötigt. Nichtsdestotrotz sind gesättigte Fette lebensnotwendig, es kommt eben wie immer darauf an, dass sie nur in Maßen genossen werden.

Ungesättigte Fettsäuren

Unter ungesättigten Fettsäuren versteht man ein Fett oder eine Fettsäure, in der mindestens eine Doppelbindung in der Fettsäurekette vorhanden ist. Sie werden eingeteilt in die Gruppe der einfach ungesättigten und in die Gruppe der mehrfach ungesättigten Fettsäuren. Besteht die Fettsäure aus mehr als einer Doppelbindung, handelt es sich um eine mehrfach ungesättigte Fettsäure. Ungesättigte Fette sind bei Raumtemperatur fast immer flüssig und sind meistens, aber nicht immer, pflanzlichen Ursprungs. Die ungesättigten Fettsäuren müssen wir über die Nahrung aufnehmen, da der Körper sie nicht selber herstellen kann. Deswegen werden sie auch als essenzielle Fettsäuren bezeichnet. Einfach ungesättigte Fettsäuren sind in pflanzlichen Ölen, Nüssen und Samen und in einigen Fischsorten enthalten.

Um optimal funktionieren zu können, benötigt der Körper mehrfach ungesättigte Fette. Diese werden unterteilt in Omega-6- und Omega-3-Fettsäuren. Für beide Gruppen gilt, was Sie bereits ahnen: Sie müssen sich in unserem Körper in einem ausgewogenen Verhältnis befinden. Das optimale Verhältnis von Omega 6 zu Omega 3 beträgt 1:1, tolerabel ist noch ein Verhältnis von 4:1. Aufgrund unserer modernen Ernährungsweise überwiegt Omega 6 jedoch häufig in einer gigantischen Höhe. Nicht selten erreichen Übergewichtige ein Verhältnis von 20:1 bis 25:1.

Omega-6-Fettsäuren sind wichtig für Akutsituationen, etwa wenn wir uns verletzt haben. Omega 6 kurbelt eine Entzündungskaskade an, die zur Folge hat, dass Energie bereitgestellt wird, Blut gerinnen kann und Wunden verschlossen werden. Entzündliche Reaktionen sind lebensnotwendig. Jedoch ist ein Zuviel an Entzündungen nicht hilfreich. Und genau deshalb ist ein Übermaß an Omega 6 im Körper nicht gesund. Die Fettsäuren werden im Körper weiter verstoffwechselt. Das Endprodukt der Omega-6-Fettsäuren ist die Arachidonsäure, die wie Omega 6 eine hohe entzündliche Wirkung hat. Reich an Arachidonsäure sind vor allem Fleisch, Schweinefleisch, Schweineschmalz, Innereien und Sardinenöl. Davon sollten Sie nur gelegentlich essen oder ganz drauf verzichten.

Der Gegenspieler von Omega 6 ist Omega 3. Die Omega-3-Fettsäure sorgt dafür, dass das Blut flüssig bleibt. Außerdem ist sie hilfreich im Kampf gegen Entzündungen. Omega 3 wirkt darüber hinaus appetithemmend. Bei den Omega-3-Fettsäuren unterscheidet man zwischen kurzkettigen und langkettigen Fettsäuren. Die kurzkettigen Fettsäuren sind besonders in Leinöl, Hanföl, Chiaöl, Walnussöl oder den entsprechenden Saaten und Nüssen enthalten. Die langkettigen Fettsäuren befinden sich in fettreichem Seefisch oder den entsprechenden Fischölkapseln. Seefisch enthält übrigens nur deshalb Omega-3-Fettsäuren, weil er Omega-3-haltige Algen frisst, daher sind also auch Algenöl und Algenölkapseln eine sehr gute Omega-3-Quelle.

Neben ihrer antientzündlichen Wirkung sind die Aufgaben von Omega-3-Fettsäuren vielfältig. Sie sind an der Produktion von Hormonen beteiligt sowie an der Regulierung der Blutfettwerte (Cholesterin und Triglyceride). Außerdem spielen sie eine wichtige Rolle bei der Eiweißsynthese, beim Zellstoffwechsel und beim Aufbau der Zellmembran. Sie sind zudem nicht wegzudenken, wenn es um eine gute Gelenkfunktion geht, denn sie helfen, die Gelenke geschmeidig zu halten. Außerdem sind Omega-3-Fettsäuren auch an der Bildung der körpereigenen Abwehrzellen beteiligt und sind somit ein wichtiger Schutz vor Infektionskrankheiten.

Ohne Zucker geht's nicht

Warum essen wir so gern süße Sachen? Zum einen, weil sie gut schmecken, zum anderen, weil unser Körper dadurch schnell Energiereserven aufbauen kann. Das gilt insbesondere für den Konsum von Kohlenhydraten in Form von Weißmehl und Einfachzucker, dem normalen Haushaltszucker. Der Körper bildet aus Zucker Glukose und Insulin. Insulin wird in der Bauchspeicheldrüse gebildet und sorgt dafür, dass die Glukose in die Zellen gelangt. Die Folge ist, dass der Glukosegehalt im Blut nach Genuss von Kohlenhydraten oder Einfachzucker rapide absinkt und sich dann kurze Zeit später wieder ein Hungergefühl meldet. Hat man erst Schokolade oder etwas anderes Süßes gegessen, kommt danach oft die Hungerattacke auf etwas Herzhaftes. Im Laufe der Zeit vergrößern sich die Fettzellen, denn der Prozess des Fettaufbaus (Lipogenese) wird durch Insulin und insbesondere kohlenhydratreiche Mahlzeiten stimuliert. Bauchfett setzt an und das versteckte Fett um unsere Organe herum, das sogenannte viszerale Fett, nimmt zu. Speziell die Zellen des viszeralen Fetts haben eine appetitsteigernde Wirkung. Irgendwann ist die Bauchspeicheldrüse überlastet und stellt die Produktion von Insulin ein, und unser Entgiftungsorgan, die Leber, verfettet. So entsteht nicht nur Diabetes mellitus Typ 2. Abfallprodukte werden nicht mehr richtig entsorgt und stattdessen in den Faszien abgelagert. Der Körper nutzt das Fasziensystem als Notlösung für die Mülllagerung. Häufige Erkrankungen bei Diabetikern sind Faszienkrankheiten wie Morbus Dupuytren, schnellender Finger, Fersensporn oder

Tennisellenbogen. Die Bereitschaft des Körpers, entzündlich zu reagieren, steigt. Der Fersensporn, das arthrotische Gelenk oder der Rheumaschub treten in immer kürzeren Abständen mit höherer Intensität auf.

Untersuchungen zeigen, dass unsere Gesellschaft regelrecht verzuckert ist. Zucker findet sich bereits in Kindernahrung, was vielen Eltern leider nicht bewusst ist. Der Körper des Kindes gewöhnt sich an die Süße und sucht diese ein Leben lang in den Nahrungsmitteln. Wie schnell wird Kindern zum Trost ein Bonbon verabreicht, ein bisschen Schokolade zum Wohlfühlen. Mit Süßem verbinden wir ein Wohlgefühl, das Belohnungssystem wird geprägt. So wie wir unseren Hunden Leckerlis verabreichen, wenn sie sich gut verhalten haben, machen wir es mit Zucker bei unseren eigenen Kindern und oft auch bei uns selbst. So wird Essen zum *comfort food* und Tröster, das wir in entsprechenden Situationen nicht mehr bewusst zu uns nehmen.

Tipp: Nehmen Sie möglichst wenig Zucker zu sich und vermeiden Sie so gut es geht industriellen Zucker. Mehr als 25 Gramm Zucker täglich, also acht Zuckerwürfel, sind schon zu viel.

Durchschnittlich essen Erwachsene in Deutschland im Jahr 44 Kilogramm Zucker, also ungefähr 120,5 Gramm täglich. Mehr als 40 Prozent der Frauen und mehr als 60 Prozent der Männer leiden an Übergewicht. Hauptursachen sind eine falsche Ernährung mit zu vielen Kohlenhydraten und ungesunden Fetten, zu schnelles Essen, abgelenkt durch Medien, schlecht gekautes Essen und eben ein zu hoher Zuckerkonsum. Zucker ist zwar lebensnotwendig, aber ein Zuviel fördert Entzündungen, die für die Regeneration der Faszien kontraproduktiv sind.

Sirtuine – die Wunderenzyme für unseren Körper

Sirtuine fungieren als Reparaturenzyme und reparieren geschädigte Zellen und deren Erbsubstanz (DNA). Die körpereigenen Sirtuine werden vor allem durch sekundäre Pflanzenstoffe, die wir mit der Nahrung aufnehmen (Sirtfood), aktiviert. Und sie werden besonders gut aktiviert, wenn unser Magen leer ist. Deswegen ist es sehr gesund, auch einmal nichts zu essen, bis man Hunger verspürt, oder intermittierend zu fasten, also etwa 16 Stunden lang nicht zu essen. Mithilfe der Sirtuine werden in unserem Körper wie in einer Fabrik Abfallprodukte abtransportiert und wieder neu verarbeitet. Nichts geht verloren. Bezeichnet wird dieser Prozess als Autophagie. Das bedeutet so viel wie Selbstverdauung beziehungsweise Verwertung und Wiederverwertung.

Leider lässt auch die Funktion der Sirtuine mit zunehmendem Alter nach. Je älter wir werden, desto mehr dienen Zellen und Zellenzwischenräume, also unsere Faszien, als Müllhalde. Dennoch gibt es Hoffnung, denn die Aktivität der multifunktionalen Sirtuine, auch Sirts genannt, lässt sich über die Nahrung steigern. Sekundäre Pflanzenstoffe wirken wie ein Katalysator für die Sirtuinproduktion. *Sirtfood* ist Nahrung, die hilft, die Sirtuine zu aktivieren und so unsere Faszien elastisch und fit zu halten. Die wichtigsten sirtuinaktivierenden Lebensmittel sind:

- Buchweizen
- Chilischoten
- Datteln
- Erdbeeren
- Grünkohl
- Grüner Sellerie
- Grüner Tee
- Kaffee
- Kakao (pur oder Schokolade mit mindestens 85 Prozent Kakaoanteil)
- Kapern
- Kurkuma (Gelbwurz)
- Liebstöckel
- Olivenöl (kalt gepresst)
- Petersilie (glatt)
- Radicchio
- Rotwein
- Rucola
- Soja
- Walnüsse
- Zwiebeln (rot)

Zu beachten ist, dass es sich nicht um mit Pestiziden behandeltes Obst und Gemüse handeln sollte, denn durch die Giftstoffe in den Pestiziden wird die Produktion der sirtuinaktivierenden Stoffe in der Schale der Pflanzen unterbrochen. In der Schale liegen die Stoffe, die die Pflanze vor Schimmel oder

Schädlingen schützen soll, die sekundären Pflanzenstoffe. Unter Verwendung von Pestiziden stellt die Pflanze die Produktion dieser Stoffe ein. Essen wir solche Pflanzen, kann das ein Grund dafür sein, dass der Körper die Sirtuine nicht mehr aktivieren kann. Dadurch können die Kontroll- und Reparaturmechanismen des Fasziensystems erheblich beeinträchtigt werden.

Der rote Faden für eine gesunde Faszienernährung

Was für unseren Körper gut ist, ist auch für die Faszien hilfreich. Die Formel ist einfach:

- Gemüse, Obst und Kräuter, besonders die Lebensmittel, die eine grelle Farbe haben und/oder einen deutlichen Geruch verströmen, zum Beispiel Chili, Lauch, Zwiebeln, Kurkuma, Paprika, rote Äpfel oder rote Trauben, sind empfehlenswert.
- Unverpackte und unverarbeitete Lebensmittel sind eingepackten, verarbeiteten Nahrungsmitteln vorzuziehen.
- Trinken Sie täglich ausreichend Wasser oder ungesüßte Flüssigkeiten (zum Beispiel Tee), circa 30 bis 40 Milliliter pro Kilogramm Körpergewicht.

Viele Menschen denken, dass Alter eine Krankheit ist. Das ist nicht der Fall. Wir haben die Möglichkeit, bis ins hohe Alter fit zu bleiben und elastische Faszien zu behalten. Um das zu erreichen, gibt es einige grundlegende Regeln:

- Entscheiden Sie sich für eine sirtuinaktivierende Ernährung mit 50 bis 60 Prozent vollwertigen Kohlenhydraten, 20 bis 30 Prozent Eiweiß und 20 Prozent Fett.
- Bewegen Sie sich regelmäßig von Kopf bis Fuß mit wechselnden Bewegungsabläufen.
- Reduzieren Sie Stress und achten Sie auf ausreichend gesunden Schlaf von mindestens sieben Stunden pro Nacht sowie gute soziale Kontakte.

Wir wissen, dass es unmöglich ist, sein ganzes Leben auf einmal umzukrempeln. Das würde bei den meisten Menschen zu noch mehr Stress führen. Fragen Sie sich, welche Dinge Sie vielleicht sein lassen können. Worauf können Sie ohne Probleme verzichten? Und dann erst machen Sie sich Gedanken darüber, was Sie in Zukunft in ihr Leben integrieren möchten. Das können ganz kleine Dinge sein, zum Beispiel das Glas Wasser, das Sie morgens als Allererstes noch vor dem Kaffee trinken.

Oder die Treppen, die Sie ab jetzt immer rauf- und runtergehen, anstatt den Fahrstuhl zu nutzen. Nehmen Sie sich kleine Schritte vor. Veränderung braucht Zeit und Durchhaltewillen.

Unbekannte Therapien bei Fuß- und anderen Beschwerden

In vielen Fällen reichen gängige Therapien leider nicht aus, um Beschwerden zu mildern oder den Menschen vollständig gesund werden zu lassen. Sicherlich haben einige von Ihnen die Erfahrung gemacht, dass sie für ihre Genesung unterschiedliche und vielleicht auch ungewöhnliche Wege einschlagen mussten. Wenn wir Schmerzen haben und die Beweglichkeit eingeschränkt ist, suchen wir nach Hilfe, die wir häufig eher jenseits der ausgetretenen Pfade finden. Dabei geht es nicht um Glauben versus Wissenschaft. Es geht nur darum, dass die Schmerzen aufhören und wir uns wieder wohlfühlen, und das möglichst nebenwirkungsfrei.

Lassen Sie Ihre vorgefasste Meinung, sofern Sie eine haben, außen vor. Sie versperren sich sonst den Blick auf neue Perspektiven. Wir finden die nachfolgend beschriebenen Therapiemethoden spannend, haben sie fast alle selbst mit Erfolg ausprobiert und möchten ihnen daher hier unbedingt einen Platz geben. Diese Diagnostik- und Therapieformen sind nicht ausschließlich für die Behandlung von Fußproblemen gedacht, sondern als Therapieoption für fast alle Beschwerden, die man als Mensch haben kann.

Injury Recall Technique – der Körper vergisst nichts

Mit Dr. Dieter Becker (Arzt, Dozent der Deutschen Ärztegesellschaft für Applied Kinesiology)

Eine Patientin, 54 Jahre, leidet seit einem Jahr unter Achillessehnenproblemen, einer typischen Achillodynie. Erst war die rechte Sehne betroffen, dann auch die linke. Die Sehnen sind deutlich verdickt, auf Druck reagieren sie schmerzhaft. Konsequentes Dehnen und andere Maßnahmen, wie sie bei diesem Krankheitsbild empfohlen werden, helfen nicht. Die ersten Schritte morgens sind immer schwierig, da sich die Sehnen steif anfühlen und erst mit der Zeit geschmeidig werden. An Lauftraining und andere fordernde sportliche Aktivitäten ist aufgrund der Schmerzen nicht mehr zu denken. Auch die Behandlung durch einen Physiotherapeuten verändert die Schmerzsituation nicht.

Eigentlich ist eine Achillodynie eine Lappalie und lässt sich in den meisten Fällen sehr gut behandeln. Aber wenn die Probleme, also die Schmerzen, bleiben, ist das für den Betroffenen immer ein Einschnitt in die Lebensqualität. Besonders, wenn viel Diagnostik betrieben und therapiert wurde und die Betroffenen hören, es sei wieder alles in Ordnung, die Schmerzen aber noch präsent sind, beginnen viele, an sich selbst zu zweifeln. Genau das, liebe Leser, sollten Sie niemals tun!

Die Injury Recall Technique (IRT) ist eine spezielle Behandlungsmethode innerhalb der Funktionellen Myodiagnostik, wie sie von der Deutschen Ärztegesellschaft für Applied Kinesiology (DAEGAK) gelehrt wird. *Myo* ist der Muskel. Über den Grad der Spannung von unterschiedlichen Testmuskeln ist es möglich, diagnostische Aussagen zu treffen, die sowohl die physische Ebene als auch die biochemische und emotionale Ebene betreffen. Ziel der IRT ist es, verdeckte Verletzungsmuster aufzuspüren und im Nervensystem zu überschreiben oder zu beruhigen. So werden die körpereigenen Reparaturmechanismen wieder in Gang gesetzt. Die Injury-Recall-Technik wird seit über 20 Jahren mit Erfolg eingesetzt.

Was genau verbirgt sich hinter der Injury Recall Technique (IRT)?

Injury bedeutet Verletzung, Fehlmuster oder Fehlsteuerung. Eine Verletzung kann gravierend sein oder sehr leicht. Viele Verletzungen nehmen wir gar nicht bewusst wahr, dennoch spielen sie für unser Gesamtsystem eine Rolle. *Recall* bedeutet wieder hervorholen. Das, was unterhalb Ihrer Wahrnehmungsschwelle liegt, wird wieder an die Oberfläche geholt. Gemacht wird das in der Therapie, weil bestimmte Dinge wie Erfahrungen oder Verletzungen, die als Injury, also als Fehlmuster unter der Oberfläche ruhen, den Organismus negativ beeinflussen. Über kurz oder lang wird eine solche verdeckte Injury die Gesundheit möglicherweise gefährden und Heilungsprozesse stören. Normalerweise behebt der Körper Verletzungen ganz von selbst, indem er seine vielfältigen Reparaturmechanismen nutzt. Doch manchmal kommt es bei der Verarbeitung von Verletzungen zu Störungen. In diesen Fällen bleiben Traumata, die wir bewusst gar nicht mehr als solche wahrnehmen, weiterhin im Verborgenen bestehen. Die Reparatur gelingt nicht ganz und der Heilungsprozess kann nicht zu 100 Prozent abgeschlossen werden.

Angenommen, Sie sind hingefallen und haben sich am Sprunggelenk verletzt. Die Unfallregion, also das Sprunggelenk, sendet dann das Signal »Hier ist ein Unfall« ans Gehirn. Erst wenn dieses Signal vom Gehirn registriert worden ist, beginnt der Organismus mit den Reparaturmaßnahmen. Kleinere Verletzungen heilen in der Regel schnell, schwere Verletzungen brauchen bisweilen Monate oder Jahre. Aber auch das muss nicht immer so sein. Jede Verletzung bedeutet Stress für den Körper und dieser begibt sich sofort automatisch in einen Schutzreflex. Normalerweise werden, sobald die Verletzung verheilt ist, keine Signale mehr an das Gehirn gesendet. Doch genau an dieser Stelle kann es zu Fehlern kommen: Es wird angenommen, dass im Fall einer Fehlsteuerung auch dann noch Signale gesendet werden, wenn die traumatische Situation längst behoben ist. Wie und warum es manchmal dazu kommt, ist nicht abschließend geklärt. Sprich, das Sprunggelenk schmerzt weiterhin, obwohl die eigentliche Verletzung schon verheilt ist.

Jeder von uns ist voll mit verdeckten Verletzungsmustern, die STÄNDIG Fehlsignale in unser System abgeben. Genau diese Fehlsignale mit den daraus resultierenden Muskelfehlfunktionen sind dann die Ursache dafür, dass zum Beispiel Therapien nicht dauerhaft helfen oder dass eine Operation nicht den gewünschten Erfolg zeigt, den sich der Patient erhofft hatte. Werden die verdeckten Verletzungsmuster mit der Injury-Recall-Technik behandelt, erfolgt keine Fehlsteuerung mehr und die körpereigenen Reparaturmechanismen greifen wieder.

Die funktionelle Myodiagnostik ist auch bekannt unter der Bezeichnung Professional Applied Kinesiology beziehungsweise professionelle angewandte Kinesiologie. Die Injury Recall Technique ist eine spezielle Methode innerhalb der Myodiagnostik. Allerdings ist der Begriff »angewandte Kinesiologie« nicht geschützt. Unter diesem Namen verbergen sich viele unterschiedliche Formen der Kinesiologie. Deswegen empfehlen wir Ihnen: Suchen Sie einen Therapeuten auf, der von der DAEGAK ausgebildet ist, wenn Sie unter Beschwerden leiden, die therapieresistent sind. Die Achillessehnenbeschwerden der Patientin aus unserem Fallbeispiel wurden durch die Injury Recall Technique behoben: Die Sehnen sind nicht mehr verdickt und das Joggen macht ihr wieder Spaß.

Ein neuer Weg in der Naturmedizin

Was würden Sie denken, wenn Sie hören, dass viele Erkrankungen des Bewegungsapparats oder der inneren Organe – zum Beispiel Morbus Crohn, Herzrhythmusstörungen, Migräne – auf einer Erkrankung der fünf kurzen Beugemuskeln der Zehen beruhen?[45] Was für unseren Verstand im ersten Moment absurd klingt, erklärt Sae-Yion Kim in seinem Buch »Ein neuer Weg in der Naturmedizin« sehr fundiert und einleuchtend. Sae-Yion Kim kam vor vielen Jahren als Maschinenbauer aus Korea nach Deutschland und hat aufgrund seines Berufs, seiner besonderen Beobachtungsgabe und seiner Fähigkeit, die richtigen Fragen zu stellen, ein großes Verständnis für die Bewegungsabläufe des menschlichen Körpers entwickelt. Für die Entwicklung seiner Therapie KSS wurde er 2012 von der Europäischen Akademie der Wissenschaften und Künste für den Medizinnobelpreis vorgeschlagen. Das lässt durchaus einen Rückschluss auf die naturwissenschaftliche Erklärbarkeit und Bedeutsamkeit dieses neuen Diagnostik- und Therapiesystems zu.

Was verbirgt sich hinter der Buchstabenkombination KSS?

Das K steht für den Entdecker, Kim. Das erste S steht für Sbon. Das ist ein Kunstwort, eine Kombination aus *susuro*, was »natürlich« bedeutet, und aus *boda*, was sich mit »beobachten« übersetzen lässt. Wir beobachten mit unseren Sinnesorganen, den Augen, der Nase, den Ohren und mittels des Haut- beziehungsweise des Tastsinns. Bei Sbon handelt es sich um den Prozess, in dem der unnatürliche Zustand und die Schwachstellen bei einem Patienten durch Beobachtung festgestellt werden, also um die Ursachendiagnostik. Das zweite S steht für Sdo, ebenfalls ein Kunstwort, zusammengesetzt aus *susuro* und *dobda*, was als »helfen« übersetzt werden kann. Sdo ist eine (Hilfs-)Maßnahme, die die Selbstheilung des Körpers unterstützt. Und genau darum geht es bei der KSS-Methode.[46]

Stellen Sie sich vor, Sie betreten barfuß das Badezimmer, das gerade feucht gewischt worden ist. Automatisch nimmt Ihr Körper eine Schonhaltung ein, unbewusst beugen Sie sich beim Gehen leicht nach vorn, um mehr Sicherheit zu bekommen. Wenn es nicht Ihre Augen sind, die den feuchten Boden gesehen haben, dann sind es Ihre nackten Füße, die diese Information aufnehmen und sie über die Nerven ans Gehirn weiterleiten. Das Nervensystem reagiert auf diese Information unbewusst und extrem schnell. Wenn Sie nicht barfuß gehen und die Glätte des Bodens nicht rechtzeitig wahrnehmen, steigen die Chancen, dass Sie ausrutschen und sich eine Verletzung zufügen. Dieses Beispiel verdeutlicht sehr gut, wie wichtig nicht nur die möglichst komplette Wahrnehmung unserer

Umgebung ist, sondern auch, wie entscheidend es ist, dass wir sehr schnell darauf reagieren. Wirkt eine Kraft auf einen Körper, und sei es nur auf die Haut, wird sie von unterschiedlichen Typen von Rezeptoren wahrgenommen, zum Beispiel den Hautnerven oder Rezeptoren in Muskeln und Sehnen. Grundsätzlich hat der Körper dann zwei Möglichkeiten, darauf zu reagieren: schnell und unbewusst, also innerhalb von 0,3 bis 0,4 Sekunden, oder langsam und bewusst, ungefähr nach 0,4 bis 0,5 Sekunden. Gesundheit erfordert beide Reaktionswege. Funktioniert das schnelle System nicht, kann der Mensch nur bewusst reagieren und damit eher langsame und willkürliche Bewegungen ausführen. Das wirkt sich im Laufe der Zeit sowohl auf den Bewegungsapparat aus als auch auf innere Organe und Regelkreisläufe, denn die sind an die Strukturen des Bewegungsapparats gekoppelt.[47]

Kim postuliert, dass die schnelle und unbewusste Reaktion des Nervensystems der Wirbelsäule eine bislang unbekannte, neue medizinische Erkenntnis ist.[48] Er beschreibt diesen Teil des Nervensystems und seine immensen Auswirkungen auf unsere Gesundheit und hat ihm den Namen KSNS gegeben. Das K steht für Kim, das S für Sicherheit, das N steht für Nervensystem und das letzte S für Schutz. Kim vergleicht die Funktionsweise unserer Füße und Zehen mit den Schnurrhaaren von Katzen: Für eine Katze stellen die Schnurrhaare Antennen der Sinneswahrnehmung dar. Kürzt man die Haare auf der einen Seite, ist die Wahrnehmung der Katze gestört und das hat einen veränderten Bewegungsablauf zur Folge. Diesen bemerkt die Katze selbst nicht, aber von außen kann man die unphysiologischen Bewegungen der Katze wahrnehmen. Dabei ist es wichtig, sich daran zu erinnern: Nicht der Bewegungsapparat der Katze ist ursächlich gestört, sondern die Sinneswahrnehmung. Aufgrund der anhaltend veränderten Wahrnehmung verändern sich die Bewegungen, sie werden unrund und das

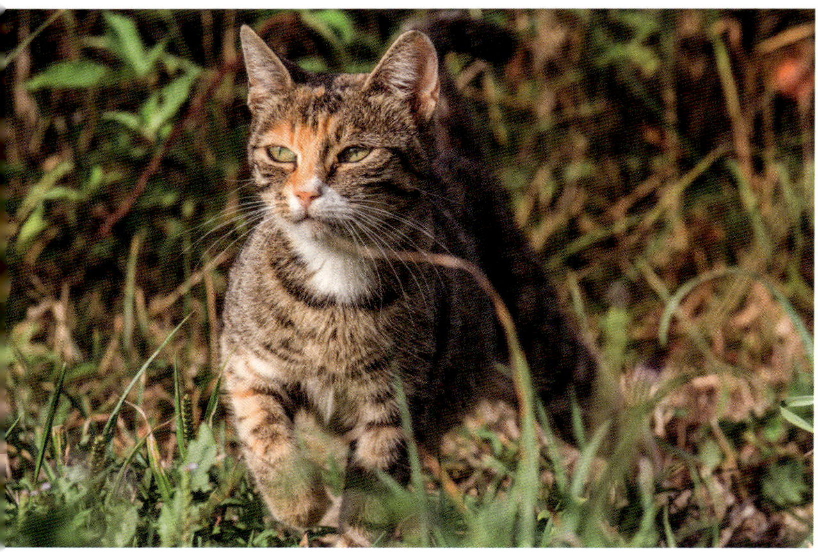

Was für die Katze die Schnurrbarthaare sind, ist für uns die Feinfühligkeit unserer Füße, insbesondere der Zehen. Gibt es nichts mehr zu spüren, kann das den gesamten Körper beeinträchtigen.

führt über kurz oder lang erst zu Beschwerden am Bewegungsapparat und dann zu Problemen an Organen und Funktionskreisläufen.

Kommen wir nun zu unseren Füßen: Sie sind dafür gemacht, barfuß über natürlichem Untergrund zu laufen. Die Füße mit ihren vielen Sinneszellen wollen fühlen und tasten. Nur wenn die Fußmuskeln gesund und kräftig sind, können wir die Füße adäquat einsetzen. Das ist häufig jedoch nicht der Fall, insbesondere die kurzen Fußbeugemuskeln arbeiten nicht angemessen. Die bedauerliche Folge ist, dass nach und nach die Zehenbeweglichkeit nachlässt und auch die Bewegung der Sprunggelenke in seitlicher Richtung nicht mehr trainiert wird. Im Laufe der Zeit wird der Bodenkontakt des Fußes aufgrund der mangelnden Zehenbeweglichkeit unsicher. Eine Schonhaltung stellt sich ein. Der Fuß nimmt immer weniger Informationen vom Boden auf, die Sensoren stumpfen ab. Das wiederum löst Folgereaktionen in höher gelegenen Körperregionen aus. Kraft und Schnelligkeit der fünf Zehen sind gemindert, in der Folge kommt es zu Problemen in der Lendenwirbelsäule und anderen Muskelgruppen des Körpers. Sollten Sie unter Schulterschmerzen, Morbus Crohn oder Kopfschmerzen leiden, ist es also sehr gut möglich, dass die Ursachen unter anderem im Fußbereich liegen.[49]

Bei der KSS spielt die gründliche Diagnostik (Sbon) eine wichtige Rolle und ist die Voraussetzung für die gelungene Therapie (Sdo). Eine Sitzung dauert ungefähr zwischen 45 und 90 Minuten. Mithilfe seiner Sinne kann der Behandler sowohl den natürlichen Zustand des Bewegungsapparats und der inneren Organe als auch Störungen im Bereich der Hirnnerven sowie die einer Erkrankung zugrunde liegenden Ursachen ermitteln. Die Diagnostik erfolgt ausschließlich durch die Sinne des Therapeuten, ohne jeglichen Einsatz von Geräten – die Tastfähigkeit der Finger und der Hand sind feiner und genauer als die Wahrnehmung jedes medizinischen, maschinell arbeitenden Geräts. Auch die Therapie erfolgt nur manuell, der Einsatz von Kräutern, Arzneien oder anderen Dingen ist nicht nötig. Die Patienten bemerken die Veränderungen am Körper sofort, der Behandler kann die Veränderungen sehen. Bei KSS handelt es sich also nicht nur um eine hocheffiziente Therapie, sondern auch um ein sehr kostensparendes Verfahren im Vergleich zu anderen Behandlungsmethoden unter Einsatz kostspieliger Apparate und Medikamente oder im Vergleich zu Operationen. Herr Kim hat in den letzten Jahren sein Wissen an Ärzte und Therapeuten weitergegeben. Im KSS-Zentrum in Köln wird eine Ausbildung für Interessierte angeboten.

Eine Vielzahl unterschiedlicher Erkrankungen sind bisher erfolgreich durch KSS behandelt worden, darunter zum Beispiel die folgenden:

- sämtliche Probleme des Bewegungsapparats (zum Beispiel Arthrose, Zerrungen, Bandscheibenvorfälle und Ähnliches),
- Kopfschmerzen, Migräne, Schwindel,
- chronische Entzündungen im Kopfbereich sowie Trigeminusneuralgie (Gesichtsschmerz im Versorgungsbereich des *Nervus trigeminus*),
- Kiefergelenksbeschwerden,
- chronische Zahnschmerzen,
- Magen- und Darmerkrankungen (zum Beispiel Morbus Crohn, Verdauungsprobleme, Verstopfung, Durchfall),
- Atembeschwerden, Bronchitis, Asthma,
- Herzrhythmusstörungen.[50]

Die Lektüre von Kims Buch inspiriert, in der Therapie noch stärker auf die Zehen zu achten und ihre Kraft und Beweglichkeit zu steigern. Denn es wird klar, dass die Funktionalität unserer Zehen nicht nur für die Fußgesundheit eine entscheidende Rolle spielt, sondern auch für die Gesamtgesundheit.

V-tronomy – die richtige Schwingung heilt

Mit Silke Viet (Heilpraktikerin, Leiterin des Viet Institute)

Für viele Menschen klingt es wie ein Wunder: Körperliche, psychische oder seelische Probleme lassen sich manchmal binnen Sekunden mit dem richtigen homöopathischen Mittel beheben. Oder, und das haben Sie wahrscheinlich auch schon erlebt: Sie betreten einen Raum und merken sofort, dass dort schlechte Stimmung herrscht, ohne dass Sie mitbekommen hätten, was geredet wurde, oder dass Sie die Gesichter der Anwesenden intensiv hätten betrachten müssen. Wie kann das sein? An einer anderen Stelle im Buch haben wir geschrieben, dass Leben Rhythmus ist. Alles und jedes im Universum unterliegt einem individuellen Rhythmus, egal, ob Mensch, Tier, Pflanze oder scheinbar unbelebte Steine. Max Planck hat einmal gesagt: »Alle Materie entsteht und besteht nur durch eine Kraft, welche die Atomteilchen in Schwingung versetzt und sie zum winzigen Sonnensystem des

Atoms zusammenhält.« Der berühmte Physiker bringt es auf den Punkt: Alles schwingt. Ob Sie das bemerken oder nicht, ist eine andere Sache.

Schlechten Schwingungen will sich keiner von uns aussetzen. Von Menschen, die schlecht gelaunt sind, entfernt man sich besser wieder ganz schnell. Lieber suchen wir den Kontakt zu freundlichen, strahlenden Personen. Diese verfügen häufig über eine bestimmte Anziehungskraft, geradezu magisch. Wie geht es Ihnen, wenn Sie aus dem Takt geraten? Dann fühlen Sie sich nicht optimal und der Tag läuft irgendwie auch nicht gut. Takt, Rhythmus und Schwingung bestimmen unser Leben. Jeder Gedanke, jedes Gefühl, jede Erkrankung hat ihr individuelles Schwingungsbild. Und das lässt sich beeinflussen. Man kann mit der Keule auf das vermeintlich Schlechte hauen und hoffen, dass hinterher das Gute und Gesunde sich erholt. Man kann aber auch die sanfte Methode wählen, zum Beispiel, indem man die schlechte, ungesunde Schwingung durch eine zweite Schwingung beeinflusst. In der Homöopathie (*homoion* steht für ähnlich und *pathos* für Leiden) behandelt man das Leiden mit ähnlichen Schwingungen und das sehr oft mit hervorragenden Ergebnissen. Sollten Sie nichts von Homöopathie halten, dann ist dieses Phänomen für Sie vielleicht interessant: Regt man die Eigenfrequenz eines Glases in genügend hoher Intensität an, kommt es zu einer sogenannten Resonanzkatastrophe und das Glas zerbricht. Dies geschieht nur durch das einfache Reiben am Glas, aber wohlgemerkt – und das ist das Entscheidende – in der richtigen Frequenz. Das rechte Maß beziehungsweise die richtige Dosis und Frequenz spielen also eine wesentliche Rolle.

Die richtige Schwingung kann auch heilen. Wer sich mit diesem Thema beschäftigt, kann Menschen auf sehr sanfte und gleichzeitig sehr tiefgreifende Weise helfen. Es gibt innerhalb der Schwingungsmedizin viele unterschiedliche Methoden. Ein wunderbarer Weg, Menschen wieder in ihre Mitte zu bringen und damit gesund werden zu lassen, ist die Vibrationstechnik V-tronomy, die von Peter und Silke Viet entwickelt wurde. Vor der Behandlung, der Vibrationsanwendung, ist die Diagnostik beziehungsweise Analyse unumgänglich. Das Besondere an dem Analyseverfahren namens V-trology beziehungsweise Zehenkunde oder Zehenlesen ist, dass ausschließlich über die Zehen diagnostiziert wird. Interessierte können diese Methode im Rahmen einer Ausbildung erlernen.

Fragen, die Frau Viet bei ihrer Analyse nach Sichtung der Füße und Zehen stellt, sind zum Beispiel: Welche Themen, Herausforderungen oder Schwierigkeiten gab es im Leben? Wo zeigen sich gesundheitliche Probleme? Welche Potenziale werden noch nicht genutzt? Werfen Sie daher jetzt einen Blick auf Ihre zehn Zehen. Wie sehen diese aus? Liegen sie entspannt auf dem Boden oder ist da vielleicht ein krummer Zeh zu sehen? Ist die Haut der Zehen weich oder können Sie Hornhaut, Hühneraugen oder Warzen erkennen? Und wie steht es um Ihre Zehennägel? Sind die Nägel gleichförmig, glatt und ohne Verfärbungen? Wahrscheinlich nicht. Sie werden mindestens ein, zwei Stellen an Ihren Zehen erkennen, die nicht ganz gesund und makellos sind. Natürlich, wenn Sie zu enge Schuhe tragen oder einen Unfall hatten, werden sich die Füße unweigerlich verändern. Das allein ist es jedoch noch nicht. Silke Viet erklärt die Zusammenhänge folgendermaßen: »Das Leben hinterlässt seine Spuren. Alle Ereignisse, vom Beginn der Schwangerschaft bis zum jetzigen Zeitpunkt, sind im Unterbewusstsein gespeichert und zeigen sich irgendwann auf der körperlichen Ebene. Durch Disharmonie wird das Drüsen- und Immunsystem geschwächt. Leichte körperliche Symptome bis hin zu schwersten Erkrankungen fangen an, sich zu manifestieren. Sobald das Erlebte gespeichert ist, beginnen die Zehen, sich zu verändern. Rötungen, Rillen, Verfärbungen sind die Anfänge und enden eines Tages unter Umständen in einem *Hallux valgus* oder Hammerzehen.« Silke und Peter Viet erkennen an den Zehen, um welche Themen es sich genau handelt und wo deren Ursachen liegen. Seit 30 Jahren erforschen die beiden die Zusammenhänge zwischen den Zehen und dem Innenleben und der Gesundheit der Menschen. Sie haben analysiert, wofür die einzelnen Zehen stehen, und sie haben die Fähigkeit entwickelt, hinter die Kulissen der Symptome zu schauen.

Eine kleine Zehenkunde

Der große Zeh steht für unsere Gedankenwelt. Sind wir in unseren Gedanken gefangen, denken wir allgemein zu viel oder haben wir irgendein spezielles Thema, das uns gerade gedanklich beschäftigt, wird sich der Gedankenzeh verändern. Anhand dieser Veränderung kann zum Beispiel auch erkannt werden, ob ein Mensch Suizidgedanken in sich trägt und welche Ursachen dazu geführt haben. Emotionale Themen zeigen sich an den zweiten Zehen, den Emotionszehen. Alle Arten von Missbrauch werden hier sichtbar. Der mittlere Zeh steht für das praktische Leben. Die Therapeuten erkennen unter anderem, ob die Arbeit Freude bereitet oder nicht, wie viele Arbeitswechsel vorliegen oder ob Mobbing auf die behandelte Person ausgeübt wurde. Das Thema Partnerschaft gehört zum vierten Zeh; sowohl die Partnerschaft mit sich selbst als auch die Partnerschaft zu anderen Menschen. Der kleine Zeh steht für die Familie und die damit verbundenen Themen. Aktuelle und vergangene Erlebnisse lassen sich hier ablesen. Verformungen, Druckstellen, Veränderungen am Nagel oder Hautirritationen sind für Silke Viet kein Zufall, sondern ernst zu nehmende diagnostische Hinweise.

Generell kann man sagen, dass der rechte Fuß eher die Vergangenheit und der linke Fuß die Gegenwart spiegelt. Die Übergänge sind fließend. Kunst kommt von Können und Können braucht viel Übung. Die wahre Kunst des Zehenlesens besteht darin, es zu erlernen und das Gesamtgefüge der Zehen zu erspüren, zu verstehen und gekonnt zu interpretieren.

Ablauf der V-tronomy-Behandlung

Wenn die Analyse steht und sich der Behandler sicher ist, was hinter den Beschwerden des Klienten steckt, beginnt die Vibrationsanwendung V-tronomy, die krank machende Ursachen auflösen soll. Es gibt vieles, das uns krank werden lässt: festgefahrene Gedankenstrukturen, alte Konditionierungen, traumatische Erlebnisse und Unzähliges mehr. All diese Muster führen zu einer Verhärtung unseres normalerweise elastischen Körpers. Nach und nach zeigen sich physische und psychische Erkrankungen. Inwieweit die krank machenden Themen auch im Gespräch mit den Klienten behandelt oder besprochen werden, hängt vom jeweiligen Patienten ab. Worte sind nicht immer wichtig, entscheidend ist bei dieser Behandlungsmethode die Vibrationsanwendung.

Entsprechend der Analyse führt der Therapeut mit seinen Händen am Körper des Klienten bestimmte Vibrationen aus. Das hört sich einfach an, ist jedoch genau wie das Zehenlesen eine Kunst. Der Therapeut muss nicht nur wissen, an welchen Körperstellen vibriert werden sollte, sondern auch, wie lange, wie stark und in welcher zur Körperstelle passenden Frequenz. Die heilsamen Schwingungen dringen in das System ein, strömen in jede Zelle und in den Wasserhaushalt. Der gesamte Körper wird in eine positive Schwingung versetzt, was als fühlbare Entlastung deutlich wird. V-tronomy versetzt den Menschen regelrecht in eine andere, heilsame Schwingung, sodass sich festgefahrene Meinungen lösen

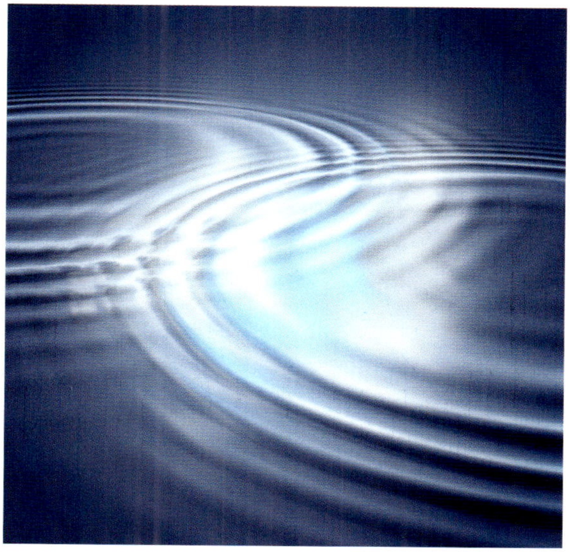

Alles in uns und um uns herum ist in Schwingung, ist Information. Die unterschiedlichen Frequenzen überlappen sich und ergeben etwas Neues.

und der Blick wieder weiter wird. Neue Türen gehen auf und das Leben bekommt wieder mehr Tiefe und Freude. Die Anwendung wirkt sich nicht nur heilsam auf Fußprobleme aus, zum Beispiel auf einen *Hallux valgus* oder Hammerzehen, sondern auch auf viele andere körperliche Probleme wie Hauterkrankungen, Diabetes, Tinnitus, eine Aufmerksamkeitsdefizit-/Hyperaktivitätsstörung (ADHS) oder Krebs. Psyche und Seele können dank der positiven Schwingungen wieder aufatmen, der ganze Mensch befindet sich auf dem Weg der Genesung.

V-tronomy ist eine einzigartige Methode. Doch die Kunst des Zehen- beziehungsweise des Fußlesens setzen auch andere Therapeuten ein. Sie möchten tiefer in dieses Thema eintauchen? Dann ist vielleicht die Lektüre des Buchs »Die Spuren der Seele: Was Hand, Fuß und Augen über uns verraten« von Rita Fasel und Ruediger Dahlke genau das Richtige für Sie.[51] Unsere Füße sind eben nicht nur Fortbewegungsorgane, sondern Sie verraten uns auch sehr viel über uns selbst.

Der Fuß als Spiegelbild von Körper und Seele

Wir haben immer wieder darauf hingewiesen, dass unser Körper eine Einheit ist und dass die Füße über unterschiedliche Mechanismen mit dem restlichen Körper verbunden sind. Doch der Fuß zeichnet sich auch dadurch aus, dass er ein Somatotop ist. Dieser Fachbegriff leitet sich ab aus den altgriechischen Wörtern *soma* (lebendiger Körper, Leichnam) und *topos* (Ort, Stelle, Landstrich). Es handelt sich dabei um bestimmte Bereiche des Körpers, an denen sich der gesamte restliche Organismus spiegelt und über die diagnostiziert und teilweise auch behandelt werden kann. Das geschieht am Fuß beispielsweise mithilfe der Fußreflexzonen. Der gesamte Körper, jedes Organ spiegelt sich über seine Reflexzonen am Fuß wider. Bei der Fußreflexzonentherapie wird durch gezielten Druck an den Füßen therapeutisch auf den gesamten Körper eingewirkt.

Unsere Füße lassen auch Aussagen über seelische Zustände zu. Wir geben Ihnen im folgenden Abschnitt Anregungen, sodass Sie herausfinden können, was Ihre Fußprobleme auf der psychologisch-seelischen Ebene möglicherweise bedeuten. Es handelt sich sozusagen um Psychologie zur Selbstanwendung, denn diese Ideen können Sie nutzen, um Themen auf der inneren Ebene zu bearbeiten. Außerdem werfen wir einen Blick auf die deutsche Sprache, die sehr viel zum Thema Füße zu sagen hat.

Fußreflexzonentherapie

Die Fußreflexzonentherapie hat eine sehr lange Tradition. Sie soll schon vor über 2500 Jahren in China und Indien bekannt gewesen sein und auch verschiedene Indianerstämme in Nordamerika behandelten mittels Druckpunkten an den Füßen reflektorisch viele Erkrankungen. Im 18. Jahrhundert kam die Reflexzonentherapie durch einen Schweizer Pater nach Europa. Anfang des 20. Jahrhunderts stellte der amerikanische Arzt Dr. William Fitzgerald (1872–1942) fest, dass Drücken und Massieren von Reflexpunkten an den Füßen physiologische Vorgänge im Körper beeinflusst, unabhängig davon, wie weit die Störungen von den Stellen der Druckausübung entfernt sind. Schließlich ist es der deutschen Heilpraktikerin Hanne Marquardt zu verdanken, dass sich die Fußreflexzonentherapie zu einer ernst zu nehmenden Therapieform entwickelt hat. Ihr lief 1958 das Thema Füße buchstäblich über den Weg, als sie noch sehr jung ihr Berufspraktikum absolvierte und auf das Buch von Eunice Ingham, *Geschichten, die die Füße erzählen*,[52] aufmerksam wurde. Seitdem widmet sich Frau Marquardt unermüdlich der Fußreflexzonentherapie, sie hat intensiv geforscht und Tausende von Therapeuten ausgebildet. Die Bezeichnung Fußreflexzonentherapie ist nicht geschützt und es gibt qualitativ sehr große Unterschiede in der Behandlung. Wenn Sie sich also für eine solche Therapie entscheiden und Sie mehr als eine Wellnessbehandlung wollen, achten Sie auf den Ausbildungsgrad Ihres Therapeuten.

Jeder Körperteil, jedes Organ und jedes Organsystem wird an einer bestimmten Zone am Fuß reflektiert, also gespiegelt. An unseren Füßen finden sich über sechzig Reflexzonen, die sich zum Beispiel durch unterschiedliche Druckempfindlichkeit, Verfärbungen oder Risse in der Haut unterscheiden. Die Therapie findet im Liegen statt und die Füße werden mit gezieltem Fingerdruck, speziell mit den Daumen, behandelt. Ziel der Behandlung ist die Balance des Körpers, Beschwerdefreiheit und Wohlbefinden. Eine Vielzahl von Erkrankungen spricht sehr gut auf diese sanfte Methode an, zum Beispiel Wirbelsäulenerkrankungen, Kopfschmerzen, Unterleibsbeschwerden und Schlafstörungen. Die Therapie ist auch für Kinder und Schwangere sehr gut geeignet. Der Fußreflextherapeut behandelt nicht isolierte Symptome oder Erkrankungen, sondern immer den ganzen Menschen. Dabei hängt das Resultat der Therapie nicht primär von der Krankheit, sondern von der Regenerationsfähigkeit und Selbstheilungskraft des einzelnen Menschen ab.

Hanne Marquardt hat über mehrere Jahrzehnte Tausende von Anwenderbeobachtungen gesammelt und die Ergebnisse quantifiziert. Außerdem gab es in den vergangenen Jahren einige kleine Studien, die der Fußreflexzonentherapie positive Effekte auf bestimmte Krankheitsbilder bescheinigten und den Bezug zwischen den Organen und Fußzonen bestätigten. So wurde 2006 an der Universität Jena unter der Leitung von Christine Uhlemann, Professorin für physikalische und rehabilitative Medizin am Kompetenzzentrum für Naturheilverfahren, im Rahmen einer Doktorarbeit eine Untersuchung durchgeführt, bei der Patienten mit Kniegelenksarthrose mit Fußreflexzonentherapie behandelt wurden.[53] Die Ergebnisse nach der sechswöchigen Therapie konnten sich sehen lassen: Die Beweglichkeit hatte sich verbessert, ohne dass zusätzlich eine Bewegungstherapie durchgeführt worden war, und die Schmerzintensität war um mehr als zwei Drittel zurückgegangen. Schade, dass diese komplementäre Therapie nicht auf Rezept zu bekommen ist.

Über die Reflexzonen wirkt die Behandlung auf den Körper ein und ist gleichzeitig auch für die Füße selbst eine Wohltat. Denn Füße lieben es, gedrückt zu werden. Der Druck löst Verspannungen,

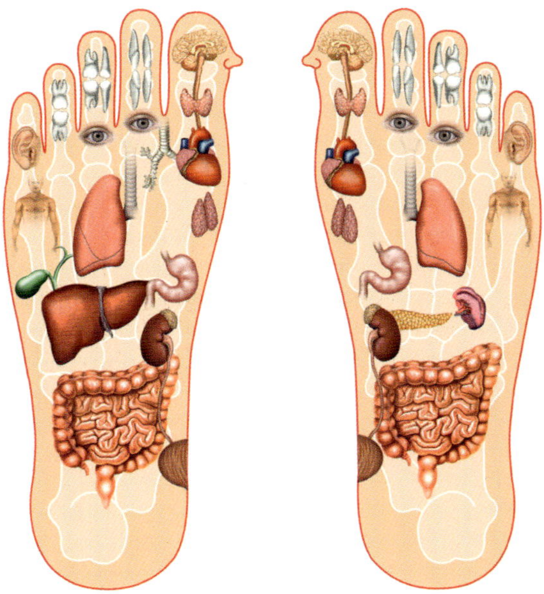

Diese vereinfachte Abbildung zeigt einige der über 60 Fußreflexzonen am Fuß. Massieren Sie ab und an Ihre Füße und stimulieren Sie dabei diese Zonen.

Der Fuß in der deutschen Sprache

Hochinteressant ist, wie der Fuß in der deutschen Sprache verankert ist beziehungsweise wie sich die Bedeutung unserer Füße in der deutschen Sprache widerspiegelt. In dieser tauchen die Füße für all das, wofür sie stehen, in Form von Redewendungen und Sprichwörtern sehr häufig auf. Es gibt sehr viele Redewendungen, die einen Bezug zu den Füßen haben und die enge Verknüpfung von Sprache und Körper verdeutlichen. Hier eine kleine Auswahl:

- Mit beiden Beinen fest im Leben stehen.
- Mit dem falschen Fuß aufstehen.
- Jemanden auf dem falschen Fuß erwischen.
- Kalte Füße bekommen.
- Mit jemandem auf Kriegsfuß stehen.
- Auf großem Fuß leben.

Die vielen Redewendungen, die wir gern einsetzen, haben stets einen Bezug zum wahren Leben. So bezieht sich zum Beispiel die Wendung »einen Pferdefuß haben« auf den Teufel. Bereits seit dem 18. Jahrhundert wird im Zusammenhang mit dem Teufel der Pferdefuß erwähnt – den dieser natürlich zu verbergen versucht, denn er möchte nicht erkannt werden. So wird diese Redewendung immer dann gebraucht, wenn etwas nicht mit rechten Dingen zugeht.

Der Ausspruch »kalte Füße bekommen« ist noch etwas älter, er stammt aus der Zeit, als die Menschen sich in den Kellerräumen zum Spielen getroffen haben. Glücksspiele waren früher verboten. Um beim Spielen nicht erwischt zu werden, versteckten sich die Spieler daher im Keller. Der ist meist nicht warm und man kann dort besonders leicht kalte Füße bekommen. Spieler mit einem schlechten Blatt nutzten diesen Umstand aus, um aus dem Spiel auszusteigen. Sie sagten dann: »Ich habe so verdammt kalte Füße, ich gehe jetzt besser.« Redensarten beherbergen stets auch ein Körnchen Weisheit und Wahrheit. Wenn Sie Redensarten und Sprichwörter ernst nehmen, können Sie vielleicht über diesen Weg ihren Fußbeschwerden auf die Schliche kommen.

stimuliert die Rezeptoren und fühlt sich gut an. Insofern wirkt die Fußreflexzonentherapie gleich doppelt.

Die Psychologie des Fußes

Mit Ines Neubert (Psychologische Beraterin und Heilerin)

Zum Handeln brauchen wir unsere Hände, zum Denken brauchen wir das Gehirn und zum Gehen und Verstehen sind die Füße da – zum Verstehen unserer Selbst, des Lebens an sich und zum Verständnis der anderen Menschen. Unsere unterschiedlichen Organe und Körperteile haben nicht nur körperlich betrachtet bestimmte Funktionen, sondern auch auf einer emotional-seelischen Ebene. Unser Körper und unsere Füße sprechen eine deutliche Sprache – vorausgesetzt, wir sind gewillt, sie zu verstehen. Dabei weisen die körperliche Funktion und die jeweilige Lage des Organs einen klaren Weg. Die folgenden Ideen und Deutungen stellen lediglich Möglichkeiten dar und sind nicht in jedem Fall zwingend. Lassen Sie die folgenden Seiten einfach auf sich wirken. Vielleicht finden Sie etwas, das Ihnen weiterhilft.

Mit unseren Füßen stehen wir im direkten Kontakt mit der Erde. Die Erde ist DIE Lebensspenderin schlechthin und wird zu Recht auch als Mutter Erde bezeichnet. Fußprobleme können einen Hinweis auf Konflikte mit der leiblichen Mutter geben. Diese Konflikte können über den Zeitpunkt der Geburt hinausgehen, denn bereits im Mutterleib ist der Fötus ein fühlendes Wesen und monatelang aufs Engste mit der Mutter verbunden. Sollten Sie den Verdacht haben, dass bei Ihnen aus dieser Zeit ungelöste Konflikte bestehen, könnte Ihnen die Metamorphosetherapie weiterhelfen. Diese sehr sanfte Behandlung beeinflusst seelische, pränatale Muster positiv und heilt.

Doch vielleicht ist es auch das mütterliche Prinzip, also das, wofür eine Mutter steht, welches Ihnen Fußbeschwerden bereitet. Mütter stehen vor allem für körperliche Nähe und Geborgenheit, die sie ihren Kindern schenken. Weil sich das Kind in diese Geborgenheit fallen lassen und darauf verlassen kann, entwickelt es Vertrauen. Vertrauen in sich selbst, in die Welt und darin, dass es seinen eigenen Weg gehen kann. Ist dieses Vertrauen, aus welchen Gründen auch immer, gestört, etwa weil das Kind sich ständig unter Druck gesetzt fühlt, keine eindeutigen Botschaften erhält oder sich nicht bestärkt fühlt, spiegeln die Füße diesen Mangel wider. Fehlendes Vertrauen und damit fehlende Stabilität kann dazu führen, dass die Füße einknicken oder die Zehen in den Boden gekrallt werden, um die gewünschte und dringend notwendige Standfestigkeit zu bekommen. Mütter stehen auch für Nahrung. Sie sind natürlicherweise in den ersten Monaten der Quell des Lebens für den Säugling. Auch wenn ein Kind nicht gestillt wird, ist die Fürsorge für das Kind eine essenzielle Zutat, damit es gesund und zufrieden sein kann.

Wir haben uns von unserer Natur und somit auch von Mutter Erde entfernt. Wir treten sie mit Füßen. Wir sind nicht verbunden mit dem, was uns ausmacht. Es kann gut sein, dass sich das ebenfalls an den Füßen zeigt. Dann sind unsere Füße nicht kraftvoll und elastisch, sondern verhärtet, die Zehen können verkrüppelt sein, es zeigen sich Schwielen und die Füße fühlen sich an, als wären sie kein Teil des Körpers.

Generell symbolisiert unsere linke Körperhälfte das weibliche und die rechte Körperhälfte das männliche Prinzip. Letzteres steht zum Beispiel für Tatkraft, Aggression, Aktivität, Kontrolle. Es ist also nicht egal, ob Ihre Fußbeschwerden links oder rechts vorliegen. Je nachdem, ob die linke oder die rechte Körperseite betroffen ist, können Sie darüber nachdenken, ob Sie vielleicht mit dem männlichen oder dem weiblichen Prinzip ein Thema haben. Angenommen, Ihr rechter Fuß ist deutlich aus- oder einwärts gedreht: Diese Stellung kann ein Hinweis darauf sein, dass die männlichen Prinzipien in Ihnen entweder nicht ausgelebt werden oder aber zu dominant sind. Ohne Tatkraft oder auch mit zu viel Tatkraft und ohne ein gesundes Maß an Aggression lebt es sich schlecht.

In Hinblick auf Stabilität spielen die Füße eine sehr wichtige Rolle. Den eigenen Weg können wir nur gehen, wenn wir stabil sind und uns auf unsere Füße verlassen können. Wenn Sie zu den Menschen gehören, die ständig umknicken, haben Sie vielleicht nicht nur auf der körperlichen Ebene ein Problem mit Ihren Fußgelenken. Gelenke sind die flexiblen Teile unseres Knochensystems. Der Knochen selbst ist nur minimal beweglich, aber aufgrund der Gelenke können wir unsere Knochen sehr gut bewegen. An den Fußgelenken wird deutlich, wie gut Sie verankert sind und wie sicher Sie sich vorwärtsbewegen, ob Sie in die Richtung gehen, in die Sie wollen, und nicht dorthin, wo andere Menschen Sie gerne hätten. Wenn Sie immer nur das machen, was andere Menschen von Ihnen erwarten, und wenn Sie nicht den Weg gehen, den Sie selbst gehen möchten, ist es kein Wunder, wenn Sie Fußprobleme entwickeln.

Wenn wir unsere Meinung ändern, ist oft ein Richtungswechsel angebracht. Auch dafür benötigen wir intakte Gelenke, damit sie den Richtungswechsel einleiten. Treffen Sie Entscheidungen aufgrund Ihrer Werte und Überzeugungen? Können Sie sich auf sich selbst verlassen? Oder haben Sie die Nei-

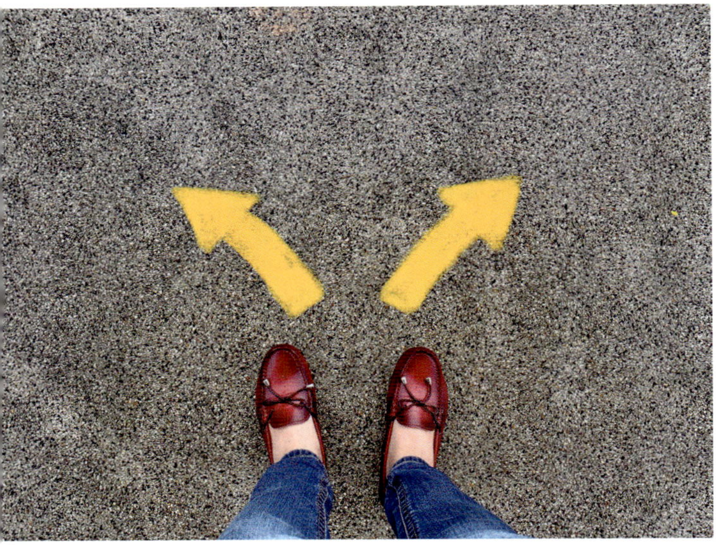

Es ist nicht immer einfach, den richtigen Weg zu finden. Doch letztendlich führen auch Umwege zum Ziel – es dauert nur etwas länger.

gung, sich an andere Menschen anzulehnen oder die Meinung anderer zu übernehmen? Die Fußgelenke stehen im Zusammenhang mit der Fähigkeit, flexibel genug zu sein, um immer, wenn es nottut, die Richtung wechseln zu können. Ändern Sie die Richtung nicht, obwohl es dafür schon längst an der Zeit ist, wird die Energie blockiert. Sie stehen dem Leben im Weg. Ohne intakte Fußgelenke funktioniert das jedoch nicht. Es kann dann zu Verstauchungen oder sogar einem Knochenbruch kommen. Damit Sie sich nicht mehr auf die Füße steigen lassen, sondern endlich das tun, was Sie schon immer tun wollten, und damit Sie endlich in die Richtung gehen, in die Ihr Herz schon immer wollte, geben Ihnen eine krasse Verstauchung oder ein Bruch quasi die Zeit, Ihre Situation zu überdenken und neue Wege einzuschlagen. Es sind jedoch nicht die anderen Menschen oder die äußeren Umstände, die Sie daran hindern, etwas zu tun, es sind Sie selbst. Tun Sie es also, bevor Ihr Körper sich selbst an die Arbeit macht und Sie schmerzhaft lahmlegt.

Plantarfasziitis und Fersensporn können in besonderer Weise Ausdruck für eine fehlende Verankerung sein. Mehr Erdverbundenheit als unsere Fußsohle hat kein anderer Körperteil. Sollten Sie an einer Plantarfasziitis oder einem Fersensporn leiden und sollte sich trotz guter Therapie nichts verbessern, ist es vielleicht an der Zeit, dass Sie sich fragen, woher Sie kommen und wohin Sie gehen möchten. Verbinden Sie sich mit Ihren tiefen Wünschen, gehen Sie ihnen auf den Grund. Setzen Sie sich Ziele, die Sie glücklich machen, und gehen Sie deren Umsetzung an. Ihre Füße werden Sie gern auf dem Weg zu Ihrem Ziel tragen.[54]

Mit zwei Beispielen aus der Praxis von Frau Ines Neubert, einer Psychologischen Beraterin und Heilerin, möchten wir die Zusammenhänge zwischen Psyche und Fuß mit Leben füllen. Frau Neubert beschäftigt sich in ihrer Praxis ausschließlich mit den psychischen und seelischen Ursachen von Problemen.

Beispiel 1: Am richtigen Platz sein

Eine junge Frau, 28 Jahre, zog aus finanziellen Gründen in eine Wohngemeinschaft mit zwei Mitbewohnerinnen. Zwischen den Frauen, die sehr unterschiedliche Lebensauffassungen hatten, kam es zu immer größeren Meinungsverschiedenheiten, die nicht durch Gespräche zu klären waren. Während dieser Zeit bildete sich eine größere Warze unter dem linken Fuß der jungen Frau, die sie beim Gehen störend und schmerzend spürte und die beharrlich allen Versuchen widerstand, sie zum Verschwinden zu bringen. In den Sitzungen mit Frau Neubert wurden die Themen der jungen Frau, die hinter der schwierigen Situation lagen, deutlich: Bin ich am richtigen Platz und mit Menschen zusammen, die mir guttun? Kümmere ich mich zuerst um die Bedürfnisse der anderen oder um meine eigenen? Habe ich Angst vor Ablehnung? Die Klientin traf dann die Entscheidung, aus der Wohngemeinschaft auszuziehen und sich ein eigenes Zimmer zu mieten. Nach dem Auszug verschwand die Warze innerhalb kürzester Zeit, ohne andere Unterstützung. Die Klientin fühlt sich nicht nur insgesamt besser, sie tanzt auch wieder gern und geht insgesamt beschwingter durchs Leben.

Beispiel 2: Die eigenen Bedürfnisse ernst nehmen

Ein Mann, 52 Jahre alt, lebt mit seiner Frau und seinen beiden Kindern zusammen in einem Haus. Er fühlt sich permanent überfordert und als Dienstleister für alle. Er meint, auf der Stelle zu stehen oder sich im Kreis zu drehen. Seit einiger Zeit hat er schmerzende und geschwollene Füße, die jede Bewegung verlangsamen. Der Erwartungsdruck, sowohl vonseiten der Familie als auch seiner eigenen, scheinen sich zudem noch zu verstärken. In den Sitzungen wurden folgende Fragen geklärt: Kann ich zu mir selbst stehen? Werde ich meinen eigenen Bedürfnissen gerecht und kann ich sie auch ausdrücken? Gehe ich meinen eigenen Weg oder vielleicht den Weg eines anderen? Wer steht möglicherweise sinnbildlich auf meinen Füßen und weshalb lasse ich das zu? Mittlerweile kann der Klient die Bedürfnisse seiner Familie einordnen und tut nur so viel, wie es ihm richtig erscheint – jedenfalls meistens. Er hat gelernt, immer mehr auch seine eigenen Bedürfnisse bewusst zu formulieren und zu erfüllen. Seine Füße sind überwiegend schmerzfrei. Sie melden sich jedoch wie ein Warnsignal, wenn wieder eine Dysbalance zwischen seinen eigenen Bedürfnissen und den Bedürfnissen anderer vorhanden ist und er sich selbst nicht ernst genug nimmt.

Fußprobleme energetisch behandeln

Menschen sind bequem und häufig wählen sie die einfachste Variante, die sie zum gewünschten Ziel bringt. Sie gehen den Weg, auf dem sie möglichst wenig selbst tun müssen. Das ist menschlich, wenn auch nicht immer hilfreich. Denn geht es um die eigene Gesundheit, dann verpassen viele die Chance, ihre immensen Selbstheilungskräfte zu aktivieren. Gerade also, wenn es um ihren Körper geht, geben Menschen die Verantwortung ab, ganz nach der Devise: »Was soll ich da denn machen?« oder »Damit kenne ich mich nicht aus.« Falsch: Mit Ihrem Körper kennen Sie sich am besten aus, denn Sie leben bereits einige Jahre oder Jahrzehnte in ihm. Sie vertrauen nur den Fachleuten mehr als sich selbst. Und was das Argument angeht, dass Sie sowieso nichts machen können: Wenn Sie die nächsten Seiten gelesen haben, werden Sie das nicht mehr mit gutem Gewissen sagen können. Sie werden Methoden kennenlernen, die Sie immer und bei jeder Gelegenheit anwenden können, solange Ihr Geist funktioniert.

Genau da aber liegt der Hund begraben: Anstatt uns mit unserem Geist zu beschäftigen, sind wir permanent mit der Materie zugange. Wir kümmern uns um die Masse, die uns ausmacht. Doch die Masse macht den geringsten Anteil am menschlichen Organismus aus. Das gilt übrigens für jeden Körper, ob belebt oder unbelebt. Wir Menschen bestehen aus Billionen von Zellen. Die Zellen sind aber nicht die kleinsten Bausteine. Die kleinsten Bauteile sind die Atome, von denen die alten Griechen angenommen haben, sie seien unteilbar – *atomos* bedeutet unteilbar. Heute weiß die Wissenschaft, dass ein Atom doch nicht unteilbar ist. Es besteht aus verschiedenen Teilen, sehr vereinfacht ausgedrückt, aus dem Atomkern und den Elektronen, die in einem bestimmten Abstand um den Kern kreisen. Die Masse des Kerns ist gewaltig, die der Elektronen extrem gering und eigentlich vernachlässigbar. Atomkern und Elektronen sind innerhalb des Atoms räumlich getrennt und der Abstand zwischen ihnen ist unvorstellbar groß, ein fast unendlicher Raum. Wird ein Mensch auf seine reine Masse komprimiert, bleibt etwas übrig, das nur mit einem Mikroskop sichtbar ist.

Sie alle haben schon von der berühmten Stecknadel gehört, die im Heuhaufen gesucht wird. Das ist der passende Vergleich. Stellen Sie sich den riesigen Heuhaufen als leeren Raum vor, dann klappt es auch mit der Vorstellung des Atoms: Die reine Masse eines Atoms, also zum allergrößten Teil der Atomkern, macht gerade 0,001 Prozent des Raumvolumens von Körpern aus. Der ganze Rest, also

99,999 Prozent, ist masseleeres Vakuum. Da sich Materie aber so fest anfühlt, ist das für viele Menschen unvorstellbar oder auch unglaubwürdig. Wir beschäftigen uns im Folgenden mit Zusammenhängen, die viel mit diesen 99,999 Prozent zu tun haben. Die Tatsache, dass in einem Raum keine oder fast keine Masse vorzufinden ist, bedeutet nicht, dass dieser Raum leer ist. Die Physiker, die sich mit diesen Zusammenhängen beschäftigen, sagen, dass er prall mit Energie und Information gefüllt ist, anders ausgedrückt: mit Möglichkeiten. Unendlich viele Möglichkeiten schwimmen also in diesem Raum und wir entscheiden – leider meistens unbewusst –, welche dieser Möglichkeiten sich in der Realität manifestiert. Um es mit den Worten von Max Plank, dem Mitbegründer der Quantenphysik, der 1919 den Nobelpreis erhielt, also einem der bedeutendsten Physiker des 20. Jahrhunderts, zu sagen: »Es gibt keine Materie, sondern nur ein Gewebe von Energien, dem durch intelligenten Geist Form gegeben wurde. Dieser Geist ist Urgrund aller Materie.«

Es ist also nur folgerichtig, dass in den 70er-Jahren in den USA die Mind-Body-Medizin (MBM) auf den Plan kam. Die Wurzeln der MBM beziehen sich auf den wechselseitigen Einfluss von Psyche (*mind*), Körper (*body*) und Verhalten. An anderer Stelle haben wir bereits auf die Psychoneuroimmunologie verwiesen. Es ist alles nicht so neu. Ebenfalls untersucht wurde die direkte Wirkung von Gefühlen, Gedanken, Einstellungen, sozialen und spirituellen Aspekten auf die Gesundheit. In Studien wurden eindeutige physiologische Effekte von Gefühlen, der inneren Haltung, auf den Körper nachgewiesen, wie zum Beispiel ein verlangsamter Stoffwechsel, eine Blutdrucksenkung, reduzierte Herz- und Atemfrequenz, erhöhte Herzratenvarianz, ein sinkender Cortisolwert, eine Beruhigung der Gehirnaktivitäten und Veränderung von Genaktivitäten. Die Evidenz der Mind-Body-Medizin ist so eindeutig, dass inzwischen immer mehr deutsche MBM-Zentren Studenten und Ärzten eine Zusatzausbildung in MBM anbieten. Ein Beispiel ist die Universität Duisburg-Essen, an deren medizinischer Fakultät seit 2006 über 700 Teilnehmer in MBM ausgebildet worden sind. Mit Glauben hat das nichts zu tun, dafür aber viel mit Selbstreflexion und mit der Erweiterung des Blickwinkels.

Schreiten Sie also zur Tat und fangen Sie an, Ihr Bewusstsein in eine heilsame Richtung zu lenken. In Ihnen befinden sich alle Möglichkeiten, um gesund zu leben, Sie müssen diese Informationen, diese Möglichkeiten lediglich aktivieren. Wir stellen Ihnen drei unterschiedliche Methoden vor. Zuerst geht es ausschließlich um das Thema der Gedankenkraft in Verbindung mit Emotionen. Danach werden Sie das stille Qigong kennenlernen, das unter anderem auch auf Achtsamkeit basiert. Im letzten Abschnitt stellen wir Ihnen das japanische Heilströmen vor, das Jin Shin Jyutsu. Alle drei Methoden sind von der reinen Anwendung einfach und können selbstständig praktiziert werden.

Das heilende Feld

Der Begriff »heilendes Feld« wurde insbesondere von Dr. med. Klaus-Dieter Platsch, Arzt für Innere Medizin, Chinesische Medizin, Psychotherapie und Naturheilverfahren, geprägt. Der Mediziner weiß, dass das heilende Feld den innersten Heilkern im Menschen darstellt und dass dieser jenseits von Krankheit und Leiden in jedem Lebewesen stets unversehrt und heil ist. Seiner Meinung nach existiert dieser innerste Ort in jedem Moment, unabhängig davon, ob er bewusst wahrgenommen wird oder nicht.[55]

Das Wunderbare ist, dass wir uns mit diesem inneren Heilkern, dieser tiefsten Instanz in uns verbinden und sie uns bewusstmachen können. Dazu gehört, dass Sie Ihre Gedanken und Gefühle überprüfen. Statt zu denken: »Ich habe Fußschmerzen, kann nicht gehen und keiner kann mir helfen«, wäre folgende Aussage hilfreicher: »Ich vertraue auf die Selbstheilungskraft meines Körpers, mein Fuß ist vital und gesund.« Wenn wir beginnen, auf die heilsamen Kräfte zu vertrauen, die uns innewohnen, beginnt ein Heilungsprozess auf einer tiefen Ebene – und zwar unabhängig von der jeweiligen Therapie.

Methoden gibt es genug, viele haben mit der bewussten Fokussierung des Geists zu tun. Es gibt unzählige Beispiele, die uns zeigen, dass Menschen von schwersten Erkrankungen genesen sind, obwohl es medizinisch eigentlich nicht möglich schien. Ein Beispiel ist Dr. Joe Dispenza. Er hatte als junger Mann einen schweren Unfall. Den Ärzten war klar, dass er sich nie wieder richtig würde bewegen können. Während der vielen Wochen, die er im Krankenhaus lag, nutzte er die Zeit, um sich intensiv auf seine Gesundheit zu konzentrieren. Seine ganze Wahrnehmung ging in die Richtung, die er in Zukunft einschlagen wollte. Dabei spielte die körperliche Gesundheit eine wichtige Rolle. Joe Dispenza ist der Meinung, dass es seine Einstellung und das tägliche mentale Training waren, die maßgeblich zur Genesung beigetragen haben. Er hat sein Leben der Erforschung der Frage gewidmet, wie wir unsere Gesundheit und unser Leben selbst in die von uns gewünschte Richtung lenken können.

Wenn Sie gesund werden möchten, konzentrieren Sie sich auf Ihre Gesundheit, auf den Körperteil, der heilen soll. Fokussieren Sie Ihren Geist, bis er scharf ist wie ein Laserstrahl und damit Gesundheit erschaffen kann. Denn genau das ist der Unterschied zwischen dem Licht einer Lampe und dem eines Laserstrahls: Die Lichtwellen des Lasers sind gebündelt und kohärent. Sie haben alle die gleiche Wellenlänge und nur deswegen kann ein Laser so viel bewirken: abschleifen, durchschneiden und vieles mehr. Härteste Materialien werden durch Laserstrahlen, also im

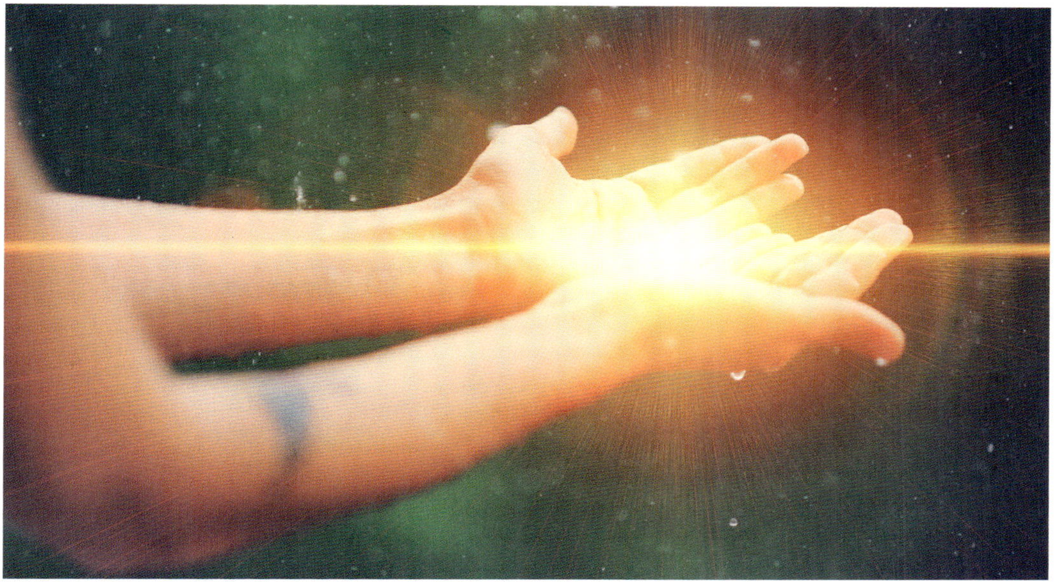

Jeder Mensch trägt Heilenergie in sich. Es ist eine Frage der Trainings, wie gut wir sie in unserem Leben einsetzen.

Grunde nur durch Licht, zerschnitten. Wenn Sie mal das und im nächsten Moment jenes denken, werden Sie nicht erfolgreich sein. Sich auf eine Sache konzentrieren, den Geist fokussieren, will gelernt beziehungsweise geübt sein. Am Anfang wird der Geist sehr oft abschweifen und Sie werden aufgeben wollen. Geben Sie jedoch nicht auf, sondern bleiben Sie fokussiert und haben Sie Geduld mit sich.

Eine wesentliche Zutat allerdings fehlt noch, damit eine runde Sache daraus wird: die Herzkraft. Machen Sie das, was Sie gerade tun, mit Liebe. Was Sie fühlen, ist entscheidend. Es ist bewiesen, dass unser Herz das stärkste Magnetfeld des Körpers ist und dass dieses wesentlich stärker sein kann als das Magnetfeld des Gehirns. Wenn Sie Liebe oder ein anderes positives Gefühl in sich tragen, wird dadurch eine Flut von über tausend biochemischen Veränderungen im Körper in Gang gesetzt, die alle dem Wachstum und der Regeneration dienen. Gesundheit und Heilung ist in einem überaus starken Maße von Ihren Gefühlen abhängig.

Übung: Die Selbstheilung aktivieren

Machen Sie sich vorbereitend mit der Anatomie des Fußes vertraut, nicht grob, sondern im Detail. Schauen Sie sich im Internet oder in einem Fachbuch die Fußanatomie an, vor allem die Stellen, an denen Sie Beschwerden haben. Sie sollten die Bilder, die Sie sehen, so lange betrachten, bis Sie sie verinnerlicht haben. Es ist das Gleiche wie Auswendiglernen, nur auf der visuellen Ebene. Angenommen, Sie sind umgeknickt und haben eine Bänderzerrung am Außenknöchel. Dies passiert sehr häufig und in vielen Fällen heilen die Zerrungen nicht gut aus. Erst, wenn Sie Ihren Fuß mit den Außenbändern (oder den von Ihnen gewählten Körperteil) deutlich vor Ihrem geistigen Auge sehen, können Sie loslegen.

- Setzen Sie sich bequem hin. Wenn Sie nicht sitzen können, nehmen Sie eine liegende Position ein. Dann besteht jedoch die Möglichkeit, dass Sie einschlafen, anstatt an Ihrer Gesundheit zu arbeiten.
- Als Nächstes stellen Sie sich vor, Sie seien wieder ganz gesund, alle Schmerzen verschwunden und Sie könnten wieder alles machen, was Ihnen wichtig ist. Bleiben Sie bei dieser Vorstellung. Wie fühlt es sich an? Welches Gefühl stellt sich bei Ihnen ein, wenn Sie Ihre Gesundheit visualisieren und fühlen? Dankbarkeit, Freude oder Glück? Egal, welche Emotion Sie wahrnehmen, es sollte eine höhere, beglückende Emotion sein. Genießen Sie sie und intensivieren Sie das Gefühl. Wo im Körper nehmen Sie es wahr? Lassen Sie das Gefühl sich ausbreiten.
- Achten Sie darauf, dass Sie weiterhin Ihre positive Emotion spüren. Gehen Sie in Ihrer Vorstellung zu dem Körperteil, den Sie heilen möchten. Die Anatomie haben Sie ja vor Augen. Stellen Sie sich vor, wie die Bänder am Außenknöchel verheilen, wie sie wieder völlig intakt und reißfest sind. Stellen Sie sich die einzelnen Zellen vor, wie glücklich und gesund sie sind. Sehen Sie, wie Sie völlig entspannt gehen und laufen können, ohne umzuknicken. Bleiben Sie dabei die ganze Zeit mit Ihrer Emotion verbunden.
- Nehmen Sie sich am Anfang fünf Minuten oder länger Zeit für diese Übung. Steigern Sie die Dauer allmählich. Wiederholen Sie die Meditation gern auch häufiger an ein und demselben Tag. Bleiben Sie mindestens sechs Wochen lang am Ball.

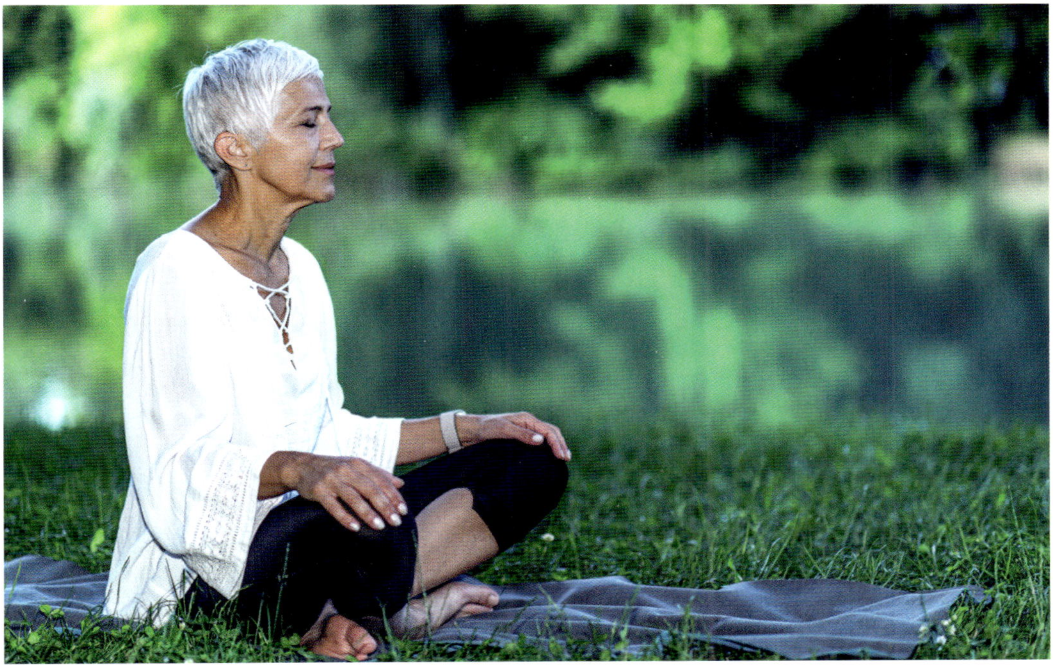

Stilles Qigong – mit dem Herzen lächeln

Qigong ist wahrscheinlich vielen von Ihnen ein Begriff. Vielleicht haben Sie es schon selbst praktiziert, haben Bilder gesehen oder Filme über Menschen, die diese besondere Bewegungsform ausführen. In Kombination mit Bewegungen handelt es sich um das bewegte Qigong, das bei uns im Westen inzwischen relativ bekannt ist. Beim stillen Qigong geht es jedoch darum, möglichst keine Bewegungen im Außen durchzuführen und diese stattdessen in das Innere des Körpers zu leiten. Das geschieht durch die Vorstellungskraft, also durch den Geist. Bei weit Fortgeschrittenen passiert es teilweise von ganz allein. Laut Großmeister Li Zhi Chang folgt das Qi am Anfang der Vorstellung und später folgt die Vorstellung dem Qi. Es ist eine Frage des Trainings. LI Zhi Chang ist gebürtiger Chinese und wurde schon als Kind in die verschiedenen Arten des Qigong und der Kampfkünste sowie in die Heilkunde eingewiesen. 21 Jahre lang war er als Akupunkturarzt in Peking tätig. In den

80er-Jahren kam er nach Deutschland und hat seitdem viele Tausende Menschen im stillen Qigong unterrichtet.

Das stille Qigong wird in der Regel im Sitzen ausgeführt. Man setzt sich aufrecht hin, anlehnen ist erlaubt, die Füße haben Bodenkontakt. Nach und nach zieht man die Sinne aus der Außenwelt zurück und beginnt dann, sich auf den Qifluss im Körper zu konzentrieren. Das kann mit oder ohne Anleitung geschehen. Es gibt viele verschiedene Übungen, die auch von sehr unterschiedlicher Dauer sind. Entscheidend ist, dass man immer wieder zu der Übung zurückkehrt, wenn man mit den Gedanken abschweift. Das stille Qigong hat sich bewährt bei Erkrankungen des Bewegungsapparats, bei Stoffwechselerkrankungen, Schmerzen und entzündlichen Prozessen. Das eigentliche Ziel des stillen Qigongs ist jedoch, in die Stille zu gehen, sodass Körper, Geist und Seele wieder zueinanderfinden können.

»Setz dich hin und tue nichts« oder »mit dem Herzen lächeln« verdeutlichen die Schönheit, die Balance und die Ruhe, die im stillen Qigong zu finden sind. Endlich einmal wird man nicht aufgefordert, sich zu optimieren oder etwas Bestimmtes zu erreichen. Hingabe an den jetzigen Moment und einfach da sein, das gelingt den meisten von uns immer seltener. Doch genau das vermissen viele Menschen und ebendieser Zustand ist die beste Voraussetzung für Heilung.

Was bedeutet Qigong? *Qi* (oft auch *Chi* oder *Prana* genannt) ist die universelle Lebenskraft. Wie die Chinesen mit ihrer biologisch-medizinischen Auffassung das *Chi* verstehen, ist mit der westlichen naturwissenschaftlichen Definition nicht in Übereinstimmung zu bringen. Das *Chi* fließt und wandelt sich ständig. Die Kanäle, in denen es fließt, heißen *Jing*, die Meridiane. Doch das *Chi* ist überall, also auch außerhalb von uns und nicht nur in den Meridianen. Wir können frisches *Chi* zum Beispiel über die Atmung, über die Bewegung oder über die Vorstellung aufnehmen und verbrauchtes *Chi* abgeben. Kommt der Fluss des *Chi* in uns zum Stocken, entwickeln sich Krankheiten. *Gong* bedeutet so viel wie Arbeit, Fähigkeit oder Können. Qigong ist also die stete Arbeit am *Chi*.

Es ist nicht klar belegt, seit wann es das stille Qigong (Jing Gong oder auch Yi Qi Gong) gibt. Sicher ist, dass es sehr alt ist, älter als die anderen Therapieformen der Traditionellen Chinesischen Medizin (TCM). Die Übungen des stillen Qigong werden als Mutter der chinesischen Medizin bezeichnet und sind älter als Akupunktur oder Kräuterheilkunde. Die ersten Aufzeichnungen von Übungen aus dem stillen Qigong stammen aus den Anfängen der chinesischen Schrift, sind also ungefähr 3000 Jahre alt. Meister Li sagt: »Qigong ist das Kleinod des chinesischen kulturellen Erbes. Es beruht auf der uralten chinesischen Tradition der zentralen Pflege und Kultivierung von Körper und Geist …«[56]

Es gibt viele Studien und Untersuchungen über die Wirkungen des Qigong.[57] Gerade begleitend zur Krebstherapie spielt es eine wichtige Rolle und bietet noch weitere Vorteile:

- Da es in der Vorstellung ausgeführt wird, können Sie es ganz unbemerkt von anderen Menschen um Sie herum praktizieren.
- Stilles Qigong eignet sich hervorragend, wenn jemand nach einem schweren Unfall oder einer Operation das Krankenbett nicht verlassen darf oder kann.
- Sollten Sie an Fußproblemen leiden, für die es bisher keine Linderung gab, haben Sie mit dem stillen Qigong die Möglichkeit, den Heilungsprozess auf einer tiefen Ebene anzuregen.
- Alle Qigongformen wirken sowohl auf der körperlichen als auch auf der psychischen Ebene. Teilweise zeigen sich spektakuläre Erfolge – vorausgesetzt, der Mensch verfügt noch über ausreichend Lebenskraft und es wird ausreichend geübt. Auf der Website der Deutschen Qigong-Gesellschaft werden folgende positive Wirkungen beschrieben:
    - fördert und erhält Gesundheit und Wohlbefinden;
    - beugt Krankheiten vor und stärkt das Immunsystem und damit die Selbstheilungskräfte;
    - lindert Beschwerden, unterstützt Therapie und Rehabilitation;
    - erweitert die Beweglichkeit;
    - reguliert und harmonisiert Blut-, Lymph- und Energiefluss im Körper;
    - wirkt regulierend auf das gesamte Nervensystem;
    - fördert die Konzentrationsfähigkeit bei gleichzeitiger Entspannung;
    - verbessert die Stimmungslage und beeinflusst mentale und emotionale Aktivitäten;
    - fördert die Sensibilität und verfeinert die Selbstwahrnehmung;
    - wirkt prophylaktisch und wirkt lindernd und unter Umständen auch heilend bei vielen Zivilisationskrankheiten, unter anderem Rückenbeschwerden, Bluthochdruck, Herzerkrankungen, Rheuma und anderen, des Weiteren auch bei schweren chronischen Erkrankungen.

In dem Buch »Fuß-Qigong« von Bernadett Gera finden Sie sowohl bewegte als auch stille Qigongübungen für die Füße.[58] Wenn Sie sich für die energetischen Zusammenhänge der Füße und für ein paar Übungen interessieren, ist dieses Buch sehr empfehlenswert. Um aber stilles Qigong in seiner Tiefe kennenzulernen, sollten Sie unbedingt einen Kurs oder Wochenendworkshop besuchen. Sie erlernen dann auch wichtige Rahmenbedingungen zum Üben.

Der folgende Erfahrungsbericht einer Patientin verdeutlicht, wie heilsam das Üben von stillem Qigong auch bei schweren Krankheitsverläufen sein kann: Eine Patientin, Petra, 63 Jahre alt, stellt sich im April 2019 mit beidseitig sehr stark ausgeprägtem *Hallux valgus* in Kombination mit Platt- und Spreizfuß vor. Sie berichtet, dass sich die Füße besonders seit ihrem 40. Lebensjahr immer mehr verformt hätten. Seit zehn Jahren geht sie sehr konsequent mit unterschiedlichen Therapien dagegen an, zum Beispiel mit Spiraldynamik, Liebscher & Bracht und anderen Methoden. Doch Fortschritte sind trotz intensiven Übens nicht zu sehen. Irgendwann ist klar, dass eine Operation nicht mehr zu umgehen ist, obwohl die Patientin davor großen Respekt hat und bereits zwei geplante Operationstermine abgesagt hat. Da sie von weit angereist ist, ist hier in besonderem Maße Hilfe zur Selbsthilfe angesagt. Unter anderem werden ihre Übungen aus dem stillen Qigong für die Füße empfohlen. Die Patientin kann sich damit auch mental auf die Operation einstimmen.

Im November 2019 wird Petra operiert. Es ist eine schwere, umfassende Operation und der linke Fuß bleibt danach zwölf Wochen lang eingegipst. Erst nach sechs Wochen darf die Patientin den Fuß teilbelasten. Das sind ideale Voraussetzungen für mentales Training. »Ich war in der Zeit des Nichtstuns so dankbar, das stille Qigong gelernt zu haben. Ich wandte es täglich an. Es half mir, dass ich mich auch psychisch wieder aufrichten konnte.« Erschwerend für den Heilungsprozess kam hinzu, dass der operierte Fuß stark osteoporotisch ist. Trotz der schweren Osteoporose verheilt der Fuß jedoch gut und auch die Ärzte sind über den positiven Verlauf überrascht. Petra ist sicher, dass diese positive Entwicklung auch an der täglichen Praxis des stillen Qigongs lag. Die Osteoporose in dem operierten Fuß ist so massiv, dass die Ärzte mit Komplikationen beim Heilungsverlauf gerechnet hatten.

Gute drei Monate nach der Operation, im März 2020, als Petra gerade seit zwei Tagen ohne Gehhilfen laufen darf, passiert es: Sie knickt wieder um, rutscht aus und zieht sich eine komplette und komplizierte Fraktur des Sprunggelenks des linken Fußes zu. Es erfolgt eine sofortige Operation, danach muss sie drei Wochen ziemlich bewegungslos liegen, denn der Fuß hängt an einem Fixateur extern, einer Art Schiene, in der das Bein fixiert ist. Psychisch ist Petra am Ende, doch sie schafft es immer wieder, sich mit den Übungen des stillen Qigong selbst zu motivieren und somit an der Heilung des Fußes zu arbeiten. Auch diesmal sind die behandelnden Ärzte überrascht, wie gut die Wunden und die Knochen verheilten. Petra meint: »Dem Qigong verdanke ich, dass der Heilungsprozess so gut vorangeschritten ist und ich mich psychisch damit immer wieder aufgebaut habe. Die Durchblutung des Fußes wurde angeregt, wodurch auch die Schwellungen schneller zurückgehen. Bei aufkommenden Ängsten habe ich ein Hilfsmittel in Form der Atmung, die mir hilft, ruhig und entspannter zu werden. Das ist wichtig für mich, denn dadurch reduziert sich die Sturzgefahr. Durch die Atmung werde ich wieder locker und auch im Kopf freier. Es ist für mich eine Beruhigung zu wissen, dass ich allein Einfluss auf meinen Körper nehmen kann in jeder Situation, das ist mein größter Schatz und dafür bin ich dankbar.«

Hochinteressant ist auch die Vorgeschichte: Bereits im Kindergarten wurde Petra aufgrund ihrer Füße gehänselt. Sie konnte nicht richtig rennen und die Kinder sagten oft: »Die läuft und rennt wie eine Ente, platsch, platsch.« Diese Hänseleien setzten sich in der Schulzeit und während der Ausbildung fort. Auch als Kind und Jugendliche fiel Petra oft hin, verletzte sich aber nie ernsthaft. Psychisch betrachtet waren die Füße bereits ihr ganzes Leben ein Thema. Auch wenn dieser Fall durch seine Schwere nicht alltäglich ist, so sind die Umstände dahinter sehr häufig die gleichen: Die Menschen kommen mit einem handfesten Fußproblem und im Laufe der Behandlung wird deutlich, dass die Füße irgendwie schon immer ein Thema waren. Vielleicht sind diese Patienten häufig umgeknickt oder wurden aufgrund ihres ungewöhnlichen Gangs von anderen aufgezogen. In vielen Fällen gab es immer wieder geäußerte verbale Attacken wie: »Du wirst nie auf eigenen Füßen stehen können.« All das schwächt auf der einen oder anderen Ebene und irgendwann kann es zu manifesten Fußproblemen kommen. Wenn Sie wissen, wie Sie sich selbst helfen können, haben Sie den Heilungsverlauf in der Hand. Das stille Qigong und andere mentale Methoden bieten dafür hervorragende Möglichkeiten.

Eine wunderbare Übung ist die Fußatmung, die auf den nächsten beiden Seiten vorgestellt wird. Doch vorweg noch einige Informationen dazu: Von den ungefähr 365 Akupunkturpunkten, die beim Menschen bekannt sind, gibt es nur einen, der sich an der Fußsohle befindet. Es handelt sich um den ersten Punkt des Nierenmeridians. Wenn Sie die Fußsohle – nur die Sohle und nicht die Zehen – dreiteilen, liegt der Bereich von Niere 1 auf dem Übergang vom ersten zum zweiten Drittel, also ungefähr in der Mitte zwischen dem Kleinzehen- und dem Großzehenballen. Niere 1 hat den wunderschönen Namen Sprudelnde Quelle (*Yongquan*). Dieser Name verdeutlicht, dass von hier aus dem Körper Kräfte zufließen, die aus der Erde kommen.

Übung: Fußatmung

- Sitzen Sie aufrecht und stellen Sie beide Füße auf dem Boden ab. Nur in Ausnahmefällen gilt: Wenn Sie nicht sitzen können, legen Sie sich hin. Schließen Sie die Augen und atmen Sie einige Male bewusst ein und aus. Gehen Sie mit Ihrer Aufmerksamkeit in Ihr Herz und lassen Sie Ihr Herz lächeln. Atmen Sie dabei so lange ein und aus, bis Sie sich in einem entspannten Zustand befinden.
- Nehmen Sie innerlich mit den Sprudelnden Quellen an den Vorfüßen Kontakt auf. Sie können die Fußatmung auch nur mit einem Fuß praktizieren; dann konzentrieren Sie sich nur auf den Bereich der Sprudelnden Quelle dieses Fußes.
- Stellen Sie sich vor, wie aus der Erde frisches *Chi*, unverbrauchte Lebenskraft, durch die Sprudelnden Quellen in Ihre Füße strömt. Frisches *Chi* ist hell, klar, strahlend, leicht und heilsam.
- Mit der Ausatmung strömt verbrauchtes *Chi* in die Erde zurück. Verbrauchtes *Chi* ist eher dunkel und schwer.
- Bleiben Sie bei dieser Vorstellung. Sollten Ihre Gedanken einmal abschweifen, kehren Sie wieder zu der Vorstellung zurück. Sehen Sie, wie sich Ihre Füße mit der Zeit mit frischem *Chi* anfüllen und diese Kraft in jeden Winkel und in jede Zelle Ihrer Füße strömt.
- Lächeln Sie zwischendurch immer wieder mit dem Herzen.
- Wie fühlt es sich an? Vielleicht können Sie den Fluss des *Chi* sogar körperlich wahrnehmen. Es macht aber nichts, wenn das nicht der Fall ist. Entscheidend ist, dass Sie bei der Vorstellung bleiben und Sie diese lang genug aufrechterhalten.
- Lassen Sie dann mit der Einatmung den Fuß in die Größe wachsen. Wie eine Lunge, die sich beim Einatmen mit Luft aufpumpt. Sehen Sie, wie Ihre Füße durch das frische *Chi* größer werden, mehr Raum einnehmen, und wie das strahlende *Chi* diesen Raum ausfüllt. In Ihrer Vorstellung können die Füße durchaus größer werden, als sie es in Wirklichkeit sind.
- Mit der Ausatmung werden Ihre Füße wieder etwas kleiner. Sie ziehen sich zusammen und das verbrauchte, dunkle *Chi* strömt hinaus.

- Sie können das frische *Chi* natürlich auch weiter in die Beine fließen oder in den gesamten Körper strömen lassen. Sie können sich aber auch nur auf die Füße oder sogar nur auf einen bestimmten Bereich eines Fußes konzentrieren.
- Bleiben Sie 5, 10, 20 Minuten oder länger bei der Übung.

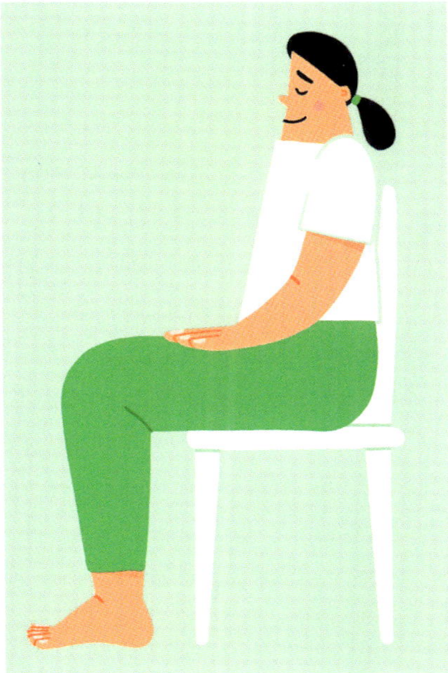

Wenn Sie die Übung beenden möchten, gehen Sie wie folgt vor: Lassen Sie das *Chi* zur Ruhe kommen. Gehen Sie dann noch für ungefähr 1 Minute mit Ihrer Vorstellung in den Unterbauch, unterhalb des Bauchnabels, und verweilen Sie dort. Der richtige Abschluss ist von großer Bedeutung, denn nur, wenn Sie das *Chi* zur Ruhe kommen lassen, kann die Übung ihre Wirkung entfalten.

Jin Shin Jyutsu – heilsames Strömen

Mit Preeta B. Schulz (Kinderärztin, Jin-Shin-Jyutsu-Praktizierende)

Jin Shin Jyutsu ist einigen von Ihnen vielleicht als Japanisches Heilströmen bekannt. Diese alte Heil- und Harmonisierungskunst kommt aus der japanischen Tradition und ist gut 4000 Jahre alt. Im Laufe der Zeit ging sie verloren und wurde erst durch den japanischen Meister Jiro Murai (1885–1960) wiederentdeckt. Dieser gab die Kunst des Jin Shin Jyutsu an Mary Burmeister weiter. Sie war als Kind japanischer Einwanderer in den USA aufgewachsen und sowohl mit der westlichen also auch mit der japanischen Kultur vertraut. Jiro Murai weihte sie über acht Jahre lang in die Kunst des Heilströmens ein. Mary Burmeister hatte die Fähigkeit, die östliche und westliche Welt miteinander zu verbinden und interessierten Menschen den Zugang zu dem wunderbaren Wissen des Jin Shin Jyutsu zu erschließen.

Jin steht für den wissenden, mitfühlenden Menschen, Shin bedeutet »Schöpfer« und Jyutsu lässt sich als »Kunst« übersetzen. Somit ist Jin Shin Jyutsu die Kunst, das eigene Selbst zu (er-)kennen und sich selbst helfen zu können. Das Besondere ist, dass jeder Mensch es anwenden kann, ganz mühelos, man braucht keine besonderen Fähigkeiten. Jin Shin Jyutsu ist ein angeborener Teil menschlicher Weisheit.

Ein Schlüsselbegriff ist das sogenannte Sicherheitsenergieschloss (SES). Jeder Mensch besitzt jeweils 26 dieser Schlösser auf der linken und auf der rechten Körperhälfte. Ein Sicherheitsenergieschloss ist ungefähr so groß wie die Handfläche des jeweiligen Menschen. Zum Aufladen des eigenen Körpers mit frischer Energie werden die eigenen Hände leicht, ohne Druck und mit Achtsamkeit auf das zu behandelnde SES gelegt. Dort bleiben sie für etwa 2 bis 20 Minuten, so wie es einem selbst angenehm ist und man sich damit wohlfühlt. Sie können Ihre Hände mit einem Starthilfekabel vergleichen: Sobald sie auf den Sicherheitsenergieschlössern liegen, sind die Sicherheitsenergieschlösser miteinander verbunden und zwischen ihnen strömt die Energie. Häufig ist nach einiger Zeit ein Pulsieren in den Händen spürbar. Dies ist ein Zeichen dafür, dass die Energie nun gut fließt. Auch hier gilt: Beim regelmäßigen, das heißt, am besten täglichen Anwenden bringt Jin Shin Jyutsu die Körperenergie wieder ins physiologische Gleichgewicht und verhilft Ihnen zu Gesundheit. Erwarten Sie keine schnellen Ergebnisse. Bleiben Sie geduldig und strömen Sie täglich.

Jin Shin Jyutsu wirkt auf der körperlichen, geistigen, seelischen und psychoemotionalen Ebene. Das Strömen wirkt harmonisierend und hilft, unsere Balance wiederherzustellen. Im Jin Shin Jyutsu wird nicht von Krankheit gesprochen, sondern von einem Projekt. Während das Wort Krankheit eher einen negativen Beigeschmack hat, klingt Projekt verheißungsvoll und ist auf ein Ziel ausgerichtet.

Wie bei allen ganzheitlichen Therapieverfahren werden auch beim Jin Shin Jyutsu keine Krankheiten behandelt, sondern stets der ganze Mensch. Daher gibt es keine Anleitungen für spezielle orthopädische Fußdiagnosen, sondern nur allgemeine Handhaltungen, um den Energiefluss für eine positive Veränderung der Füße in die Wege zu leiten. Für Fußprojekte können alle Sicherheitsenergieschlösser hilfreich sein. Nachfolgend sind einige von Ihnen beschrieben. Außerdem ist für jede Position eine Alternative aufgeschrieben, für den Fall, dass Sie nicht ausreichend beweglich sind und das Sicherheitsenergieschloss nicht mit den Händen erreichen:

- **SES 5/Erneuerung:** das Alte ablegen und das Neue annehmen.
  - Position: zwischen dem Innenknöchel und der Ferse.
  - Alternative: den Zeigefinger mit den Fingern der anderen Hand umgreifen (wird auch als »Halten« bezeichnet).
- **SES 6/Gleichgewicht:** löst Spannung sowie Stress in Rücken und Hüfte.
  - Position: Fußgewölbe auf der Innenseite des Fußes am Längsgewölbe
  - Alternative: den Mittelfinger halten.
- **SES 15/»Reinige Dein Herz mit Lachen«:** hilft unter anderem bei verspanntem Rücken und verbindet obere und untere Körperhälfte.
  - Position: in den Leisten neben dem Schambein.
  - Alternative: den kleinen Finger halten.
- **SES 16/Transformation beziehungsweise Umwandlung:** Im Laufe unseres Lebens ist es immer wieder nötig, dass wir alte Verhaltensweisen, verhärtete Gedanken und Einstellungen auflösen; dabei unterstützt das SES 16.
  - Position: zwischen Außenknöchel und Ferse.
  - Alternative: den Daumen halten.

Jin Shin Jyutsu ist nicht nur eine Kunst, sondern auch eine Philosophie des Lebens. Man kann es jahrelang studieren und immer noch weiter vertiefen. Es gibt einige grundsätzliche, wichtige Dinge, die Sie beachten sollten:

- Es gibt jeweils für die rechte und für die linke Körperseite einen Strom.
- Sie können entweder mit der Handfläche strömen oder, wenn das nicht geht, mit dem Handrücken oder den Fingerspitzen.
- Wenn Sie das Sicherheitsenergieschloss nicht mit den Händen berühren können, können Sie alternativ die bei den vorgestellten Sicherheitsenergieschlössern genannten Finger halten.
- Wenn nicht anders beschrieben, legen Sie Ihre Hände so auf die Sicherheitsenergieschlösser, wie es für Sie am leichtesten ausführbar ist.

Um den Einstieg für Sie einfach zu gestalten, haben wir im Folgenden einige typische Anwendungsbeispiele für die Harmonisierung von Fußprojekten aufgelistet:

Schmerzstrom (Aspirinstrom) über SES 5 und 16: Das Strömen dieser Körperstellen hilft bei Gelenkbeschwerden wie Rheuma oder Arthritis und bei steifen Armen und Beinen. Achten Sie darauf, dass bei diesem Griff Ihre rechte Hand immer innen liegt.

- Rechte Seite: Die rechte Hand hält das rechte SES 5 und die linke Hand hält das rechte SES 16.
- Linke Seite: Die linke Hand hält das linke SES 16, die rechte Hand hält das linke SES 5.

Da Jin Shin Jyutsu eine ganzheitliche Methode ist, kann es sein, dass beim Halten dieses Griffs nicht nur die Schmerzen in den Füßen nachlassen, sondern auch andere Beschwerden. Wenn die SES 5 und 16 offen sind, dann stehen wir mit beiden Füßen fest auf dem Boden.

Harmonisierung von Fußfehlstellungen bei Kindern und Erwachsenen über SES 6 und den kleinen Zeh: Dieser Griff ist zum Beispiel hilfreich bei Hammerzehen, *Hallux valgus*, Sichel-, Hacken-, Klump- oder Spitzfuß bei Kindern und Erwachsenen.

- Rechte Seite: Die rechte Hand hält das rechte SES 6, die linke Hand hält den rechten kleinen Zeh.
- Linke Seite: Die linke Hand hält das linke SES 6, die rechte Hand hält den linken kleinen Zeh.

Sollte aufgrund der ausgeprägten Fußfehlstellung ein Verband bei einem Kind notwendig sein, kann man auch durch den Verband hindurch behandeln. Dafür legt man einfach die Hände über SES 6 außen auf den Gips und die Finger der anderen Hand berühren den kleinen Zeh.

Verstauchter oder gebrochener Fuß über SES 15: Auf der betroffenen Körperseite die Kleinfingerseite des Handgelenks halten und gleichzeitig die Hand auf SES 15 legen.

Wuchernde Narben (Keloidbildung) nach einer Operation am Fuß oder generell über SES 16: Eine Hand auf die Narbe und die andere Hand auf SES 16 platzieren.

Nach einer Verletzung oder einer Operation über SES 15: Eine Hand über die (Operations-) Wunde legen, die andere Hand auf SES 15.

Strömen Sie Ihren Körper an den einzelnen Stellen mindestens 2 bis etwa 20 Minuten lang. Dabei ist auch Ihr Gefühl wichtig, es sollte stets angenehm sein. Sie können täglich auch mehrfach strömen.

Sollten Sie ein ausgeprägtes Fußprojekt haben, wie zum Beispiel einen schweren *Hallux valgus* mit starker Schmerzbeteiligung, so ist es ratsam, sich zusätzlich von einem fachkundigen Jin-Shin-Jyutsu-Praktizierenden behandeln zu lassen. Diese sind speziell ausgebildet und können die Selbstbehandlung zusätzlich unterstützen.

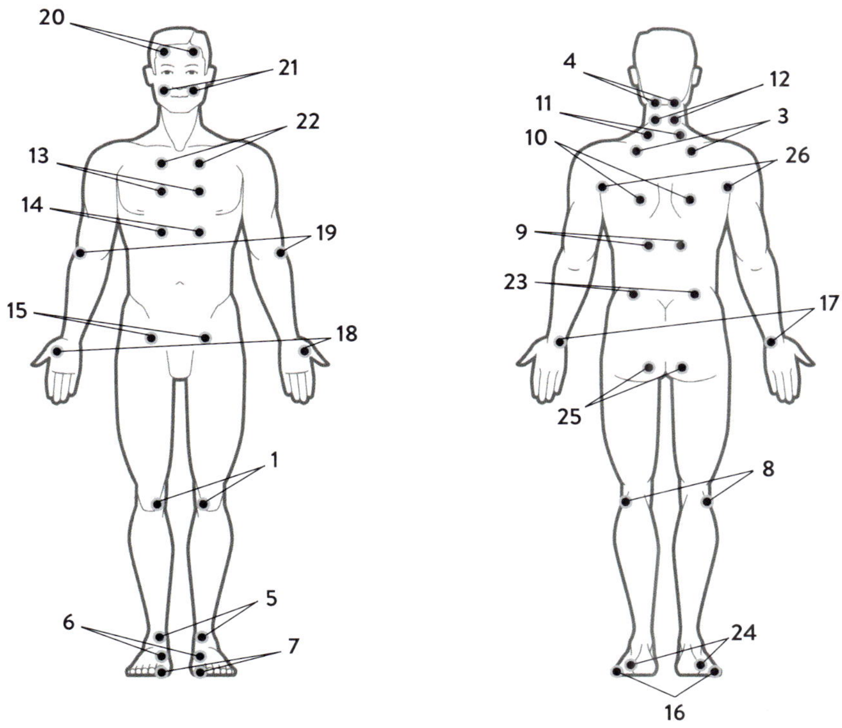

Diese Abbildungen zeigen die Lage der 26 Sicherheitsschlösser (26 auf der linken und 26 auf der rechten Körperseite). Wer beweglich ist, kann sich überall selbstströmen.

Gut geerdet – mit beiden Füßen auf dem Boden

Ich, Stella Arndt, erinnere mich sehr gut an die Zeiten, in denen ich gemeinsam mit meiner Großmutter stundenlange Spaziergänge durch die Wälder des Hunsrücks gemacht habe. Es wurde viel erzählt, Ameisenhügel gesucht und das eine oder andere Mal haben wir beide uns auch verlaufen. Waldspaziergänge waren oft ein Erlebnis und sie waren immer wohltuend, sozusagen Medizin umsonst. Längst hat auch die moderne Medizin den Wald als Therapieraum entdeckt und es gibt viele Untersuchungen zu den gesundheitlichen Auswirkungen der Natur auf den Menschen. Ein hervorragendes Buch zum Thema Heilkräfte der Natur hat Clemens G. Arvay geschrieben: *Der Heilungscode der Natur. Die verborgenen Kräfte von Pflanzen und Tieren entdecken.*[59] 1982 hat das japanische Ministerium für Landwirtschaft, Forsten und Fischerei den Begriff *Shinrin Yoku*, Baden im Wald, eingeführt. Waldbaden ist nicht nur in, sondern in Japan auch ein Bestandteil der staatlichen Gesundheitsvorsorge. Im Herbst 2017 wurde das Gebiet im Ostseebad Heringsdorf auf Usedom zum ersten Heilwald in Europa ausgerufen. Zahlreiche Studien belegen die hervorragende Wirkung des Waldbadens auf unsere Gesundheit. Dies überrascht nicht im Geringsten, denn die Natur tut uns einfach gut, ob mit oder ohne wissenschaftlichen Beweis.

Was für den Wald gilt, sollte eigentlich auch Gültigkeit für die gesamte Erde und die gesamte Umwelt haben. Wir Menschen leben zwischen den Welten oder besser gesagt: Wir leben in einer bipolaren Welt. Nordpol und Südpol, oben und unten, Himmel und Erde bestimmen unser Menschsein zutiefst. Es ist ganz offensichtlich: Unsere Füße spielen dabei eine wichtige Rolle, denn sie sind DAS Kontaktorgan zur Erde. Sie sind der eine Pol des menschlichen Körpers. Sie sind unsere Wurzeln und stabilisieren uns. Das ist von der Natur so vorgegeben. Wir Menschen waren die meiste Zeit, die wir hier auf der Erde gelebt haben, immer im direkten Kontakt mit dem Boden. Wir haben auf der Erde gesessen oder gehockt und währenddessen gekocht, gearbeitet oder mit unseren Freunden, Geschäftspartnern oder wem auch immer die Stunden verbracht. Auf der Erde haben wir auch geschlafen.

Der Kontakt zum Boden ist heilsam, weil durch ihn die natürliche Heilkraft der Erde in unseren Körper strömen kann. Damit die positiven Effekte wirken, muss nicht unbedingt immer die nackte Haut die Erde berühren, auch Naturmaterialien sind für die Kraft der Erde durchlässig. Übrigens: Die Hockhaltung ist eine Körperhaltung, die heutzutage kaum noch ein Erwachsener einnehmen kann. Dabei ist sie extrem angenehm und obendrein noch gesund. Bei der Hockhaltung haben beide Fußsohlen Bodenkontakt und das Gesäß fällt sozusagen entspannt zwischen den gebeugten Beinen hinab.

Tipp: Nehmen Sie jeden Tag für einen Moment eine tiefe Hockposition ein und genießen Sie diese Stellung. Sie benötigen dafür gesunde Knie und ausreichend Beweglichkeit in den Sprunggelenken. Die tiefe Hocke öffnet die Hüften und ist eine wunderbare Dehn- und Entspannungsübung für den Rücken. Und so geht's: Stellen Sie sich mit leicht oder weit geöffneten Beinen und leicht auswärts gedrehten Füßen hin. Kommen Sie aus dem Stand über die Kniebeuge so weit nach unten, dass Ihr Gesäß knapp über dem Boden schwebt, die Knie maximal gebeugt sind und Ihre Fersen im Idealfall Bodenkontakt haben. Üben Sie so lange, bis Sie wieder die ausreichende Beweglichkeit erlangen.[60]

Unser Planet bietet beste Voraussetzungen, damit es den Lebewesen gut geht. Dabei spielen einige physikalische Gegebenheiten eine wichtige Rolle: Die Erde verfügt über ein Magnetfeld und über ein elektrostatisches Feld, die beide auf lebende Organismen einwirken. Das Magnetfeld ist nicht sehr stark, aber stark genug, dass Magnetnadeln sich entsprechend der Pole ausrichten können. Das Magnetfeld hat den Zweck, die geladenen Partikel des Sonnenwinds von der Erdoberfläche abzuhalten. Auch unser Körper reagiert mit dem Immunsystem, dem Zellstoffwechsel und dem Hormonhaushalt auf die magnetische Kraft. In der Medizin werden ebenfalls gezielt Magnetfelder eingesetzt. Zum einen in der Diagnostik, denken Sie nur an die Magnetresonanztomographie (MRT), zum anderen ist diese Kraft auch in der Therapie nicht mehr wegzudenken. Das Magnetfeld trägt zur Regulation der elektromagnetischen Felder im Körper bei, die Folge sind zum Beispiel verbesserte Stoffwechselprozesse, ein erhöhter Sauerstoffgehalt im Blut und ein positiver Einfluss auf die Spannung der Blutgefäße und damit auf den Blutdruck.

Die Erdoberfläche ist mit negativ geladen Teilchen, Elektronen, aufgeladen (elektrostatisches Feld). Diese Ladung ist sehr gering, entfaltet aber dennoch eine positive Wirkung auf unseren Körper: Wenn wir lange genug Bodenkontakt haben, strömen Elektronen in unseren Körper. Dort wirken sie wie Antioxidantien und helfen, freie Radikale zu beseitigen. Freie Radikale sind Moleküle, Ionen oder Atome mit einem ungepaarten Elektron und für unsere Gesundheit in vielerlei Hinsicht äußerst schädlich.

In den Tagesthemen am 1. Mai 2020 berichtete die Moderatorin Pinar Atalay, dass die meisten Seeleute weltweit aufgrund der Coronakrise auf ihren Schiffen in den Häfen festsaßen. Unter anderem sagte sie: »… sie können weder an Land, um sich mal kurz zu erden …« Sich erden? Was genau meinte sie wohl damit? Der Ausdruck »geerdet sein« kann sich auf drei Sachverhalte beziehen:

- Physikalisch betrachtet ist Erdung eine leitende Verbindung von Geräten mit der Erde. Auch wir Menschen können als leitende Verbindung gesehen werden. Das hat jeder von Ihnen schon einmal erlebt, der statisch aufgeladen war und beim Berühren eines anderen Menschen einen leichten Schlag abbekommen hat.
- »Geerdet sein« kann sich auch auf die Verfassung eines Menschen beziehen. Eine geerdete Person ist nicht hektisch oder kopflos, sondern wir erleben sie als erdverbunden und wohltuend.
- Erden (Englisch *earthing* oder *grounding*) beschreibt die Vorgänge im menschlichen Organismus, die bei ausreichend langem Bodenkontakt spürbar und messbar sind. Dabei muss der Kontakt zur Erde nicht direkt sein, sondern kann durch Kabel hergestellt werden.

Wir wissen nicht genau, was Pinar Atalay gemeint hat, aber wahrscheinlich hat sie den geheimen Wunsch der Seeleute in Worte gefasst, endlich wieder festen Boden unter den Füßen zu spüren. Dieses wunderbare Gefühl, wieder auf Mutter Erde zu stehen.

In der Literatur und in den Praktiken verschiedener Kulturen der ganzen Welt gibt es subjektive Berichte über die wohltuende Wirkung des Erdens. Was passiert mit einem Menschen, der sich erdet? Wenn Sie barfuß auf Naturboden laufen, ist es eine Frage der Zeit, bis sich die positiven Wirkungen einstellen. Zum Thema *Grounding* und der damit verbundenen positiven Wirkung auf den menschlichen Körper gibt es eine Menge Untersuchungen. Einer der Ersten, die sich mit diesem Thema mehr oder weniger wissenschaftlich beschäftigte, war der Elektrotechniker Clinton Ober. Im Jahr 2000 untersuchte er 60 Frauen und Männer im Alter von 23 bis 74 Jahren, die unter Schlafproblemen, Verspannungen und Schmerzen litten. Über einen bestimmten Zeitraum hinweg verbrachten die Probanden ihre Nächte auf leitenden Matratzenauflagen, die durch Draht mit der Erde außerhalb der Wohnung verbunden waren. Am Ende der Untersuchung beschrieben die meisten Probanden der *Grounding*-Gruppe eine Linderung ihrer Symptome. Manche berichteten sogar von Verbesserungen anderer Symptome wie respiratorischen Problemen (zum Beispiel Asthma), Rheuma, dem Prämenstruellen Syndrom (PMS), der Schlafapnoe und Bluthochdruck.[61] Eine andere Studie aus dem Jahre 2006 untersuchte 58 gesunde Personen und die Veränderungen ihrer Physiologie durch Erdung. Die zu testenden Personen bekamen leitende Elektroden an die Fußsohlen. Sie standen 28 Minuten in

Verbindung zur Erde. Die elektrophysiologischen und physiologischen Parameter wurden von einem Biofeedbacksystem aufgezeichnet. Die Kontrollgruppe stand ebenfalls 28 Minuten, allerdings ohne direkte Verbindung zur Erde. Die signifikanten Ergebnisse der EMG- und EEG-Untersuchungen sowie des Blutvolumenpulses der getesteten Personen lassen laut Autoren eine Stressreduktion, einhergehend mit einer veränderten Balance des autonomen Nervensystems vermuten.[62]

2011 wurde in einer randomisierten Doppelblindstudie der Einfluss des *Grounding* auf die Herzfrequenzvariabilität gemessen. Diese beschreibt die Veränderung der zeitlichen Abstände zwischen zwei Herzschlägen. Kann das Herz schnell und flexibel auf höhere Anforderungen reagieren, zeigt sich das in einer hohen Herzfrequenzvariabilität und ist positiv zu bewerten. Acht Probanden wurden Elektrodenpads auf die Handflächen und die Fußsohlen geklebt. Wiederum gab es einen Zeitabschnitt, währenddessen die Probanden geerdet waren, sowie einen Zeitraum ohne Erdung. Das *Grounding* führte zu einer signifikanten Verbesserung der Herzfrequenzvariabilität. Die Autoren der Studie kamen zu dem Schluss, dass Erden als positiver Faktor für den kardiovaskulären Status angesehen werden kann.[63]

In vielen weiteren Untersuchungen wurden positive Effekte beschrieben: ein verringerter nächtlicher Level des Stresshormons Cortisol, eine Aktivierung des Parasympathikus mit zeitgleicher De-

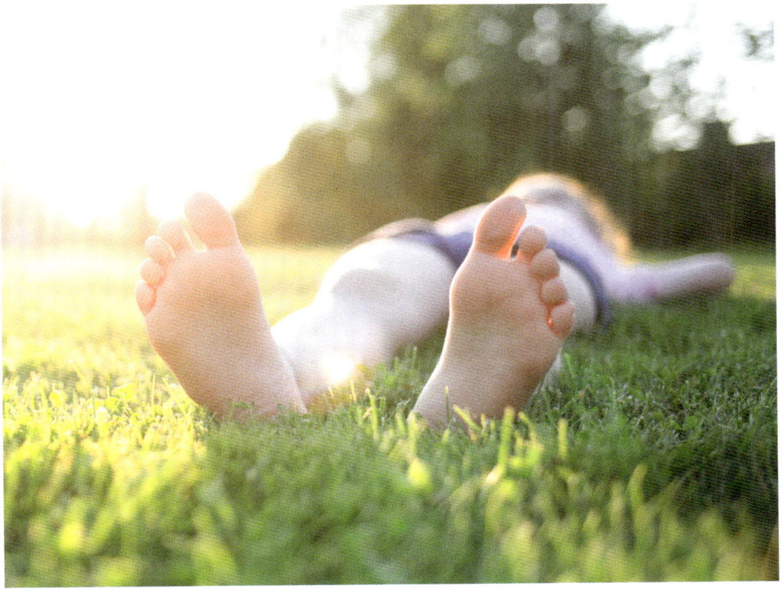

Legen Sie sich öfter auf die Erde. Das tut gut, belebt den Körper, entspannt den Geist und ist quasi kostenlose Medizin aus der Schatztruhe unserer Mutter Erde.

aktivierung des Sympathikus, positiver Einfluss auf die Immunsystemaktivität und das Schmerzempfinden sowie kürzere Regenerationszeiten sind einige Beispiele. Obwohl an vielen Studien und Untersuchungen zum *Grounding* ernstzunehmende Wissenschaftler teilnahmen, sind die meisten Studien aus wissenschaftlicher Sicht entweder nicht wirklich repräsentativ oder weisen andere Mängel auf. Dennoch sind die Ergebnisse hochinteressant und es ist anzunehmen, dass die Erde irgendwann wie der Wald als heilsam anerkannt sein wird. Es wird dann bewiesen sein, dass *Grounding* wirksame Medizin ist. Das würde wiederum auch viele Praktiken und Rituale der Naturvölker bestätigen, die das schon immer wussten und Erdung intuitiv praktizieren oder praktiziert haben.

Mit den Füßen verwurzelt und dem Kopf im Himmel

Welches Bild erscheint vor Ihrem geistigen Auge, wenn Sie an eine deutsche Eiche denken? Wahrscheinlich sehen Sie einen dicken Stamm und ein weitverzweigtes Ast- und Blätterwerk, eine prächtige Baumkrone. Vielleicht hören Sie auch das Rauschen der Zweige im Wind. Die deutsche Eiche lädt zu einer Pause ein. Lassen Sie sich an ihrem Stamm nieder und genießen Sie die Ruhe. Können Sie sich entspannen? Spüren Sie so etwas wie Geborgenheit? Bitte bleiben Sie einen Moment sitzen, denn wir wollen Ihnen etwas über Bäume, über uns Menschen und über Füße erzählen: Wussten Sie, dass Bäume echte Teamplayer sind, über unterirdische Wurzelnetzwerke verbunden sind und auch miteinander kommunizieren? Es ist beileibe nicht so, dass jeder Baum für sich allein steht und seine Wurzeln rein zufällig auf die Wurzeln der benachbarten Bäume stoßen. Die Wurzelnetzwerke weisen klare Strukturen auf und unterliegen mathematischen Regeln, wie sie auch für soziale Netzwerke im Internet gelten. Auch der Pilz, den Sie auf der Erdoberfläche sehen, wächst zu einem weitaus größeren Teil unter der Erde: Es wird vermutet, dass die Wurzeln von Bäumen und anderen Pflanzen ein erdumspannendes Kommunikationsnetz bilden. Unter unseren Füßen befindet sich eine Welt, deren Erforschung erst an ihren Anfängen steht. Und genau auf diesen Boden setzen wir bei jedem Schritt unsere Füße.

Doch nicht nur für Bäume und andere Pflanzen haben Wurzeln eine Schlüsselposition für das Überleben. Auch für uns Menschen spielt das Verwurzeltsein eine lebenswichtige Rolle. Es wird oft in

Verbindung gebracht mit Heimat, mit sesshaft oder bodenständig sein. Doch darüber hinaus gibt es auch das Gefühl, in sich selbst verwurzelt oder verankert zu sein, unabhängig von äußeren Faktoren. Jeder von uns möchte sich verwurzelt und zugehörig fühlen. Für unser Menschsein ist dieses Gefühl elementar, denn es gibt uns Kraft und Stabilität. Es hilft uns, mit beiden Füßen fest auf dem Boden zu stehen. Wie ist ein Mensch, der nicht verwurzelt ist? Wirkt er nicht getrieben, unruhig und kopflos? Interessant ist, dass Verwurzelung auch etwas mit unseren geistigen Fähigkeiten zu tun hat. Wurzellosigkeit tut niemandem gut, weder dem entwurzelten Menschen noch seinen Mitmenschen.

Die französische Philosophin Simone Weil schrieb: »Die Entwurzelung ist bei Weitem die gefährlichste Krankheit der menschlichen Gesellschaft. Wer entwurzelt ist, entwurzelt. Wer verwurzelt ist, entwurzelt nicht.«[64] Diese Worte dürften wohl jeden tief berühren, der sich nicht verwurzelt fühlt, entweder an einem physischen Ort oder in sich selbst. Bäume haben Wurzeln, Menschen haben Beine und Füße. Über die Füße und den Kontakt zum Boden bekommt unser Körper eine Orientierung.

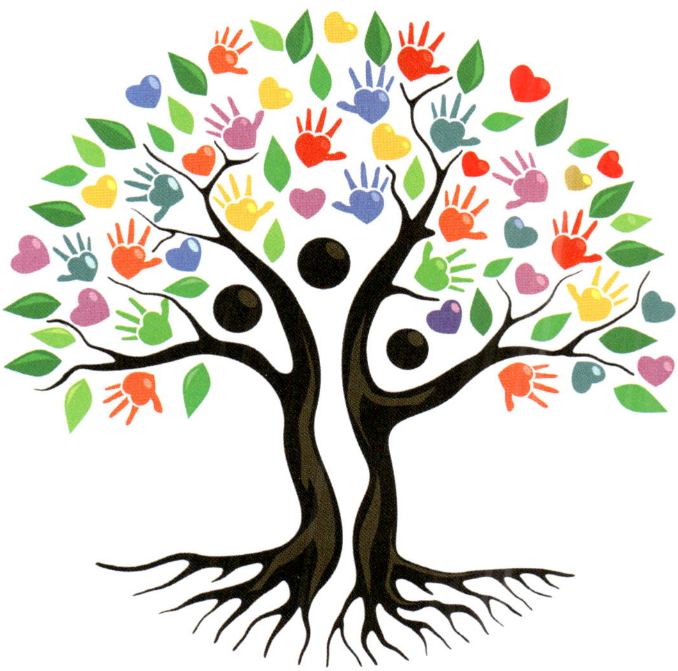

Der Mensch ist zwischen Himmel und Erde beheimatet. Nutzen wir das Potenzial aus diesen beiden Polen, um sowohl das eigene als auch das Leben der anderen Menschen zu bereichern.

Permanent zieht uns die Schwerkraft Richtung Boden, die Momente ohne Bodenhaftung sind kurz. Bodenkontakt ist für uns lebensnotwendig. Die Verbindung, die wir zum Boden eingehen, ist die längste und intensivste unseres Lebens. Leider ist sie für die meisten Menschen gleichzeitig auch die unbewussteste, denn sie schenken häufig weder ihren Füßen noch dem Boden ihre Aufmerksamkeit. Das hat Konsequenzen. Menschen, die in sich verankert sind, kommen mit den Widrigkeiten des Lebens besser zurecht. Sie werden ihre Mitmenschen unterstützen und ihnen nicht noch Steine in den Weg legen. In sich verwurzelt zu sein bedeutet auch, dass wir das, was unser Leben ausmacht, also unsere Lebensgrundlagen, schützen und stärken. Es gibt viele Wege, in sich verwurzelt zu sein oder es zu werden, und jeder muss seinen eigenen Weg finden.

Da Sie ein Buch über Füße in den Händen halten, möchten wir Ihnen nahebringen, wie Sie sich über Ihre Füße verankern können. Wie wäre unsere Welt, wenn wir jeden Schritt, den wir gehen, etwas bewusster machen würden? Damit meinen wir die physischen Schritte und die Schritte im übertragenen Sinn. Würde es etwas verändern, wenn wir manchmal etwas langsamer gingen und uns klar wäre, dass die Erde uns bei jedem Schritt trägt und wir eben nicht ins Bodenlose fallen? Wäre es hilfreich, wenn wir häufiger den Boden unter unseren Füßen wahrnähmen und uns bewusst wäre, dass wir diesen Planeten zum Leben brauchen? Die Erde ist unsere Lebensgrundlage, die wir tagein, tagaus mit unseren Füßen betreten. Wir sind verbunden mit ihr, ob wir wollen oder nicht. Und wie die Pflanzen untereinander, so sind auch wir Menschen miteinander verbunden. Wir alle, Milliarden von Menschen, bilden ein riesiges Netzwerk.

Übung: Vernetzung

Setzen Sie sich aufrecht hin und stellen Sie beide Füße auf den Boden. Atmen Sie einige Male bewusst ein und aus und spüren Sie den Boden unter Ihren Füßen. Stellen Sie sich vor, dass aus beiden Fußsohlen Wurzeln in die Erde wachsen. Die Wurzeln werden länger und länger und breiten sich immer mehr aus, so tief und so breit, wie es sich für Sie im Moment richtig anfühlt. Dann lassen Sie die Wurzeln langsam auch durch Ihre Füße und durch die Unterschenkel weiter hinauf in Ihren Körper wachsen. Wie das Blutgefäßsystem durchziehen die Wurzeln den gesamten Körper. Sie machen nicht Halt an der Hautoberfläche, sondern breiten sich weiter aus in den Raum

um Sie herum und nach oben Richtung Himmel. Spüren Sie bewusst die Anbindung nach unten und nach oben und zu allen Seiten. Natürlich können Sie diese Übung auch stehend durchführen, dabei Ihre Arme ausbreiten und sich etwas vom imaginären Wind bewegen lassen.

In der Erde und im Raum treffen Ihre Wurzeln auf die anderer Menschen. Sie berühren sich. Manche Begegnungen sind Ihnen willkommen, andere vielleicht nicht. Je länger Sie sitzen und sich verwurzeln, desto mehr Verbindungen mit den Wurzeln anderer Menschen gehen Sie ein, desto intensiver vernetzen Sie sich. Sie sind mit allem verbunden, was ist.

»Die Verwurzelung ist vielleicht das wichtigste und meistverkannte Bedürfnis der menschlichen Seele«, schreibt Simone Weil.[65] Wie recht sie hat. Doch wenn es in unserer Gesellschaft darum geht, immer höher hinaus zu kommen, noch mehr Geld zu verdienen, noch schneller seine Ziele zu erreichen und sich dabei selbst immer mehr zu optimieren, bleibt für die Seele und ihre Bedürfnisse wenig Zeit. Der Zustand der Erde weist direkt auf uns Menschen und zeigt, wie es um unsere Seelen bestellt ist. Wir möchten Sie einladen, Ihre Füße zu nutzen, um genau daran etwas zu verändern. Gehen Sie achtsam durch die Welt. Gehen Sie vorsichtig mit sich, den anderen Lebewesen und der Erde um. Statt die Erde zu treten, gehen Sie auf ihr, als ob Sie ihr bei jedem Schritt einen liebevollen Gruß schicken. Und sollte Gehmeditation Ihr Ding sein, blättern Sie noch einmal zurück zum Abschnitt »Gehmeditation – Ruheoase im Alltag« (Seiten 38/39) und holen Sie sich dort ein paar Anregungen. Es ist wichtig, sich um seine Füße zu kümmern, sie regelmäßig zu pflegen, ein Training zu absolvieren, damit etwaige Beschwerden weniger werden, und vielleicht auch eine Operation durchführen zu lassen. Doch es gibt noch so viel mehr Potenzial zu entfalten.

Liebe Leserinnen und liebe Leser, wir sind jetzt am Ende unserer Reise durch die wunderbare Welt der Füße angekommen. Danke, dass Sie uns bis hierher gefolgt sind. Ein Ende ist immer auch ein Neuanfang und das lässt hoffen. Wir begeistern uns schon lange für die Füße und hoffen, dass dieser Funke auf Sie übergesprungen ist. Denken Sie immer wieder daran, dass die Füße so viel mehr können als nur stehen und gehen. Wenn es für Sie und für uns alle gut laufen soll, nutzen Sie die vielen Möglichkeiten, die Ihnen Ihre Füße bieten. Schritt für Schritt.

Über die Autorinnen

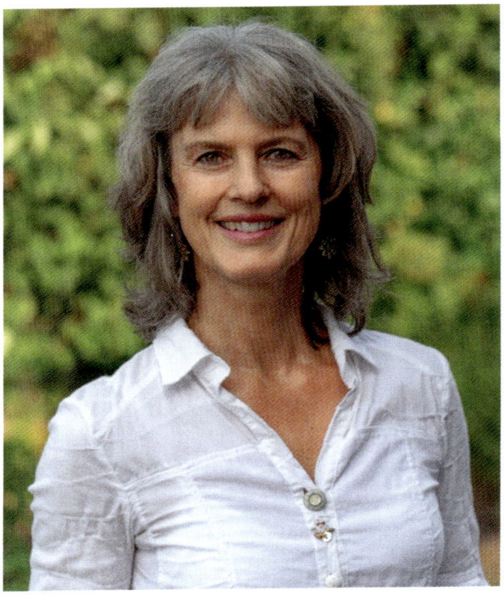

Stella Arndt ist Physiotherapeutin mit zahlreichen Zusatzqualifikationen. Ihr Schwerpunkt ist die Fußgesundheit, der sie sich seit vielen Jahren in eigener Praxis in der Lüneburger Heide widmet. Als Inhaberin der Fußschule Lüneburg hält sie regelmäßig Vorträge und berät Unternehmen. Sie hat bereits mehrere Bücher zum Thema Fußgesundheit veröffentlicht.

Viele weitere Informationen finden Sie auf der Website der Praxis unter www.stella-arndt.de. Außerdem gibt es einen YouTube-Kanal mit Fußübungen und Wissenswertes rund um die Fußgesundheit. Sie finden den Kanal unter dem Stichwort »Stella Arndt Fußschule«.

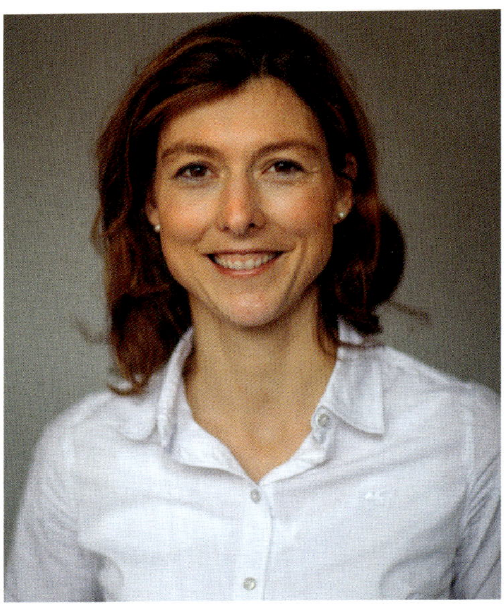

Dr. med. Sabine Bleuel ist Orthopädin und zertifizierte Fußchirurgin. Als leitende Ärztin ist sie in der Gemeinschaftspraxis Orthopädie & Chirurgie Elbchaussee in Hamburg tätig. Sie beschäftigt sich seit vielen Jahren mit dem Thema Faszien und ist seit 2010 Dozentin in diesem Bereich. In den Medien ist sie regelmäßig zu Gast, unter anderem in den Sendungen »Visite« und »Mein Nachmittag« beim NDR oder im »ARD-Buffet«.

Auf der Website der Gemeinschaftspraxis können Sie das Leistungsspektrum sowie viele weitere Informationen einsehen: www.orthopaedie-elbchaussee.de.

Empfehlenswerte weiterführende Literatur

Die folgenden Bücher sind entweder in diesem Buch bereits erwähnt worden oder als ergänzende Literatur zu verstehen. Wir haben eine kleine Auswahl aus einer Vielzahl von lesenswerten Büchern für Sie zusammengestellt.

Rund um die Fußgesundheit

Arndt, Stella: »Endlich frei von Fußschmerzen! Die besten Übungen bei Hallux valgus und anderen Beschwerden«. Gräfe und Unzer, 5. Auflage, 2018

Arndt, Stella; Westenfelder, Sigrid: »Füße to go: Fußübungen für den Alltag, zu Hause und unterwegs«. Gräfe und Unzer, 2021

Bowman, Katy: »Barfuß gehen. Starke Füße für ein gesundes Leben«. riva, 2018

Gera, Bernadett: »Fuß-Qigong: Einfache Energieübungen für die Füße«. Irisiana, 2018

Ingham, Eunice D.; Byers, Dwight C.: »Geschichten, die die Füße erzählen – Geschichten, die die Füße erzählt haben«. Originalfassung von Eunice D. Ingham mit einer Überarbeitung von Dwight C. Byers und E. Vögel, 2010

Thich Nhat Hanh: »Einfach gehen«. O.W. Barth, 2. Auflage, 2016

Zimmermann, Petra: »Kinderfüße – Gesund ein Leben lang? Ein Ratgeber für Eltern«. Schulz-Kirchner, 2010

Allgemeine Gesundheitsthemen und Faszientherapie

Andrä, Marcel; Graumann, Lutz: »Funktionelles Faszientraining mit der BLACKROLL®«. riva, 13. Auflage, 2015

Chaudhary, Khulreet: »Wie neugeboren durch modernes Ayurveda: Zum Abnehmen und Entgiften«. riva, 8. Auflage, 2017

Figura, Christiane: »Beweglich wie ein Kind: Das NIM-Bewegungskonzept. Funktionales Training aus Pilates, Spiraldynamik und Natural Movement für jedes Alter«. Pflaum, 2018

von Helden, Raimund: »Gesund mit der Kraft der Natur. 4 Methoden, Ihr körpereigenes Vitamin D zu aktivieren. Extra: So schützen Sie sich mit Vitamin D vor Coronaviren«. riva, erweiterte Ausgabe, 2020

Kiesling, Gabriele: »Physiotherapie für zu Hause. Häufige Beschwerden selbst behandeln – mit über 90 Übungen aus der Faszien-Physiotherapie«. riva, 4. Auflage, 2018

Kneipp, Sebastian: »Meine Wasserkur. So sollt ihr leben: Die weltberühmten Ratgeber in einem Band«. Trias, 7. Auflage, 2002

Pfitzer, Dr. Torsten: »Osteopathie für zu Hause. Beschwerden und Schmerzen in Nacken, Rücken und Gelenken effektiv selbst behandeln. Mit Übungen zur craniosacralen Osteopathie«. riva, 5. Auflage, 2020

Produktion Stattkus: »Hilfe, ich schwitze. Ursachen, Phänomene, Therapien«. Books on Demand, 2006

Riedl, Matthias; Fleck, Anne; Klasen, Jörn: »Die Ernährungs-Docs: Wie Sie mit der richtigen Ernährung Krankheiten vorbeugen und heilen«. ZS, 5. Auflage, 2018

Schleip, Robert; Bayer, Johanna: »Faszien-Fitness. Vital, elastisch, dynamisch in Alltag und Sport«. riva, erweiterte und überabeitete Ausgabe, 4. Auflage, 2018

Schubert, Christian: »Das Unsichtbare hinter dem Sichtbaren: Gesundheit und Krankheit neu denken. Perspektiven der Psychoneuroimmunologie«. Books on Demand, 2020

Zimmermann, Gabriele: »Heilen mit Wasser und Salz: Den Körper effektiv entschlacken und entgiften«. F. A. Herbig Verlagsbuchhandlung, 2. Auflage, 2019

Zschocke, Anne: »EM kompakt: Effektive Mikroorganismen und ihre praktische Anwendung«. Knaur, 9. Auflage, 2014

Alternative Gesundheitsthemen und Mentaltraining

Arvay, Clemens: »Der Heilungscode der Natur: Die verborgenen Kräfte von Pflanzen und Tieren entdecken«. Goldmann, 2018

Dahlke, Rüdiger; Fasel, Ingrid: »Die Spuren der Seele: Was Hand und Fuß über uns verraten«. Gräfe und Unzer, 5. Auflage, 2010

Dispenza, Joe: »Du bist das Placebo – Bewusstsein wird Materie«. KOHA, 2014

Gruber-Keppler, Aline: »Sanfte Lichtarbeit am Fuß: Die Metamorphose. Die Metamorphische Methode und die Chakren«. Neue Erde, 4. Auflage, 2016

Tepperwein, Kurt: »Praxisbuch Mental-Training: Entspannen. Neue Kraft schöpfen. Das Leben gestalten«. Heyne, 2016

Therapien, Behandlungen und Ärzte

Mit den folgenden Websites möchten wir Ihnen einen vielfältigen Überblick sowohl zur Fußgesundheit als auch zur Gesundheit für den ganzen Körper und zur Therapie von Baby- und Kinderfüßen bieten.

Rund um die Fußgesundheit

www.gesellschaft-fuer-fusschirurgie.de
Auf der Seite der Gesellschaft für Fuß- und Sprunggelenkchirurgie e.V. (GFFC) können Sie sich über Fußprobleme informieren und nach Fußchirurgen in Ihrer Nähe suchen.

www.kidfoot.de
Der informative Blog von Kerstin Bosch-Strootke, einer ausgewiesenen Kinderfußtherapeutin, ist unterhaltsam und beinhaltet viele wertvolle Tipps.

www.aktion-orthofit.de
Hier können sich interessierte Lehrer über einen Aktionstag für gesunde Füße an ihrer Schule informieren und finden hilfreiche Tipps zur Organisation.

www.zukunft-huber.de
Barbara Zukunft-Huber ist Physiotherapeutin mit Spezialisierung auf Kinderfüße und hat bereits zahlreiche Bücher rund um den Baby- und Kinderfuß sowie zu Babygymnastik veröffentlicht. Auf ihrer Website hält sie für Eltern zahlreiche Informationen zur Therapie von Baby- und Kinderfüßen bereit und bietet Kurse und Seminare für Therapeuten an.

www.phyos.de
Praxis für Physiotherapie und Osteopathie mit Schwerpunkt Faszientherapie (FDM – Fasziendistorsionsmodell nach Typaldos)

Arthrosetherapie, Diabetes und allgemeine Gesundheitsthemen

www.arthrose-hilfe.net

Auf dieser gut gestalteten und informativen Internetseite finden Sie nicht nur Wissenswertes zum Thema Arthrose, sondern auch Übungsprogramme bei Arthrose.

www.dr-feil.com

Die Forschungsgruppe Dr. Feil hat ein mehrstufiges Konzept zur Arthrosebehandlung und zum Knorpelaufbau entwickelt. Des Weiteren finden Sie noch zahlreiche Informationen zu Ernährung, Bewegung und Nährstoffen auf dieser Website.

transpiration.de

Für alle Menschen, die unter vermehrtem Schwitzen leiden, ist diese Webseite sehr hilfreich.

www.deutsche-diabetes-gesellschaft.de/patienten

Auf der Website der Deutschen Diabetes Gesellschaft (DDG) finden Betroffene umfassende Informationen rund um den Diabetes, etwa zu Wissenschaft und Forschung, zur Behandlung oder zu Veranstaltungen. Die Notfallrufnummer lautet: 01 80/3 12 34 06.

www.spiraldynamik.com

Die Website zur Spiraldynamik bietet Laien und Therapeuten Infos rund um die Spiraldynamik und Fußschule. Patienten können hier nach Therapeuten suchen: www.spiraldynamik.online/fachkraefte
Mit dem folgenden Link gelangen Sie direkt zu den Fußübungen:
spiraldynamik.com/de/therapie/krankheitsbilder/fuss/index.html

www.daegak.de

Auf der Website der Deutschen Ärztegesellschaft für Applied Kinesiology (DÄGAK) können Interessierte ausgebildete Therapeuten und Ärzte in ihrer Nähe finden.

viet-institute.de/de/

Hier erfahren Sie Wesentliches zur Zehenkunde und zu der Behandlungsmethode V-tronomy (Vibrationstechnik).

www.neubert-heilpraxis.de

Die psychologische Beraterin und Heilerin Ines Elisabeth Neubert unterstützt Menschen auf ihrem Weg zu mehr körperlicher, geistiger und seelischer Gesundheit.

www.dr-zschocke.de

Dr. Anne Katharina Zschocke ist im deutschsprachigen Raum DIE Expertin für Effektive Mikroorganismen (EM). Mit diesen winzigen Helfern können Sie umweltschonend und effektiv auf Ihre Gesundheit einwirken, den Hausputz machen, die Bodenqualität des Gartens verbessern und vieles andere mehr.

qigong-zentrum-muc.de

Das Qigong Zentrum von Meister Li war das erste in Deutschland. Qigong-Kurse, und auch stilles Qigong, wird inzwischen deutschlandweit angeboten.

www.my-medibook.de

Diese Seite präsentiert jede Menge Fußübungen aus der Spiraldynamik gegen Fuß-, Hüft- und Wirbelsäulenbeschwerden, Übungen mit der Faszienrolle und dem Fitnessband und zeigt Beispiele zum kinesiologischen Taping. Des Weiteren finden Sie zahlreiche Informationen zur Podologie, zur orthopädieschuhtechnischen Versorgung, zum Diabetischen Fuß und zu Krankheitsbildern. Hier können sich Patienten einen guten Überblick verschaffen.

www.faszientherapie.org
www.blackroll.com

Diese beiden Websites bieten vielfältige Informationen rund um die Themen Faszien und Faszientherapie sowie zahlreiche Übungen. Im jeweiligen Shop sind die entsprechenden Tools dazu erhältlich.

Bezugsquellen für unterschiedliche Produkte

www.jurtin.at
Die Firma Jurtin hat in Deutschland viele Vertriebspartner. Die Jurtin-Einlagen sind besonders gut geeignet für Fehlstellungen im Bereich der Ferse.

MedReflexx GmbH
Es gibt deutschlandweit viele Ärzte, die mit den Medreflexx-Einlagen arbeiten. Diese sensomotorischen Einlagen werden regelmäßig durch den Arzt an den sich verändernden Fuß angepasst.

www.taping-socks.de
Neben Taping-Socken bietet der Shop auch Loops und andere hilfreiche Produkte für die Füße.

www.fussretter.de
Auf dem Fußretter, einem speziell geformten Holz, wird ein einfaches und effizientes Training absolviert, das die Füße wieder aufatmen lässt.

www.pedalo.de
Die Firma Pedalo hält ein umfangreiches Sortiment an kleinen und großen Trainingsgeräten für die Füße bereit.

www.emiko.de
www.em-ug.de
Beide Anbieter führen ein großes Sortiment an Produkten mit effektiven Mikroorganismen (EM). Lassen Sie sich inspirieren!

www.naturtextil.de
Der internationale Verband der Naturtextilwirtschaft e. V. informiert auf seiner Seite über Naturtextilien und Naturleder.

Fußschulen im deutschsprachigen Raum

Wir können hier nur einen Teil der Fußschulen nennen. Sie können über das Internet Fußschulen in Ihrer Nähe suchen, indem Sie den Begriff »Fußschule« oder »Spiraldynamik« eingeben und nach Ihrem Wohnort oder einem Ort in der Nähe suchen. Nutzen Sie den folgenden Link auf der Seite: www.spiraldynamik.online/fachkraefte

Berlin: www.spiraldynamik-in-berlin.de
Dresden: www.fussschule-dresden.de
Freiburg: www.physio-therapie-freiburg.de/die-fussschule
Hamburg: www.lamovere.de
Österreich/Wels: www.fussschule.at/institut
Schweiz/Zürich: www.spiraldynamik.com

Quellenverzeichnis

1 Manke, M. (2019): »Leichtfüßig. Was Füße über unsere Gesundheit verraten«. Köln: Bastei Lübbe, S. 11

2 Larsen, C. (2001): »Funktionelle Frührehabilitation der Füße gemäß Spiraldynamikkonzept (Spiraldynamik®)«, in: *Trauma und Berufskrankheit* 3, Heft S2, S. 242–247, doi:10.1007/PL00014720

3 Bryson, B. (2005): »Eine kurze Geschichte von fast allem«. München: Goldmann, S. 313

4 Bregman, R. (2020): »Im Grunde gut. Eine neue Geschichte der Menschheit«. Hamburg: Rowohlt, S. 69

5 Larsen, C. (Hrsg.) (2014): »Spiraldynamik: Die zwölf Grade der Freiheit. Kunst und Wissenschaft menschlicher Bewegungskoordination«. Petersberg: Via Nova, S. 138

6 Adolph, K. E.; Cole, W. G.; Komati, M.; et al. (2012): »How Do You Learn to Walk? Thousands of Steps And Dozens of Falls Per Day«, in: *Psychological Science* 23 (11), S. 1387–1394, doi:10.1177/0956797612446346

7 kidfoot.de

8 Pfeiffer, M.; Kotz, R.; Ledl, T.; et al. (2006): »Prevalence of Flat Foot in Preschool-Aged Children«, in: *Pediatrics* 118 (2), S. 634–639, doi:10.1542/peds.2005-2126

9 Spahn, G.; Schiele, R.; Hell, A. K.; et al. (2004): »Die Prävalenz von Beschwerden und Deformierungen des Fußes bei Adoleszenten – Ergebnisse einer Querschnittuntersuchung«, in: *Zeitschrift für Orthopädie und ihre Grenzgebiete* 142 (4), S. 389–396, doi:10.1055/s-2004-822844

10 Gutteck, N.; Schilde, S.; Delank, K.-S. (2019): »Pain on the Plantar Surface of the Foot«, in: *Deutsches Ärzteblatt International* 116 (6), S. 83–88, doi:10.3238/arztebl.2019.0083

11 Grifka, J.; Perlick, L. (2000): »Spreizfuß und Metatarsalgie – konservative und operative Therapie«, in: Imhoff, A. B. (Hrsg.): *Fuß. Fortbildung Orthopädie 4*, Darmstadt: Steinkopff, S. 15–21

12 Figura, C. (2018): »Beweglich wie ein Kind. Das NIM-Bewegungskonzept«. München: Richard Pflaum

13 Waizy, H.; Panahi, B.; Dohle, J.; et. al. (2018): »Die aktuelle S2e-Leitlinie zum Hallux valgus – eine evidenzbasierte Leitlinienentwicklung mittels Metaanalyse«, in: *Zeitschrift für Orthopädie und Unfallchirurgie*, 157 (1), doi:10.1055/a-0623-2966

14 »Nackenschmerzen mit Faszienrolle behandeln«, Archiv NDR, 24.09.2019, www.ndr.de/ratgeber/gesundheit/Nackenschmerzen-mit-Faszienrolle-behandeln,nackenschmerzen124.html (Stand 24.01.2022)

15 Bundesministerium für Gesundheit und Frauen, Fonds Gesundes Österreich (o. J.): »Kids: Healthy Feet – Healthy Life«. Abschlussbericht, S. 1

16 b-edel.de

17 trager.de

18 Bracht, Petra/Liebscher-Bracht, Roland: »Deutschland hat Rücken. Wie es so weit kommen konnte. Warum jetzt Schluss damit ist. Was Sie selbst dagegen tun können«. München: Mosaik

19 Jordan, K. P.; Kadam, U. T.; Hayward, R.; et al. (2010): »Annual Consultation Prevalence of Regional Musculosceletal Problems in Primary Care: An Observational Study«, in: *BMC Musculoskeletal Disorders,* S. 11

20 § 33 SGB V Hilfsmittel, www.sozialgesetzbuch-sgb.de/sgbv/33.html (Stand 24.01.2022)

21 Spiraldynamik® Holding AG (Hrsg.) (2020): »Spiraldynamik: Trainieren statt operieren«. www.spiraldynamik.com

22 Tal gGmbH (2020): »Die ärztliche Sicht auf Heilmittelregresse – Ergebnisse einer Online- Befragung«, Schriftenreihe: *Lösungen für eine verbesserte Patientenversorgung*, tal-ggmbh.de/wp-content/uploads/2020/01/%C3%84rztliche-Sicht-auf-Heilmittelregresse-TAL-gGmbH.pdf (Stand 24.01.2022)

23 Wiesenburger, L. (2019): »Blinddarmentfernung (Appendektomie)«, in: *Apotheken Umschau*, www.apotheken-umschau.de/therapie/therapiearten/blinddarmentfernung-appendektomie-744967.html (Stand 24.01.2022)

24 Wülker, N.; Mittag, F. (2012): »Therapie des Hallux valgus«, in: *Deutsches Ärzteblatt International* 109 (49), S. 857–868, doi:10.3238/arztebl.2012.0857

25 Dohle, J. (2019): »Hallux valgus – ein Update«, in: *Orthopädische und Unfallchirurgische Praxis* 8, S. 059–067. doi:10.3238/oup.2019.0059–0067

26 Nix, S.; Smith, M.; Vicenzino, B. (2010): »Prevalence of Hallux Valgus in the General Population: A Systematic Review and Meta-Analysis«, in: *Journal of Foot and Ankle Surgery* 3, S. 21, doi:10.1186/1757-1146-3-21

27 Waizy, H.; Panahi, B.; Dohle, J.; et. al. (2018): »Die aktuelle S2e-Leitlinie zum Hallux valgus – eine evidenzbasierte Leitlinienentwicklung mittels Metaanalyse«, in: *Zeitschrift für Orthopädie und Unfallchirurgie*, 157 (1), doi:10.1055/a-0623-2966

28 ebd.

29 Wülker, N.; Mittag, F. (2012): »Therapie des Hallux valgus«, in: *Deutsches Ärzteblatt International* 109 (49), S. 857–868, doi:10.3238/arztebl.2012.0857

30 Arbab, D.; Schneider, L.-M.; Schnurr, C.; et. al. (2018): »Aktuelle diagnostische und therapeutische Vorgehensweise bei Hallux-valgus-Deformität – Ergebnisse einer bundesweiten Umfrage und Vergleich mit der internationalen Literatur«, in: *Zeitschrift für Orthopädie und Unfallchirurgie* 156 (02), S. 193–199, doi:10.1055/s-0043-120352

31 Bauer, T.; de Lavigne, C.; Biau, D.; et al. (2009): »Percutaneous Hallux Valgus Surgery: A Prospective Multicenter Study of 189 Cases«, in: *Orthopedic Clinics of North America*, 40 (4), S. 505–514, doi:10.1016/j.ocl.2009.05.002

32 Coughlin, M. J. (1995): »Roger A. Mann Award. Juvenile Hallux Valgus: Etiology and Treatment«, in: *Foot & Ankle International* 16 (11), S. 682–697, doi:10.1177/107110079501601104

33 Wülker, N.; Stephens M. M.; Cracchiolo III., A. (Hrsg.) (2009): »Operationsatlas Fuß und Sprunggelenk«. 2. Auflage, Stuttgart: Thieme

34 Easley, M. E.; Wiesel, S. W. (2021): *Operative Techniques in Foot and Ankle Surgery*. Alphen aan den Rijn/Philadelphia: Wolters Kluwer

35 Bauer, T.; de Lavigne, C.; Biau, D.; et al. (2009): »Percutaneous Hallux Valgus Surgery: A Prospective Multicenter Study of 189 Cases«, in: *Orthopedic Clinics of North America*, 40 (4), S. 505–514, doi:10.1016/j.ocl.2009.05.002

36 Dammerer, D.; Braito, M.; Biedermann, R.; et al. (2016): »Effect of Surgical Shoes on Brake Response Time After First Metatarsal Osteotomy – A Prospective Cohort Study«, in: *Journal of Orthopaedic Surgery and Research* 11: S. 14, doi:10.1186/s13018-016-0350-9

37 Coughlin, M. J. (1995): »Roger A. Mann Award. Juvenile Hallux Valgus: Etiology and Treatment«, in: *Foot & Ankle International* 16 (11), S. 682–697, doi:10.1177/107110079501601104

38 Vereinigung für Allgemeine und Angewandte Mikrobiologie e. V. (Hrsg.) (2020): »Mikrobe des Jahres 2020«, vaam.de/infoportal-mikrobiologie/mikrobe-des-jahres/archiv/2020-myxococcus-xanthus/mikrobe-des-jahres-2020/ (Stand 24.01.2022)

39 o. A. (2019): »Heilkräftige Sole – aus Wasser und Salz«, in: *natur & heilen. Die Monatszeitschrift für gesundes Leben* 8, S. 30–37

40 Schubert, C.; Singer, M. (Hrsg.) (2020): »Das Unsichtbare hinter dem Sichtbaren. Gesundheit und Krankheit neu denken«. Perspektiven der Psychoneuroimmunologie

41 Oschman, J. L. (2009): »Energiemedizin. Konzepte und ihre wissenschaftliche Basis«. 2. Auflage. München: Urban & Fischer/Elsevier

42 Betz, Robert (2011): »Gesundheit ist keine Glückssache und Krankheit kein Schicksal«. In: *Beautiful Life*, Ausgabe 9

43 o. A. (2017): »Bewegt euch! Kinder sitzen fast 70 Prozent ihrer wachen Zeit«. Deutscher Verband für Gesundheitssport und Sporttherapie e. V., 13.05.2017, dvgs.de/de/aktuelles/749-bewegt-euch-kinder-sitzen-fast-70-prozent-ihrer-wachen-zeit.html (Stand 24.01.2022)

44 Huber, G.; Köppel, M. (2017): »Analyse der Sitzzeiten von Kindern und Jugendlichen zwischen 4 und 20 Jahren«, in: *Deutsche Zeitschrift für Sportmedizin* 68, S. 101–106, doi:10.5960/dzsm.2017.278

45 Kim, S.-Y. (2012): »Ein neuer Weg in der Naturmedizin. Theorie und Praxis«. Köln: KIM I.S-Verlag, S. 2 ff.

46 ebd., S. 94

47 ebd., S. 2 ff.

48 ebd.

49 ebd.

50 ebd., S. 301

51 Dahlke, R.; Fasel, R. (2016): »Die Spuren der Seele. Was Auge, Hand und Fuß über uns verraten«. München: Gräfe und Unzer

52 Ingham, E. D.; Bayers, D. C.; Williams, P. (2010): »Geschichten, die die Füße erzählen – Geschichten, die die Füße erzählt haben«. Mit einer Überarbeitung von Dwight C. Byers. Stamsried: Verlag Ernst Vögel

53 o. A. (2006): »Wirksamkeit der Fußreflexzonentherapie bei Gonarthrose belegt«, www.uniklinikum-jena.de/Uniklinikum+Jena/Aktuelles/Archiv/PM_Archiv+2006/Wirksamkeit+der+Fu%C3%9Freflexzonentherapie+bei+Gonarthrose+belegt.html (Stand 24.01.2022)

54 Martel, J. (2016): »Mein Körper – Barometer der Seele. Das psychosomatische Lexikon, das schon beim Lesen hilft«. Kirchzarten: VAK

55 drplatsch.de/Start.html (Stand 24.01.2022)

56 Ovedi, U. (2011): »Das stille Qi Gong nach Meister Zhi-Chang Li. Innere Übungen zur Stärkung der Lebensenergie«. München: Knaur

57 www.heilqigong.de/

58 Gera, B. (2018): »Fuß-Qigong. Einfache Energieübungen für die Füße«. München: Irisiana

59 Arvay, C. G. (2018): »Der Heilungscode der Natur. Die verborgenen Kräfte von Pflanzen und Tieren entdecken«. München: Goldmann

60 Eine sehr detaillierte Beschreibung finden Sie hier: rueckenfit.net/tiefe-hocke-richtig-ueben (Stand 24.01.2022)

61 Ober, A. C. (2011): »Grounding the Human Body to Neutralize Bio-Electrical Stress from Static Electricity And EMFs«, in: *ESD Journal*, www.esdjournal.com/articles/cober/ground.htm (Stand 24.01.2022)

62 Chevalier, G.; Mori, K.; Oschmann, J. L. (2006): »The Effect of Earthing (Grounding) on Human Physiology«, in: *European Biology and Bioelectromagnetics*, S. 600–621

63 Chevalier, G.; Sinatra, S. T. (2011): »Emotional Stress, Heart Rate Variability, Grounding and Improved Autonomic Tone: Clinical Applications«, in: *Integrative Medicine: A Clinician's Journal* 10, S. 16–21

64 Weil, S. (2011): »Die Verwurzelung: Vorspiel zu einer Erklärung der Pflichten dem Menschen gegenüber«. Zürich: Diaphenes

65 ebd., S. 43

Bildnachweis

Illustrationen auf den Seiten 34, 35, 37, 55, 60, 62, 87, 102–104, 106, 108, 109, 115, 130, 160–163, 176, 215: Karolin Ohrnberger, www.karooh.com

Illustration auf Seite 51: Martha Kosthorst

Seite 8: Shutterstock/Olga Danylenko
Seite 10: Shutterstock/Napat Chaichanasiri
Seite 16: Shutterstock/Eak.Temwanich
Seite 20: Shutterstock/hedgehog94
Seite 23: Shutterstock/Oksana Kuzmina
Seite 24: Shutterstock/Krystyna Taran
Seite 25, 32: Shutterstock/fizkes
Seite 26: Shutterstock/DeymosHR
Seite 40, 43: Shutterstock/studiovin
Seite 46–48: Shutterstock/Macrovector
Seite 52: Shutterstock/SciePro
Seite 68: riva Verlag
Seite 74: Shutterstock/Vladimir Gjorgiev
Seite 78: Shutterstock/Yulia YasPe
Seite 83: Shutterstock/ueuaphoto
Seite 84: Shutterstock/Pikovit
Seite 95: Shutterstock/Africa Studio
Seite 111: Shutterstock/medicalstocks
Seite 117: MedReflexx GmbH
Seite 121: Shutterstock/Yarygin
Seite 127: DARCO (Europe) GmbH
Seite 131, 137–139: Dr. med. Sabine Bleuel
Seite 132: Shutterstock/kohide
Seite 134: Shutterstock/mickyso
Seite 136: Shutterstock/tetiana_u
Seite 144: Shutterstock/ART-ur
Seite 150: Shutterstock/TRADOL
Seite 153: Shutterstock/Ad Gr
Seite 155: Shutterstock/Benjavisa Ruangvaree Art
Seite 156: Shutterstock/petrmalinak
Seite 165: Mit freundlicher Genehmigung von Frank Römer, Institut Akademie integrative Weiterbildung
Seite 174: Shutterstock/Ltim
Seite 178: Shutterstock/Yulia Grigoryeva
Seite 190: Shutterstock/microstockBA
Seite 195: Shutterstock/Akaiser
Seite 198: Shutterstock/ilusmedical
Seite 202: Shutterstock/nuntarat eksawetanant
Seite 209: Shutterstock/Microgen
Seite 207: Shutterstock/sun ok
Seite 219: Shutterstock/procurator
Seite 223: Shutterstock/phBodrova
Seite 225: Shutterstock/kareemov1000
Seite 228 o.: Frauke Szameitat
Seite 228 u.: Katja Werner

Register

Sachregister

Übungsregister

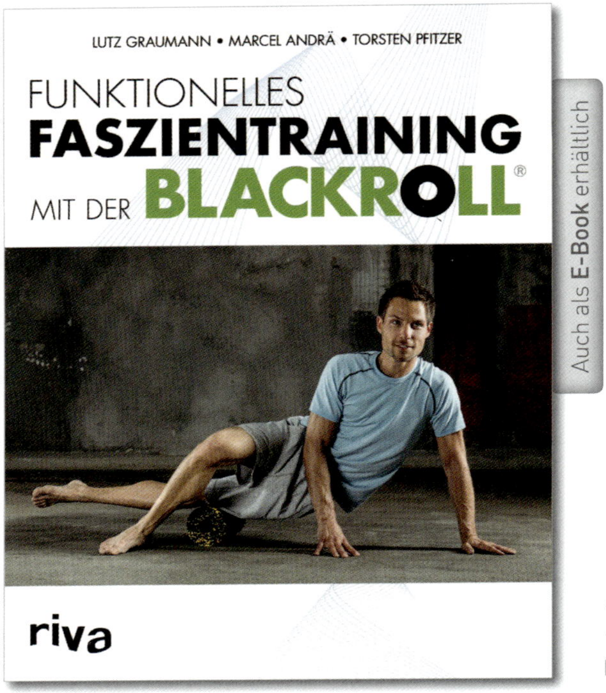

160 Seiten
14,99 € (D) | 15,50 € (A)
ISBN 978-3-86883-694-3

Marcel Andrä
Lutz Graumann
Torsten Pfitzer

Funktionelles Faszientraining mit der BLACKROLL®

Die BLACKROLL® hat im Sport und in der Physiotherapie eine enorme Bedeutung erlangt. Bei Verspannungen und Schmerzen kann sie kleine Wunder bewirken. Verkürzte oder verklebte Faszien werden durch Selbstmassagen mit der Rolle wieder lang und geschmeidig, verloren gegangene Beweglichkeit kehrt zurück und chronische Schmerzen verschwinden. Doch die Faszien lassen sich ähnlich wie Muskeln auch trainieren, um bessere sportliche Leistungen zu erzielen und Verletzungen zu vermeiden. Dieser farbig bebilderte Ratgeber verbindet funktionelles Training und Faszienfitness mit dem Ziel, den Körper ideal auf Belastungen vorzubereiten und langfristig gesund zu erhalten. Drei Faszienexperten mit Erfahrung in der Schmerzbehandlung und Sportmedizin erklären, wie man die BLACKROLL® optimal zur Faszienpflege einsetzt.

riva

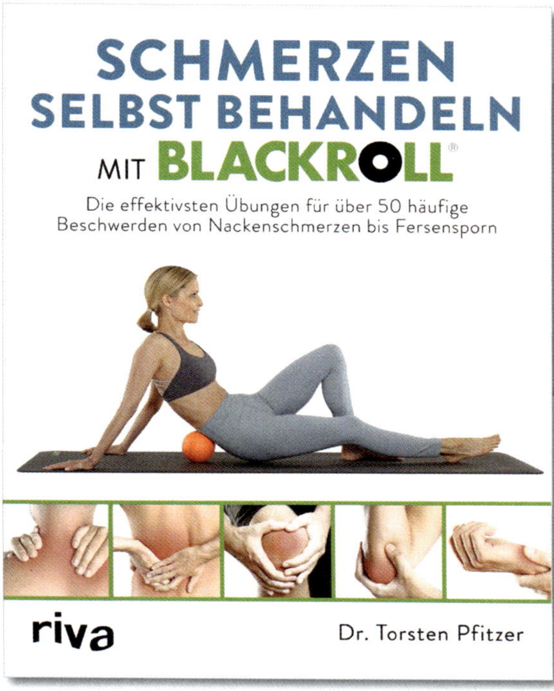

Auch als **E-Book** erhältlich

304 Seiten
19,99 € (D) | 20,60 € (A)
ISBN 978-3-7423-0837-5

Dr. Torsten Pfitzer

Schmerzen selbst behandeln mit BLACKROLL®

Die effektivsten Übungen für über 50 häufige Beschwerden von Nackenschmerzen bis Fersensporn

Fast jeder dritte Erwachsene in Deutschland ist von Rückenschmerzen betroffen. Aber auch viele andere Schmerzkrankheiten wie Kopfschmerzen, Tennisarm, Ischiasschmerzen oder Fersensporn sind auf dem Vormarsch. Der ganzheitliche Schmerzexperte Dr. rer. nat. Torsten Pfitzer hat eine einfache Methode und über 100 Übungen entwickelt, mit denen Betroffene die häufigsten Beschwerdebilder mit der BLACKROLL® und anderen Faszientools erfolgreich selbst behandeln können. Er stellt die Ursachen von Schmerzen und Beschwerden dar, gibt grundlegende Informationen zur Selbstbehandlung und zeigt bei jeder Übung, wie bestimmte Techniken der Selbstmassage angewandt werden. Neben Antworten auf die häufigsten Fragen von Patienten werden Betroffenen vor allem praktische Methoden mitgegeben, um die Initiative zu ergreifen und ihren Schmerzen ein Ende zu setzen.

riva

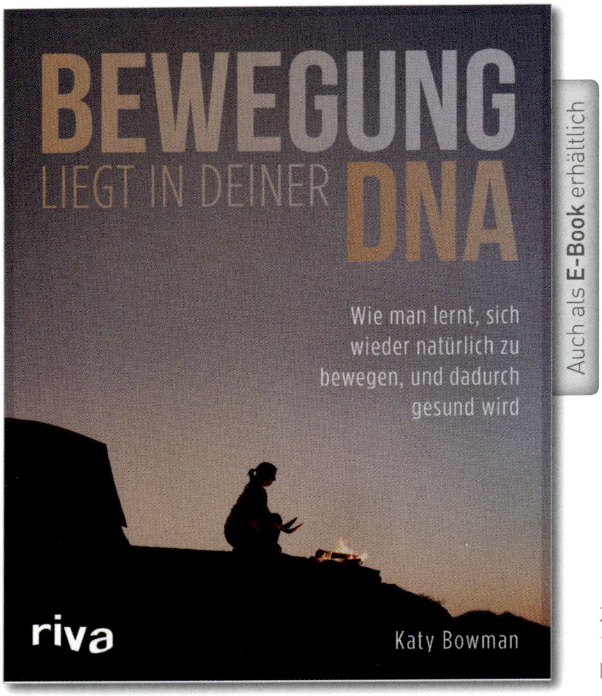

256 Seiten
19,99 € (D) | 20,60 € (A)
ISBN 978-3-86883-855-8

Katy Bowman

Bewegung liegt in deiner DNA

Wie man lernt, sich wieder natürlich zu bewegen, und dadurch gesund wird

Bewegungsmangel und zu langes Sitzen machen auf Dauer krank und lassen sich nicht durch einfaches Cardio-Training oder Gewichtheben im Fitnessstudio kompensieren. Was der Körper wirklich benötigt, ist nicht die Vitaminpille Fitness, sondern die natürliche Dosis in Form von alltäglicher Bewegung. Biomechanikerin und Bewegungsexpertin Katy Bowman erklärt, wie wichtig eine natürliche Bewegungsweise ist, warum »Cardio« häufig überbewertet wird und wie auch ohne zu sitzen gearbeitet werden kann. Zudem werden entscheidende Korrekturübungen gezeigt, die die schädlichen Auswirkungen der weit verbreiteten Bewegungsarmut rückgängig machen können. Auf leichte Art und Weise wird somit mehr Bewegung in den Alltag integriert und der Grundstein für ein langes und gesundes Leben gelegt.

riva

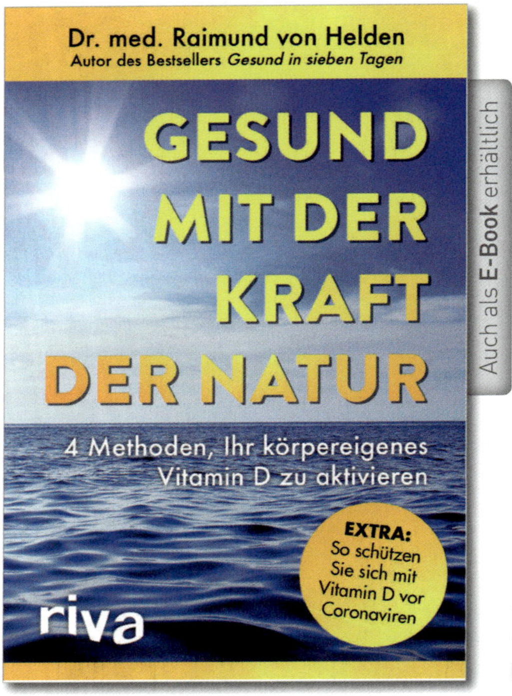

176 Seiten
14,99 € (D) | 15,50 € (A)
ISBN 978-3-7423-1544-1

Dr. med. Raimund von Helden

Gesund mit der Kraft der Natur

4 Methoden, Ihr körpereigenes Vitamin D zu aktivieren

Fehlendes Vitamin D ist häufig die Ursache für anhaltende Infekte. Auch chronische Müdigkeit oder Depressionen können daraus resultieren. Die natürliche Abwehr gegen Viren wie Corona, Grippe oder Hepatitis wird erst durch Vitamin D mobilisiert. Der Allgemeinarzt, Vitamin-D-Experte und Bestsellerautor Dr. med. Raimund von Helden zeigt, warum Vitamin D lebensnotwendig ist, wie ein Mangel behoben und der Vitamin-D-Spiegel dauerhaft auf einem gesunden Level gehalten werden kann. Revolutionär sind seine Erkenntnisse zur Vitamin-D-Aktivierung: Ausreichend körperliche Bewegung, Kaltwasseranwendungen sowie eine kalzium- und phosphatarme Ernährung regen das körpereigene Vitamin D auf natürliche Weise an. Dies bewirkt nicht nur einen Schutz gegen Virusinfekte, sondern auch dauerhafte Gesundheit.

riva

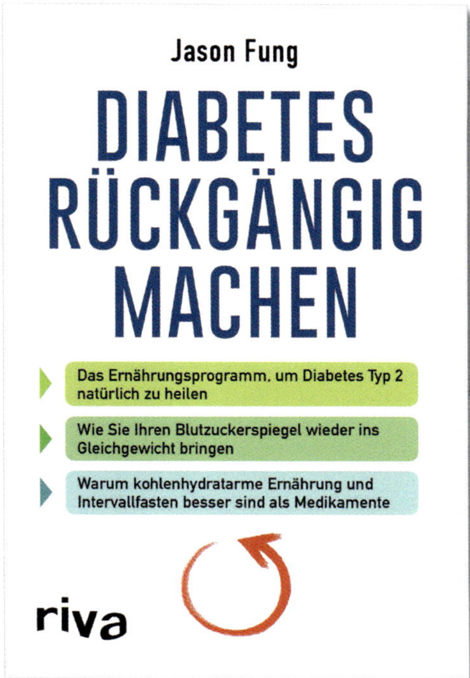

Auch als **E-Book** erhältlich

304 Seiten
19,99 € (D) | 20,60 € (A)
ISBN 978-3-7423-0649-4

Jason Fung

Diabetes rückgängig machen

Das Ernährungsprogramm, um Diabetes Typ 2 natürlich zu heilen

Die meisten Ärzte und Ernährungsberater halten Diabetes für eine chronisch-progressive Erkrankung, für die es keine Heilung gibt. Dem widerspricht der Diabetesexperte und Bestsellerautor Jason Fung und beweist, dass Diabetes rückgängig gemacht werden kann. Während Behandlungen mit Insulin oder anderen blutzuckersenkenden Medikamenten das Problem noch verschlimmern, da sie zu Übergewicht oder sogar Herzerkrankungen führen, bietet Fungs Ansatz die einfache Lösung: Mit seinem Programm aus Low-Carb-Ernährung, intermittierendem Fasten und ausreichend Bewegung können Patienten ihren Blutzuckerspiegel wieder ins Gleichgewicht bringen, die Insulinproduktion regulieren und Diabetes bekämpfen.

riva